臨床家がなぜ研究をするのか

——精神科医が20年の研究の足跡を振り返るとき——

著

糸川昌成

星　和　書　店

Seiwa Shoten Publishers

2-5 Kamitakaido 1-Chome
Suginamiku Tokyo 168-0074, Japan

Why Did a Physician Continue to Research ?

A psychiatrist looks back own way of study for twenty years

by

Masanari Itokawa, M.D., Ph.D.

まえがき

東日本大震災以降、週末にボランティアとして二十年前に勤めていた東北の精神科病院へ支援に通っています。二十年ぶりに訪れた病院で、当時私が担当していた患者さんがまだ何人も入院されている事実を知って衝撃を受けました。あれから、私は結婚し子供が生まれ、留学をして自分の研究室を持ち、多くの人々と出会い、様々な経験を積みました。その二十年の歳月を、この患者さんたちは病院から出ることなく過ごさざるを得なかったという現実を目の当たりにして胸が詰まりました。この二十年で様々な新薬が発売され、駅前にはメンタルクリニックが増え、統合失調症は軽症化したともいわれるようになりました。早期介入が研究され、発症を食い止めよう、早期に支援することで重症化を避けようという試みも進展しています。その一方で、依然として病のために社会へ戻ることができない患者さんがいることも事実なわけです。

この二十年で、医療を取り巻く環境は大きく変化しました。私のように臨床家で研究をする人間は以前よりずっと少なくなりました。若い臨床医にとって、研究を身近に感じる機会も、留学を知る機会も減りました。「臨床を知る者が研究を行う内実」を若い臨床家が具体的に知るきっかけを作りたいと思っていたところ、本書を執筆する機会をいただきました。また、東北の病院で出会った患者さんを含め、大変な苦労をされている当事者とご家族に、基礎科学者と臨床家が力を合わせて、そうした方たちのことを忘れることなく日夜研究を続けている事実も知っていただきたいと思い筆をとりました。

科学の発見が真実として確実に確認がとれるまでには十年かかります。したがって、最近得られたデータは十年かかるはずの検証をまだ経ていないことになります。本書の中で、最近の研究成果を紹介することについて、科学者として躊躇《ちゅうちょ》しました。あえて、それらを本書に含めることを決めたのは、震災をきっかけに東北の患者さんたちと再会した体験が影響しています。統合失調症という病がもたらす苦痛に加え、精神医学そのものが持つ不確実性が研究と医療のどちらにも影響して、当事者とご家族が苦労される要因を構成しています。読者の方には、科学的事実として不確実な側面が含まれている事情をご了承いただきながら、あすへの希望を信じて統合失調症の解明にいどむ人々のいきごみを知っていただきたいと思い最近の研究もご紹介しました。

臨床家が研究をしてきた二十年の体験を知っていただくことが、若い世代の方たちにとって新しい視点と選択肢を得る機会となり、当事者とご家族の方たちにとっては少しでも希望を感じていただけるきっかけになれたらと願っています。

目次

第一章

ドーパミンD2受容体遺伝子の解析を手掛ける
――かけだしの研究者の頃

人は誰しも、その固有の物語を紡《つむ》ぎながら日々を生きているのではないでしょうか。たとえありふれてはいても、その物語は個人にとってかけがえのない生きる証となる重みを纏《まと》っているような気がします。たとえば、その物語が他人から見れば華もなく地味な筋書きに過ぎなかったとしても、展開が連綿と続く限りは語り部としての当人に十分な生の重みを与え続けてくれることでしょう。反対に、どれほど華やかで豊穣な大絵巻であっても、転結が落とし所を見失うようなとき、当人は生き辛《づら》さと苦渋を強いられることになるのではないでしょうか。ひょっとすると、心の健康とは、こうした物語が屈折の隙間に落ちないよう、まっすぐに語られるうちに宿るのかもしれない。とすれば、精神科医とは、その人固有の物語が健やかな転結に落ち着くようお手伝いする白金触媒のような存在ともいえましょう。

臨床家がなぜ研究をするのか。これは、私の人生の後半二十五年で紡いできた物語を語ろうとするとき、心に浮かぶ謎掛けです。私は現在研究所に勤務し、分子生物学を専門とする研究活動を本業としています。いっぽう、研究のかたわら細々とではありますが臨床を続けてきました。私が生きてきた固有の物語をお話ししようとするとき、なぜ臨床と研究を行きつ戻りつしてきたのかを理解していただくと、一見地味で単調な私の物語も、多少の味わいを醸し出すような気がします。

私の物語にお付き合いいただく手始めとして、まず、私が二十五年前に精神科医になって最初に取り組んだことから話を始めたいと思います。当時、統合失調症患者さんの遺伝子を調べる研究を始めましたが、どうして遺伝子を研究する必要があったか。そこらあたりからご説明します。

「統合失調症は遺伝するのですか?」

こういった質問はご家族や患者さんご自身からよく聞かれます。そうしたご質問に答えるとき、いつも統合失調症の双子の研究をご紹介しています。双子の中から統合失調症の患者を選びだして行った調査で、一九九一年にヴァージニア大学のアービング・ゴッテスマン教授が行った研究です。

「あなたの双子のきょうだいも統合失調症ですか?」という問いかけに対して「Ｙｅｓ」と答えた患者がどのくらいいたのか、一卵性双生児と二卵性双生児で比較しています。一卵性双生児というのは、一匹の精子と一個の卵子が受精して一つの受精卵となり、それが胎児に成長する過程で二つにちぎれて二人の子どもとして出生してきたきょうだいです。ですから、この双子の間のDNAは一〇〇％同じです。それに対して、二卵性双生児というのは、二匹の精子が二個の卵子と受精をして、二つの受精卵が成長して二人の双子として同時に生まれてきたきょうだいです。ですから、DNAが一〇〇％同じということはありません。二卵性双生児の間でDNAが同じ割合はきょうだい関係と同じになりますので、DNAは約半分くらいの一致率になります。

双子で統合失調症を発症している方に、冒頭の問いかけを行ったところ、一卵性双生児の場合、約四八％の人が「はい、わたしの双子の兄弟あるいは姉妹も統合失調症にかかっています」と答えています。つまり、一卵性双生児の統合失調症のうち二人とも統合失調症という組が約半分いるということです。それに対して、二卵性双生児の場合、Yesと答えた方が一七％まで減ります。この差が何を語っているのか。DNAが一〇〇％同じ一卵性双生児の方が、DNAの同じ割合が低い二卵性双生児に比べて、二人とも発症している一致率が高いということは、やはりDNAが統合失調症の発症には関係しているという可能性を示しています（図1-1）。

それに対して、一〇〇％DNAが同じ一卵性双生児でさえも、二人とも統合失調症だった組は四八％にとどまっているということ、すなわち五二％はご本人は統合失調症でも、その方の双子のきょうだいは発症していなかったという事実から、遺伝がすべてではないという証拠が示されています。

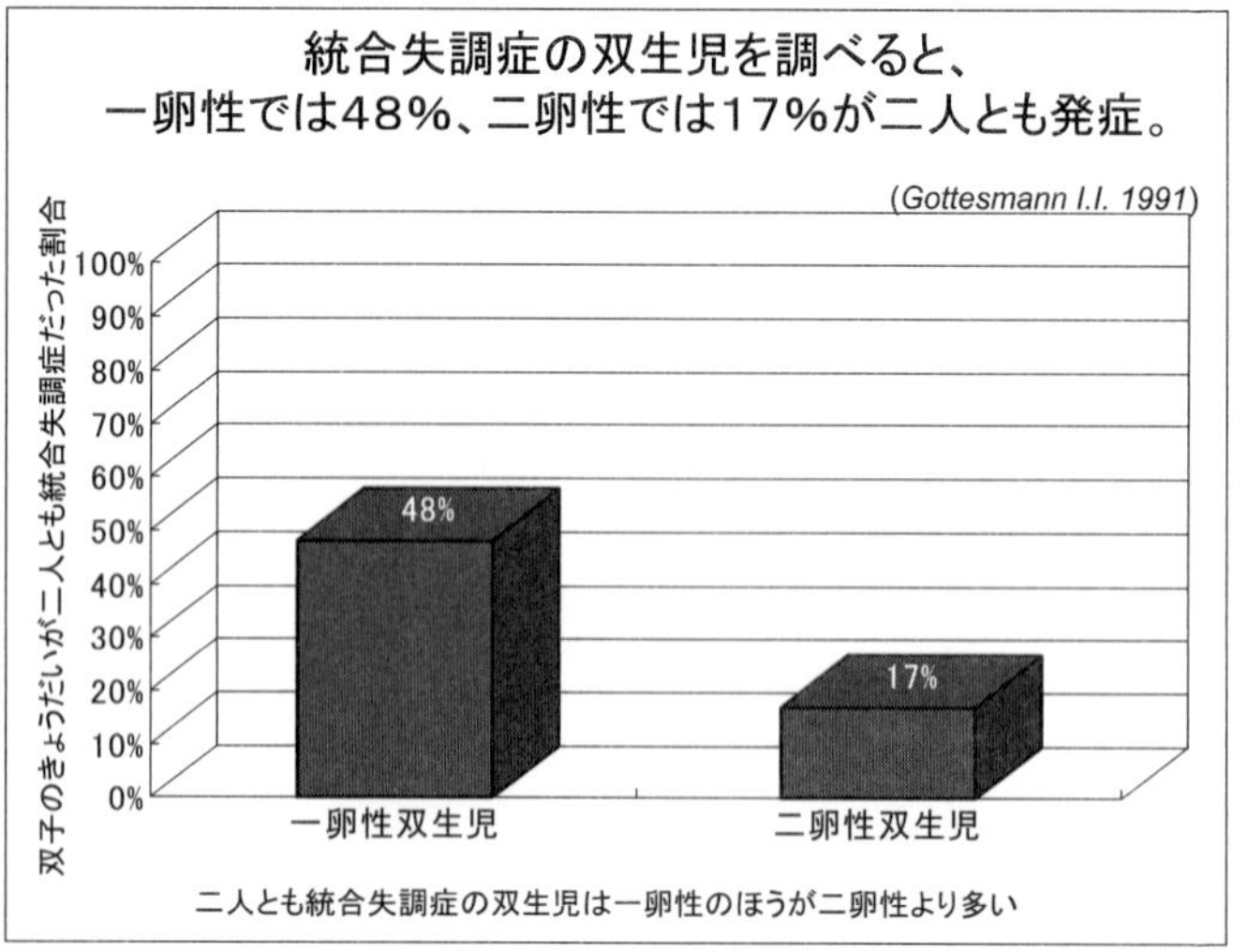

図1－1

ここでは、二つの矛盾したことを述べています。一卵性双生児と二卵性双生児の統合失調症の発症一致率を比較すると、DNAの同じ割合の高い双生児ほど、二人とも発症している割合が高いので、DNAが統合失調症に関係している証拠になりうることを述べました。一方で、きょうだいの間で一〇〇％DNAが同じである一卵性双生児でさえも、一人は発症しても一人は健康な組が五二％もいるのだから、すべてが遺伝ではないという事実も述べました。

ですから、ご家族やご本人から「統合失調症は遺伝しますか？」と聞かれたときには、遺伝と環境が同じくらい影響しますとお答えしています。矛盾するようですが、正確には、「氏《うじ》か育ちか」ではなく、「氏も育ちも」ということを申し上げるべきなのです。

ただ、ある程度DNAが関係しているということですから、研究に遺伝子を使うことも妥当性があるわけです。

さて、ここまでは基本的な前置きです。ここから本題となります。二十五年前、私が大学を卒業して、医者になって初めてやった研究についてご紹介します。

一九八九年、私は埼玉医科大学を卒業して、東京医科歯科大学の精神科へ入局しました。今の臨床研修制度が始まる前です（第八章に詳述）。当時は卒業と同時に何科に進むかをすぐ決め、入局という形でその科へ入りました。入局して間もないころ、研修医室に融道男《とおるみちお》教授から教授室へ来るよう電話がかかってきました。当時は教授の権限は今よりずっと大きく、教授室に来なさいと言われることは、入局間もない研修医にとって多少の緊張を伴いました。何事だろうと教授室へ入ると、

「糸川君、統合失調症患者さんのドーパミンD₂受容体遺伝子には必ず変異がある」

とおっしゃるのです。当時の研修医にとって講座の最高位である教授の言葉とは、大変重いものでしたから、「必ず変異がある」と言われると、本当にあるのだろうと思いました。二十五年前のことですから、融先生が本心から必ずあると思われていたのか、戦略的にそう述べることが若い人をやる気にさせると考えて言われたのか今でもわかりません。ただ、確信的に自信たっぷりに当然だろうといった雰囲気でそうおっしゃいました。変異を見つけることで、病気の原因がわかってしまい、この病気の患者さんがどんどん治っていくのだと、大変夢のある話をされたのです。

当時、融先生は信州大学の教授を辞して東京医科歯科大学へ着任されたばかりでした。二十五年も前ですので遺伝子の解析が今のようにどの施設でもできるというものではありませんでした。東京医科歯科大学の同門で有波忠雄《ありなみただお》先生という先輩が筑波大学の基礎医学系の遺伝医学教室にいらっしゃいました。融先生はいくつかの施設にD_2受容体の遺伝子解析を打診されていたようで、有波先生からの返信のお手紙を私へ見せられました。技術的には筑波大の遺伝医学教室で可能であるが、若い戦力が一名必要であると記されていました。そこで、融先生は、有波先生のところならドーパミン受容体の遺伝子解析ができる、ぜひ明日からでも行きなさいというようなことを言われたのです。

どうしてドーパミンD_2受容体の遺伝子が研究テーマとなったかというと以下の二点から「ドーパミン仮説」が唱えられていたからです。統合失調症の治療薬である抗精神病薬は、神経と神経の連絡口（シナプス）にある神経伝達物質（ドーパミン）の受け手であるドーパミンD_2受容体にふたをします。仮説の根拠となった一点目は、D_2受容体にふたをすると、幻覚や妄想は改善するという臨床薬理学的事実です。

二点目に、覚醒剤依存症のひとは、統合失調症と似たような幻聴が聞こえてきたり、被害妄想が出てきたりするという事実です。動物実験などで、覚醒剤は、ドーパミン神経終末からドーパミンの放出を促す作用があることがわかっています。以上の二点から、D_2受容体にふたをしてドーパミンのシグナルを抑えれば、幻聴や被害妄想が治療でき、逆に覚醒剤でドーパミンの放出量を増やすと、幻聴が聞こえてきたり、被害妄想が出現することが示されています。そこで、統合失調症ではドーパミンが増えすぎている、あるいはドーパミンの受け手の受容体の感受性が高まっているのではないかという仮説が誕生しました。それが「ドーパミン仮説」です。

D_2受容体の塩基配列には個人差があって、受容体の信号伝達を強めるような個人差が統合失調症患者さんには特に多く見られるのだろうというのが融先生の予測でした。そこで二年間の大学での研修を終えると、私は一九九一年から筑波大学の浜口秀夫《はまぐちひでお》教授の教室で研究されていた有波忠雄先生のもとへ通い始めました。

教授は、大学での研修を終えたらすぐにでも筑波で研究を始めてはどうかという話をされました。しかし、医局長にご相談したところ、卒業してすぐ研究一本に絞ってしまうと医者としての将来に問題が生じる可能性があるとおっしゃいました。卒業後の最低三年くらいは臨床をしっかりやった方がいいということで、二年間の東京医科歯科大学での研修が終わった後、一年福島県のいわき市の精神科病院の常勤医になりました。

月・火・水・木といわき市の精神科病院で、朝から晩まで臨床医として、患者さんと向き合って、臨床にどっぷりと浸かりました。そして、木曜日の夜、勤務が終わりますと、いわき市からスーパーひたちに乗って水戸まで来て、水戸で常磐線に乗り換えて土浦で降り、土浦から車で筑波大学に行きました。夜遅く有波先生が待っていてくださり実験を教えてくださいました。夜は筑波大学の官舎に泊めてもらい、金・土曜と筑波で有波先生に習いながら遺伝子の解析をしました。

土曜の夜、実験を終えると、当時は外郭環状道路がまだ開通していませんでしたから、渋滞する国道16号線を三時間かけて結婚したばかりの妻が待つ川越まで帰ってきました。土曜の夜十二時くらいに着いて、遅い晩御飯を食べて、日曜日は一週間分の洗濯、掃除、買い出しなどをしてあっという間に一日が過ぎました。月曜日の朝になると、四時に起きて、また国道16号線を三時間かけて土浦へ車を乗り捨てていわきへ向かうという生活を続けていました。

一年ほどそういう生活を続けていたら、研究が面白くなってきたので、いわき市の病院を非常勤に変えてもらいました。今度は、月・火・水・木と筑波大学で研究をしました。このときは大学内に宿泊しないで、家賃が二万円ほどのおんぼろアパートで暮らすようになりました。木曜の夜、筑波での実験を終えると、有波先生に「どうもありがとうございました」と言って、自分の車を運転して大学から土浦まで移動しました。駅前の市営駐車場へ車を乗り捨てると、常磐線で水戸まで行き、スーパーひたちに乗り換えて、いわきに行って、そのまま病院で当直をしました。そして、金曜日一日病棟で働いて、もう一泊当直をして、土曜日は外来をやって、夕方いわきを出ると、またスーパーひたちに乗って、水戸で常磐線に乗りかえ、土浦から国道16号を運転して川越に帰ってくるという生活を続けていました。

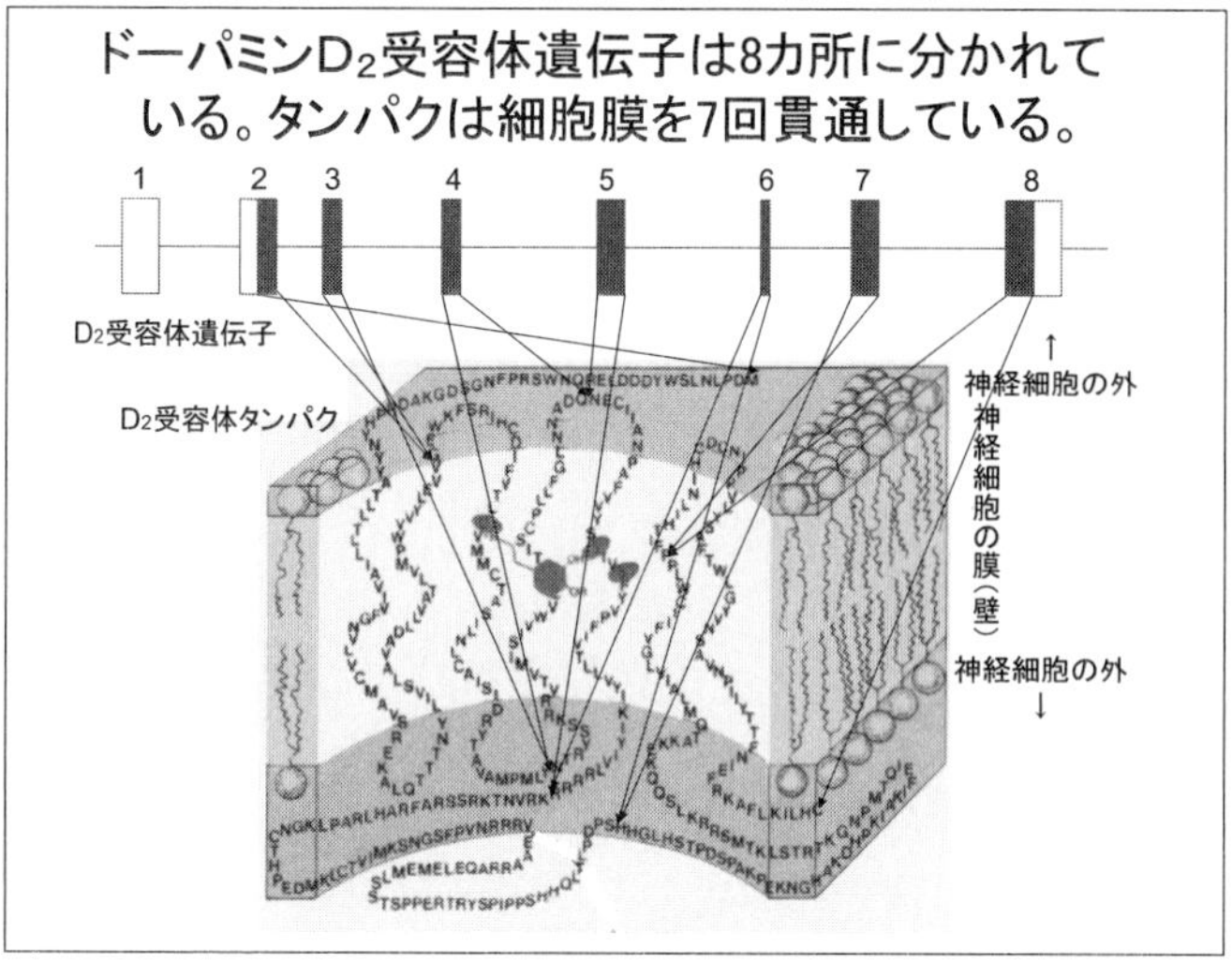

図1-2

ドーパミン受容体は、染色体の上の塩基配列によってアミノ酸がコードされていますが、塩基配列はアミノ酸の情報を含まない配列をはさんで八カ所に分かれてコードされています（図1-2）。ちょうど第一巻から始まって第八巻で終わる長編小説のようなものです。アミノ酸の情報を乗せている部分をエクソンといいます。ですから、ドーパミンＤ$_2$受容体タンパクは、八個のエクソンで設計されています。このエクソンごとに塩基配列を読む作業を始めました。

白血球の核からＤＮＡを抽出して実験に使います。抽出されたＤＮＡにはすべての遺伝情報が含まれています。そこから標的の遺伝子だけを選択的に何万倍にも増幅して取り出し、研究に使います。目的の遺伝子を選択的に増幅する技術がＰＣＲ（ポリメラーゼ連鎖反応）です。ＰＣＲは、新型インフルエンザの簡易検査と精密検査の話題で報道されたのをご記憶かと思います。新型インフルエンザに感染しているひとの体液には新型インフルエンザのDNAが含まれているのでぬぐい液(鼻孔などから綿棒などでぬぐって採取した体液)をPCRにかけると新型インフルエンザのDNAが増幅されてくるので陽性と判定できました。PCRではヒートブロックが、○・一度、一秒単位という正確な時間と温度設定のもとでDNAを温めたり冷やしたりします。(図1-3)DNAは90℃以上に温度を上げますと、二重らせんがほどけて、一本鎖になります。そこに目的遺伝子の一部の配列を人工的に合成したDNAを加えた状態で、ゆっくりと温度を下げていきますと、一本鎖に分かれたのが二本鎖に戻るときDNAの四種類の塩基を取り込みながら目的遺伝子だけが四本鎖に増幅されます。再び94℃まで温度を上げてから、ゆっくり温度を下げていくと八本鎖になります。そのように倍々に増やしていって、三十回程度繰り返すと、目的の遺伝子だけが選択的に何万倍にも増えます。ですから、白血球から抽出したDNAは、二万種類以上の遺伝情報を乗せていますが、D_2受容体の部分的な配列を人工的に合成したDNAを加えておくことによってD_2受容体の遺伝情報だけが何万倍に増えますので、その場所を読むことができるのです。新型インフルエンザに感染している人であれば、そのインフルエンザDNAの鋳型が粘液に含まれているので何万倍にも増えますが、感染していない人のぬぐい液をいくらPCRにかけても増えない性質を判定に利用していたのです。

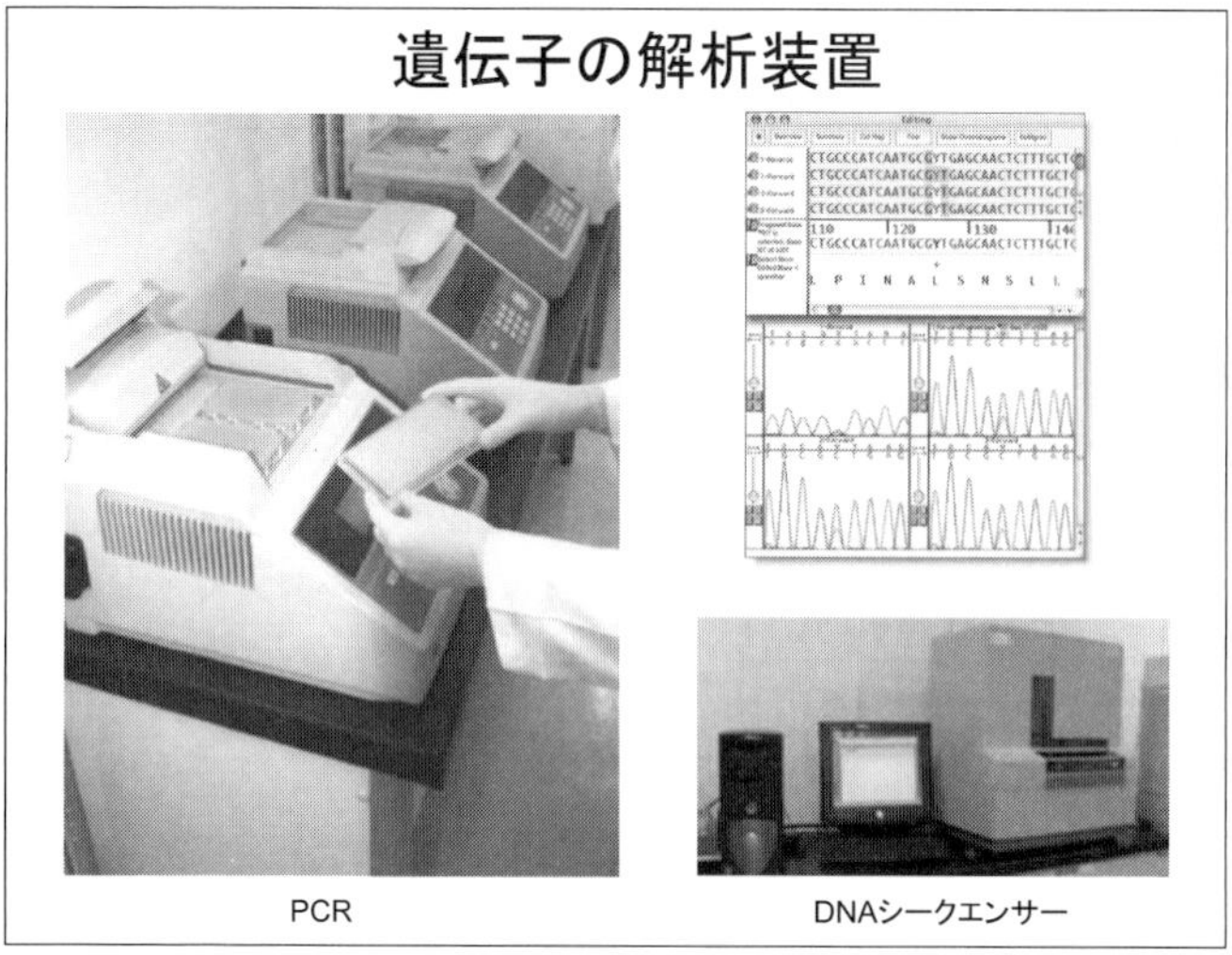

図1－3

増えたＤＮＡをさらに化学処理をして、ＤＮＡシークエンサーという機械にかけると、Ａ、Ｔ、Ｇ、Ｃの四種類の塩基が、四種類の色で表示されます（図1-3）。以上が現在の技術です。私が今お話ししているのは二十年以上前ですので、こんな便利な機械はありません。ヒートブロックが温度を上げたり下げたりする代わりに、当時のＰＣＲは90℃、60℃、70℃のミネラルオイルの浴槽のようなものがあり、ロボットアームが試験管を三つの浴槽を移動して温度を上げ下げしました（図1-4）。正確なヒートブロックと違っていい加減なものです。一番困ったのは、試験管が空中を行ったり来たりするものですから、室温の影響を受けて夏場にＤＮＡが増えたものが冬場に増えなくなったりしたことでした。

それから、ＤＮＡシークエンサーという便利な

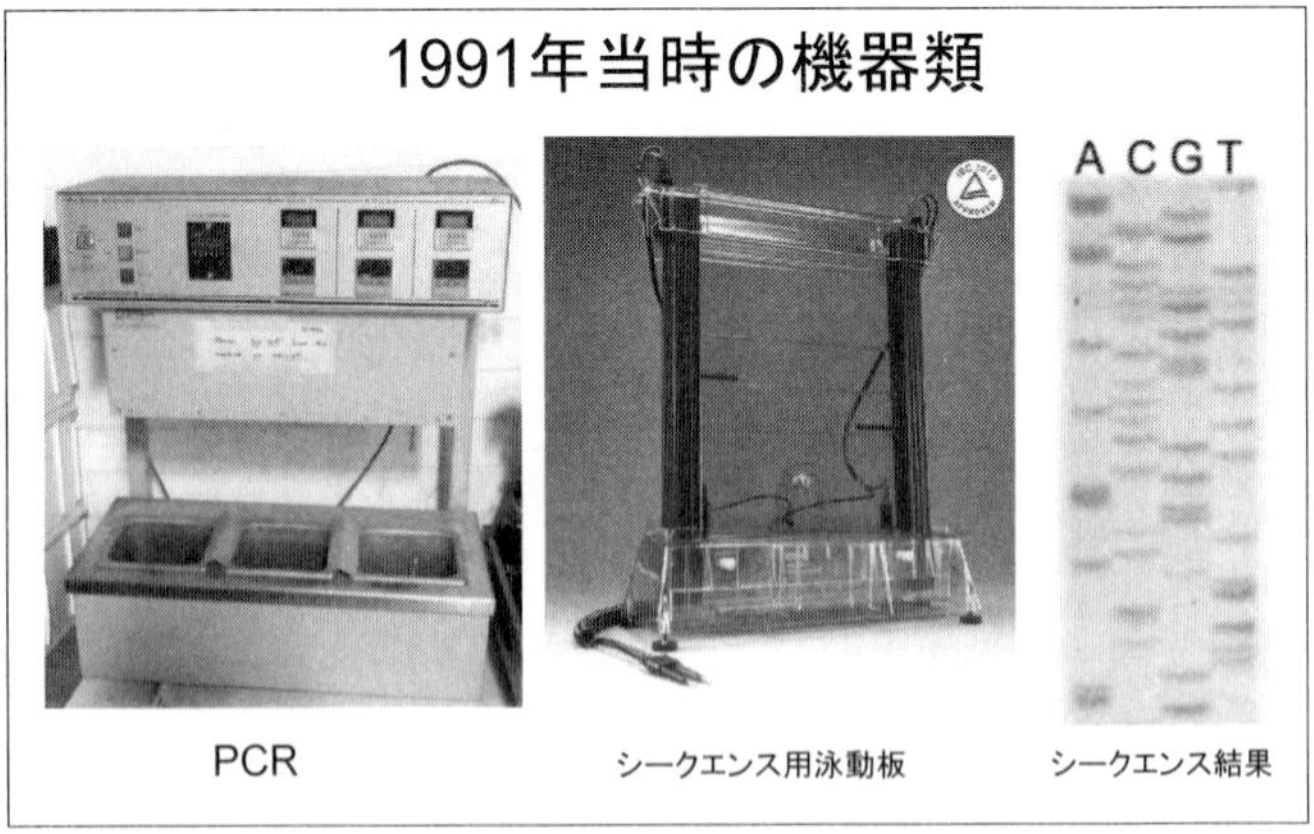

図1－4

機械もありません。当時はアクリルアミドという樹脂をガラス板二枚を合わせた間に流し込み、放射性物質で標識したDNAに電圧をかけて樹脂の中を移動させたのち、X線フィルムに感光させて、橋桁《はしげた》のような感光画像を読んでいました（図1－4）。ゲル板一枚で四人分の患者さんを読むのがせいぜいでした。現在のPCRでは一回で九十六人増やして解析できますが、当時は一回で四人。しかも開発初期の機械で、失敗したり成功したりしながら遅々として進まないわけで、大変な苦労をして遺伝子の研究をやっていました。

一九九一年に有波先生の研究室で実験を始めましたが、すぐに、サルカールという学者が十四人の統合失調症のD_2受容体の配列を読んだけれども、どこにも多型（34頁に詳述）はなかったという論文を出されました。筑波へ行ってすぐですので、さすがにびっくりしました。でも、すぐ気を取り直し、サルカールは運が悪かったのだろう。

「きっと自分が見つけてやるさ」くらいに思っていました。

ところが翌九二年に、カタラーノという学者が論文を発表しました。彼らは、世界中が統合失調症のD_2受容体遺伝子を読んでいるはずだと予想して、一番乗りをするために、エクソン6、7、8という、シグナル伝達に大事な場所をコードしている三カ所だけを解析して論文発表しました。彼もどこにも遺伝子配列の個人差はなかったという報告でした。このときはさすがにギョッとしました。やはり世界中がD_2受容体を解析していて、大変競争が厳しい世界なのだと思いました。

そして、翌九三年のことです。フィリップ・シーマンという、カナダの大学者の論文が発表されました。抗精神病薬の作用部位が、ドーパミンD_2受容体であるという証拠を最初に発表した有名な研究者です。このシーマンも統合失調症の患者さんのD_2受容体の配列を読んだけれども、どこにも多型や変異がなかったという報告でした。さすがにフィリップ・シーマンの発表でしたから、私もガックリきました。D_2受容体に変異など最初からなかったのだ。私は無駄なことのために三年間スーパーひたちに乗って当直明けの眠い目をこすりながら、増えたり増えなかったりする未熟な実験をやっていたのかと。常磐線を待つ土浦駅のホームで、取り寄せたばかりのシーマンの論文に何度も目を落としました。小雪が舞い始めた鉛色の空を悄然と見上げたことを、今でも覚えています。

九三年になりますと、東京医科歯科大学の融教授（当時）から電話がかかってきました。

「糸川君、もうそろそろ医科歯科に戻りなさい。筑波から帰っていらっしゃい」

「融先生、帰れません。私はまだ何も結果が出せていないのです。結果が出るまで帰れません」

「いや、もういい。帰ってきたらどうだい。四月一日に帰ってきなさい」

「先生、何とか五月一日でお願いします」

「では、なかを取って四月十六日だ」

というやりとりがありました。当時、国立大学は、四月一日の採用と、十六日採用がありましたので、十六日に決まりました。

私が放射性物質を取り扱う管理区域、アイソトープセンターへ入室が許可されていた最後の日が四月七日でした。実は、私もカタラーノと同じことを考えていて、三年前にはシグナル伝達に重要な第7エクソンから読み始めていました。ゲル板に放射性物質を流して、それをX線フィルムに感光させてきれいな橋桁状の画像を得るには、熟練がいりました。三年前に初心者の私がやった画像は大変汚いX線フィルムだったので、東京に戻る前にもう一回だけ三年前の配列をきれいな画像として焼き付けてから帰ることにしました。

その筑波で最後の実験で、偶然にも多型を発見したのでした。第7エクソンにはTCCという塩基配列があり311番目のアミノ酸はセリンのはずでした。最後の画像ではそこがTGCという塩基配列に変わって311番目のアミノ酸がシステインになっている人を見つけたのです（図1-

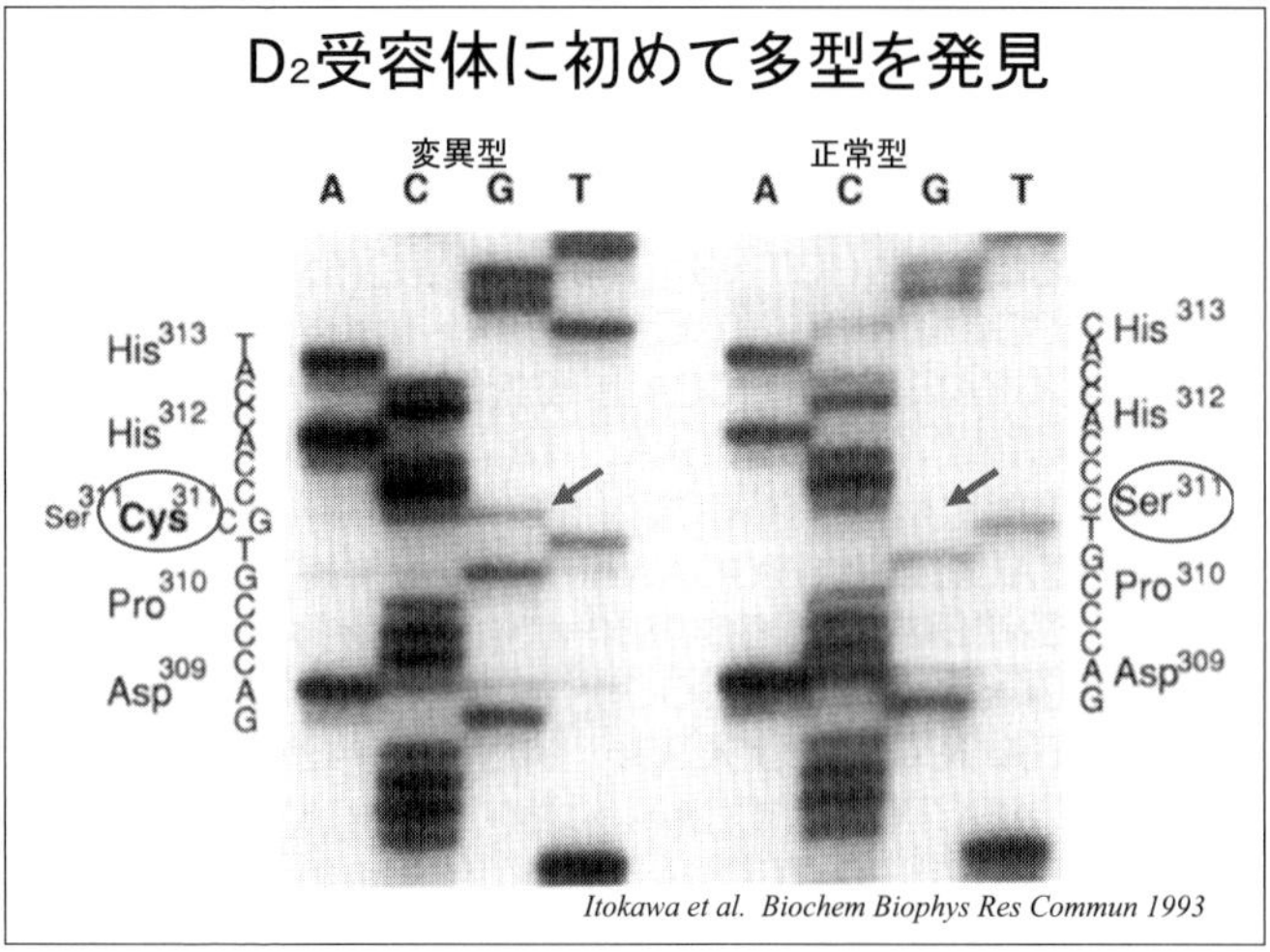

図1－5

5）。深夜の暗室だったのですが、現像液の中に、このバンドを見て、私は絶叫しました。もう午前零時を過ぎていたのですが、有波先生のご自宅に電話をかけて、もしかしたら大変なものを見つけたかもしれないという報告をしました。有波先生は、

「誰かに言いましたか」

と聞かれたので、

「まだ誰にも言っていません」

とお返事したら、決して口外してはいけないと言われました。やはり、競争だったものですから、秘密を保持するという点と、もうひとつは、もし間違いだったら大変なので慎重を期す必要があるという点を、有波先生は考えておられました。

有波先生は翌朝、いつもより早く出勤されて、このX線フィルムを黙って長い時間見ておられま

した。確かにあるように見えるが、慎重を期そうとおっしゃいました。同じ人の同じ配列を別の方法で読み直し確認されました。やはり確かにここには多型があることを確認されてから、融先生に報告されました。

『BBRC（Biochemical and Biophysical Research Communications)』という雑誌へ、私は生まれて初めて論文を投稿しました。「D_2受容体には311番目のセリンがシステインに変わる多型（S311C）がある」という事実だけを記した短い論文です。有波先生はその後、一五六人の統合失調症と、三〇〇人の健康な人で、311番目のセリンがシステインになる多型の頻度を調べました。健康な人に比べ、患者さんでは三倍近く高い頻度で311番目のセリンがシステインに変わっている人がいるということがわかりました（図1-6）。

私が三年かけて、ようやく読めた311番目の多型を、どうして短期間に一五六人もの患者さんで読めてしまったのでしょうか。D_2受容体は全長443アミノ酸で塩基配列は2700あまりです。私は、どこにあるのかわからない多型を求めて、塩基配列を頭から尻尾まで目を凝らしながら2700全部読んでいたわけです。多型は311番目にあることがわかっていますと、別の場所を読む必要がありませんので、一五六人の311番目のアミノ酸の塩基だけをピンポイントで読むので大変速いわけです。ですから、多型を発見した日に有波先生が誰かにしゃべってはいけないと言われたのは、その場所がわかった途端に、他の研究者でも速いスピードで追試すれば、追い越すこ

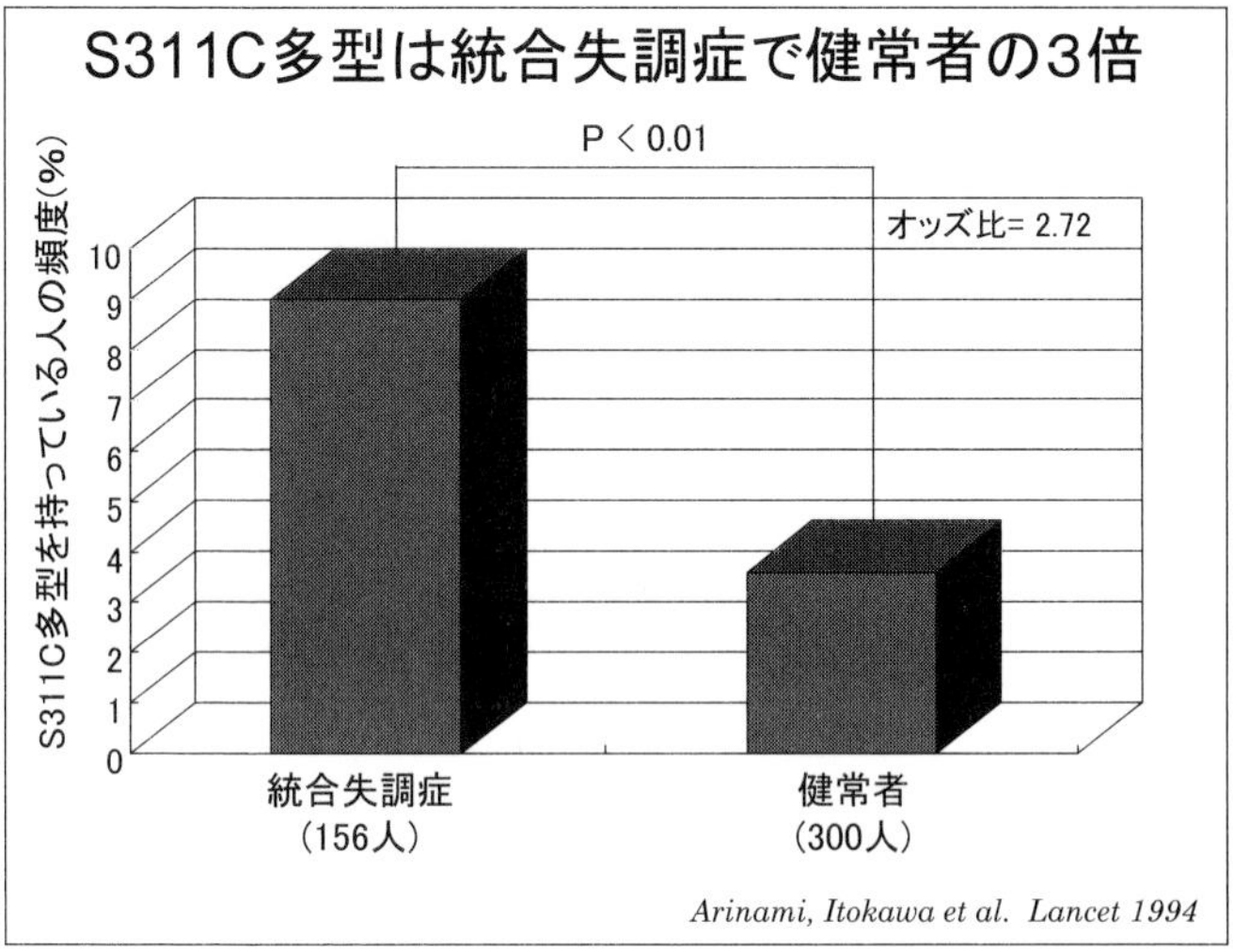

図1-6

とが可能だからです。そういうこともあって、大変秘密保持に気を使いました。有波先生は短期間に一五六人の患者さんと三〇〇人の健常者を比較して、統合失調症で311番目のセリンがシステインに変わっている人が有意に高い頻度であると結論づけられました（オッズ比二・七）。311番目のセリンがシステインに変わると、二・七倍統合失調症になりやすいリスクファクターだという解釈結果を有波先生は『ランセット（Lancet）』という一流雑誌に投稿されました。

これには実は裏話があります。論文というのは、一般の方はあまりご存じないのですが、投稿しても印刷物として発表されるまで一年以上かかります。まず、論文を書いた研究者（私や有波先生）が、編集者（エディターという大学の有名教授や学会の大御所）に投稿します（図1-7）。そうす

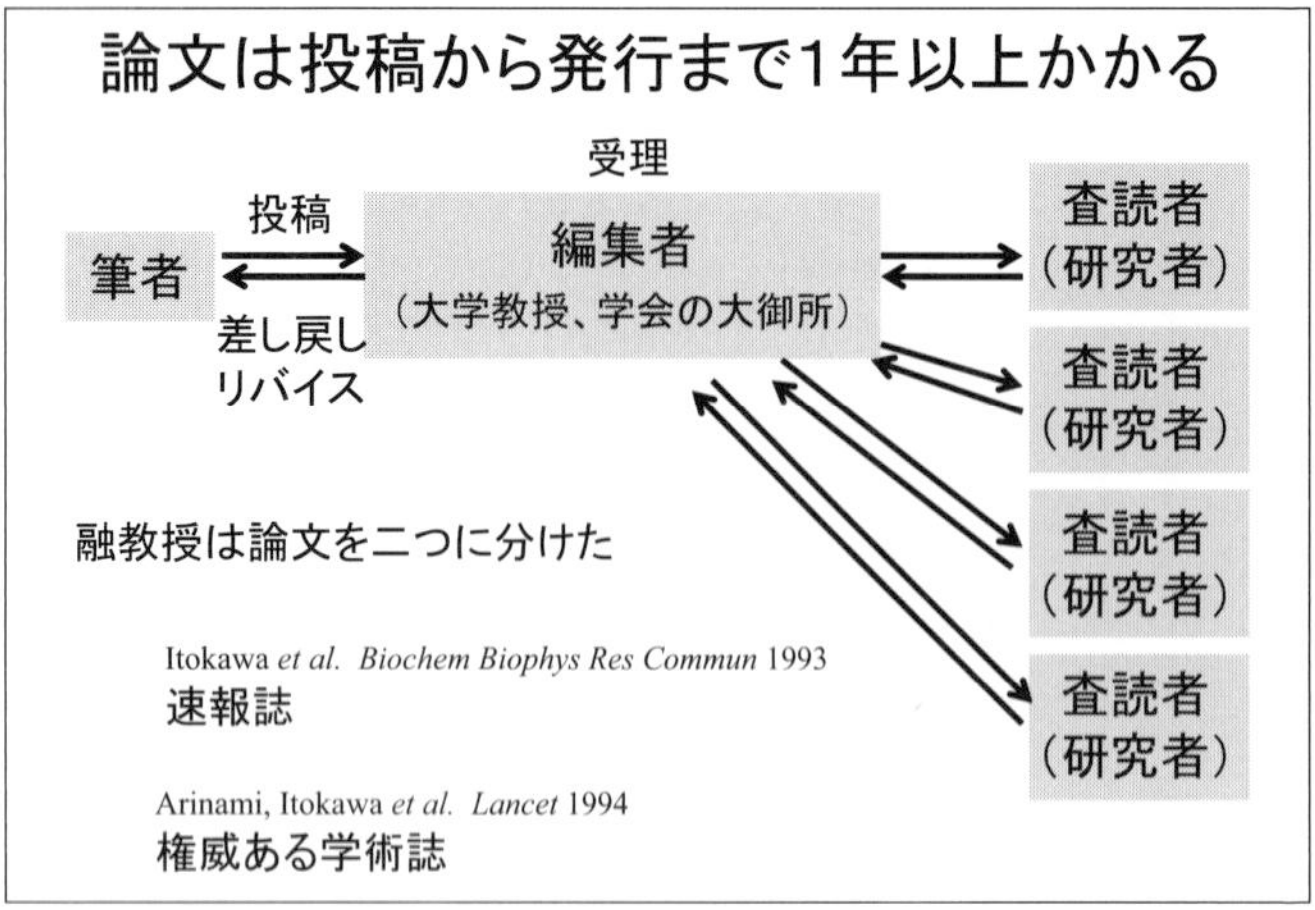

図1－7

ると、このエディターがそのまま不合格とするか、さらに先の審査に回すか判断して、三〜四名の査読者（論文の内容が審査可能な同じ領域の研究をしている学者）のところへ論文を回します。そして、査読者は、論文の内容に間違いがないか、詰めが甘いところはないか、誤ったことを言っていないかなどをチェックして、コメントを返してきます。編集者は、それを私たち投稿した筆者へ戻します。筆者は査読者から言われた部分を訂正したり、場合によっては追加実験でもう一回別の方法で実験をやり直したりして、編集者に戻します。査読者は、筆者の追加実験が十分か、自分の指摘したところがちゃんと納得のいく形で直されていることを確認して、初めて受理されるのです。この間のやりとりは一回では済まず、何回もやりとりすることがありますので、実際に論文を投稿してから出るまで一年以上かかるわけです。

融先生は今回の311番目にシステインがあるという発見を報告するにあたり、論文を二つに分けました。一つは、『BBRC』という速報誌で、これは投稿をしてからプリントになるまでは半年くらいという大変速いものです。ですから、最初に発見をした人はだれかと競争しているような場合は、速報誌に出します。D_2受容体の遺伝子研究は競争が激しいので融教授も私に『BBRC』へ投稿しなさいと言われたのでした。D_2受容体の311番目のセリンがシステインになっているという結果だけを書いた大変短い論文でした。一五六人の患者群と三〇〇人の健常対照群で比較をしたところ、統合失調症で有意に高い頻度で見つかった「病気に関連する多型」であるとの報告を、英国の権威ある『ランセット』に有波先生に投稿するよう融先生は指示されました。

当時、融先生が発見の功績を三年間頑張った二人に公平に共有させてくれようとしたのかなと思いました。論文は研究に参加した複数の人物を共著者として記載します。列記された著者で一番目に記載される著者を筆頭著者と呼び、研究に最も貢献度が高く、その論文を実際に執筆した人がなります。ですから、学者が論文を見るときは、筆頭著者を最も高く評価します。そこで、融先生が筆頭著者を私と有波先生へ公平に分けてくださったのだと思っていました。しかし、実際には厳しい競争の中で日本人が一番に発見した事実を勝ち取ろうということで、『BBRC』という速報誌に投稿したのではないかと思うようになりました。それは、私はすぐに『BBRC』から受理されたのですが、有波先生の論文は『ランセット』へ投稿しても、査読者からのコメントがなかなか返ってこなかったことで感じました。融先生は、『ランセット』の査読者の中に実はD_2受容体遺伝子を統合失調症で解析している競争相手が含まれているのかもしれない。査読のコメントを遅らせて、その間に自分たちが速報誌に投稿している可能性があるとお考えのようでした。

そこで、朝日新聞の記者の方を呼ばれ、D_2受容体に統合失調症と関連する多型を発見したと発表されました。翌日の朝刊に「精神分裂病の一部に関連する遺伝子を初めて確認。東京医科歯科大学教授ら」という記事（図1-8）が載りましたが、不思議なことに、すぐに『ランセット』の査読者からコメントが返ってきて、無事受理されました。そういったハラハラするような裏話がありました。

融先生が考えられたとおりで、競争が非常に激しかったことが間もなく判明しました。九三年の十一月十五日号に私が書いた論文が『BBRC』にまず載りました。それから、三カ月遅れで『JAMA（The Journal of the American Medical Association）』という一流雑誌の一月十九日号に、米国立衛生研究所のゲージュマンという学者が同じ311番目のセリンがシステインに変わっているということを発見したという論文を出しています。さらに、そこから二カ月遅れて、有波先生の論文が『ランセット』の三月十九日号に発表されました。まさに数カ月の差で熾烈な競争が繰り広げられていたのです。

話を発見した直後に戻します。筑波で発見して有波先生も別の方法で確認したあと、融先生に3

精神分裂病の一部に関連
遺伝子、初めて確認

東京医歯大教授ら

精神分裂病の一部が遺伝子の一カ所の突然変異で起こっていることを東京医科歯科大などのグループが突き止めた。低率ながら健康人にも同じ遺伝子をもつ人もおり、発病には環境などの因子も関係する。分裂病関連の遺伝子が確認されたのは世界で初めてで、発病予防に役立ちそう。二十日東京で開かれる厚生省精神分裂病研究班の報告会で発表する。

発見したのは東京医歯大神経精神医学教室の糸川昌成医師、融（とおる）道男教授、筑波大遺伝医学教室の有波忠雄講師、浜口秀夫教授のグループ。

精神分裂病の一部は脳内の神経情報を伝える物質であるドーパミンが多過ぎて起こると考えられている。

研究グループは十一番染色体にあるドーパミンを受け取る個所のたんぱく質（アミノ酸四百四十三個）の遺伝子を調べた。その結果、患者の多くは、ある特定の一個のアミノ酸が別のアミノ酸に置き換わっていることが分かった。

いろいろな型の精神分裂病入院患者百五十六人を調べたところ、十四人（九・〇%）に同じ遺伝子異常が見られた。うち三人は両親から同じ遺伝子を受け継いでいた。一方、健康診断受診者などでは、同じ異常をもつ人は三・七%だけだった。

この突然変異をもつ人は、情報を過剰に伝えてしまうらしい。若い時に発病し、抗精神病薬が効き、人格変化が起きにくい型の患者に多く、入院患者の約一割、外来患者の約二割を占めていた。

融教授は「遺伝子が関係する病気は多く、がんなどとおなじようになりやすい体質があるということだ。この遺伝子をもっていて健康な人を調べれば、発病を予防する方法を探ることができる」と話している。

朝日新聞，1994年1月21日付

図1－8

11番目のセリンがシステインになっているという報告をしました。すると、

「糸川君、答えはすべて患者さんの中にある」

と、まず言われました。

「現時点で311番目のシステインを持っている患者さんが誰かを知りうる精神科医は世界中でここにしかいないのだ」

と告げられました。このお言葉が、私のその後二十年の研究人生を決定しました。すなわち、臨床家が研究をする意義についてです。病気の研究をするからには、実験室にこもっていてはいけない。実験における発見が病気に対して持つ意味は、実験室の中だけでは明らかにできない。発見の意味は、ベッドサイドに戻ってみて初めて明らかになる。二十年間、融教授の教えを守ってきました。


当時このシステインを持っていた患者さんは十一名だったのですが、私は新幹線や車を乗り継いで、その人たちに会いに行きました。研究に協力してくださったお礼を申し上げ、疑問を解くためにさらに協力をしてほしいとお願いして、話を聞かせていただきました。そうしますと、システインを持った患者さんに、独特の人当たりの感触が共有されていることに気づきました。統合失調症の人と会話していると、感情の動きが少なく、よそよそしいような独特の親しみにくいような疎通性を感じますが、このシステインを持っている人は人当たりが大変柔らかで、なめらかな疎通性を

感じ、統合失調症らしくない表情の豊かな人が多かったのです。

それを有波先生に報告しましたら、「柔らかい人当たり」では文学的でサイエンスの論文にならないから症状を数値化して統計処理するように、とのことで、マンチェスターという症状評価のスケールをつけてみました。

そうしますと、幻覚や妄想は、遺伝子型によって重症度に差がないのですが、感情の平板化とか精神運動抑制といった陰性症状（129頁参照）は、システインを持った患者さんのほうがセリンを持つ患者さんより統計的に有意に重症度が低くなっていました（図1-9）。私がシステインを持った患者さんたちに会ったときに感じた「人当たりの柔らかさ」は、マンチェスター評価尺度によって「陰性症状が軽い」というサイエンスの言葉に翻訳されました。

次に、統合失調症患者さんの入院期間を調べました（図1-10）。残念なことですが、今から二十年前の統合失調症患者さんは平均して十二年もの間、入院していました。それに対して、片方の親からシステインをもらったセリン・システインの人は三年。それから、両親からシステインを受け継いだシステイン・システインのホモ接合体の人は一年でした。システインの数が多い遺伝子型の人ほど入院期間が短縮されている可能性が示唆されました。このことから、どうもシステインを持つ人ほど、治療薬がよく効いて、すぐ退院できる可能性が考えられました。

私や有波先生が論文発表した後およそ十年で、私たちの結果を確認する論文が二十編以上も発表

S311Cを持っている患者さんは陰性症状が軽い

	Ser311/Ser311 両親からセリンをもらった人	Ser311/Cys311 片親からシステインをもらった人	Cys311/Cys311 両親からシステインをもらった人	Allele frequency of Cys311 システインの頻度		p 確実さ
Control 健常者	289	11	0	0·018	1.8%	..
Schizophrenic 統合失調症	142	11	3†	0·054	5.4%	<0·01‡
Onset <age 25	76	10†	3†	0·090		<0·001‡
With family history*	28	8†	1	0·135		<0·001‡
Schizophrenics' characteristics						
No	142	11	3	..		..
Age of onset (yr)	25·7 (0·8)	21·3 (1·0)	20·0 (2·3)	..		0·038
Symptoms of schizophrenia§ 症状評価						
Delusions 妄想	1·7 (0·1)	2·3 (0·5)	0·5 (0·5)	..		0·425
Hallucinations 幻覚	1·4 (0·1)	1·9 (0·6)	0·5 (0·6)	..		0·676
Incoherence and irrelevance of speech 思考滅裂	1·7 (0·1)	0·7 (0·2)	0·5 (0·5)	..		0·022
Flattened, incongruous affect 感情の平板化	2·1 (0·1)	1·0 (0·3)	1·0 (1·0)	..		0·006
Psychomotor retardation 精神運動抑制	2·0 (0·1)	1·2 (0·4)	1·0 (1·0)	..		0·045
Inpatient treatment						
Total duration of admission¶	0·67 (0·03)	0·37 (0·12)	0·11 (0·02)	..		0·002
Duration of current admission (yr)	11·9 (1·1)	3·1 (2·0)	1·0 (0·6)	..		0·0003

Data are numbers of individuals or mean (SE) for group. *At least one first-degree or second-degree relative had received treatment for schizophrenia according to hospital records. †For difference from controls, $p<0·05$. ‡For difference in allele frequency between schizophrenic and control groups. §Objective ratings on Manchester scale.* ¶Ratios of total years of admission to years from onset to time of study.

Arinami, Itokawa et al. Lancet 1994

図1－9

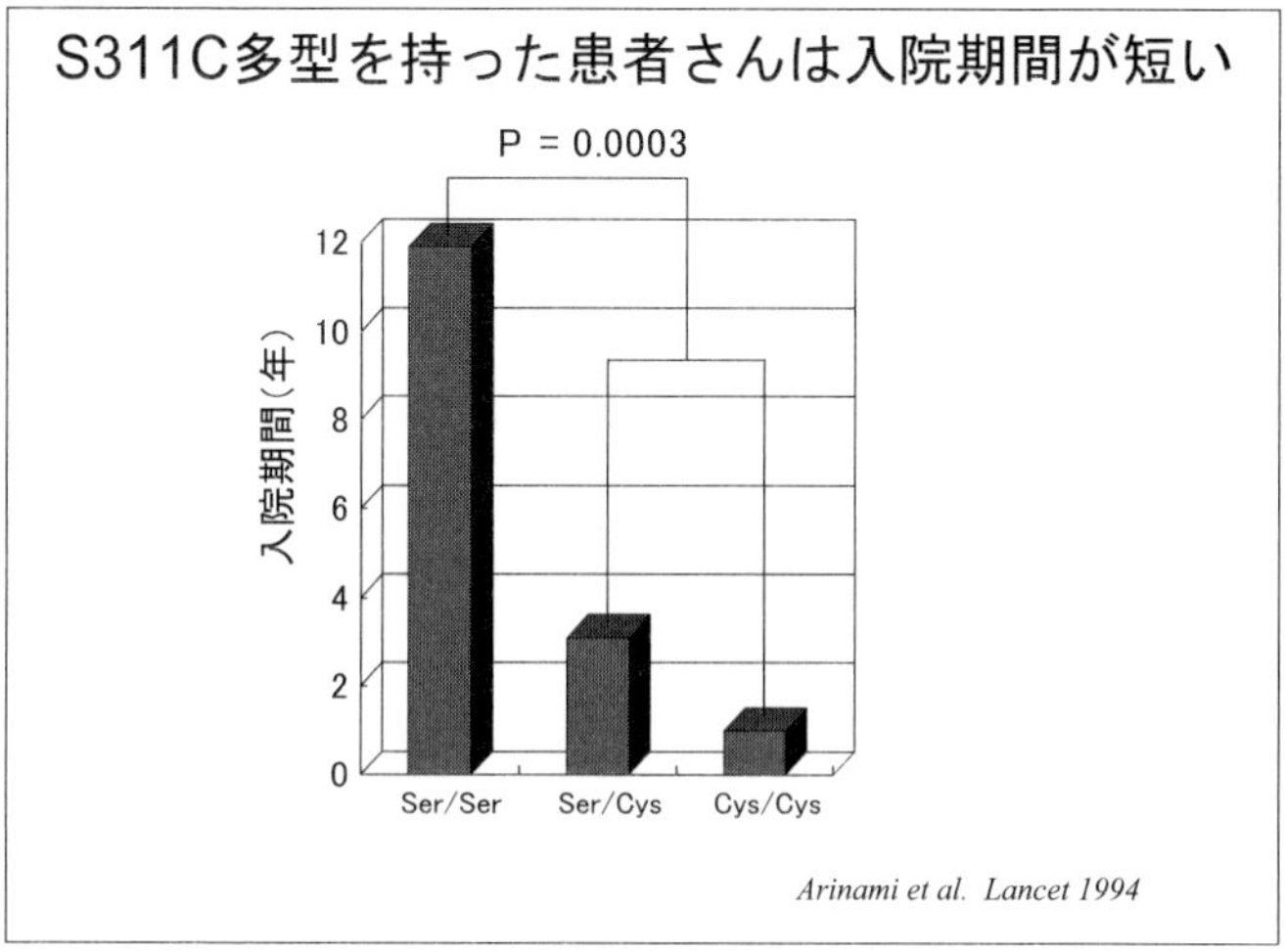

図１-10

されました。最初に有波先生が書かれた論文が『ランセット』に発表されたのが九四年三月十九日号で、翌月の『ランセット』四月二十三日号にはアッシャーソンとシャイキという学者が代表する二つのグループ、五月二十一日号にはネーテンらのグループといった具合に、次々と311番目のシステインの論文が出てきました。それらは、統合失調症患者さんと、健康な人でシステインの頻度を比較したけれど、統計的には有意な差がないという結果ばかりでした。否定された結果はガッカリしたのですが、むしろ驚いたことには、三月の次の四月に二つ、五月に一つというぐらいに次々に『ランセット』に私たちの研究結果を否定する論文が載った事実です。

先述したように、論文は投稿してから公になるまでに一年以上かかります。それなのに、一カ月差で同じ科学雑誌に次々と論文が発表された事実は、

『ランセット』に東洋人がD₂受容体の多型の論文を発表するぞという情報がかなり早い段階から欧米では広く知られていたのではないでしょうか。世界中が競争していたわけですから、ほとんど同着で同じような研究をやっていた人が複数いたとは考えられますが、なんでみんなが『ランセット』に集中して投稿できたのか、いまだに謎なわけです。

それから十年経ちまして、三つのグループがメタ解析を発表しました。メタ解析とは、多くの論文の結果を足し合わせて結果を解析しなおす研究のことです。つまり、一つ一つの論文は一〇〇人から二〇〇人の統合失調症と同じ数の健常者でシステインの頻度に差があるかないかを統計検定したもので、有意な差を検出する力は小さいものです。しかし、二十七の論文を全部足すと、五〇〇〇人対五〇〇〇人くらいになるので、統計的な検出力が上がります。メタ解析の結果、システインの頻度は有意に統合失調症で高いという決着がつきました。さらに白人でも、アジア人でも共通して高いことも明らかとなり、数少ない人種を超えた統合失調症のリスクファクターとなりました。

メタ解析には、出版バイアスという懸念があります。先ほど述べたように、融先生に「筑波から東京医科歯科に帰っておいで」と言われて「帰れません」と言ったのは、自分にちゃんとした結果が出ていないからです。比較検討した対象の間で差がある場合は論文として受理されやすいのですが、差がありませんという論文は受理されにくいのです。そうしますと、論文として出版したものを足し合わせたら、有意差が出るのは当たり前ではないか。論文として日の目をみなかった差が出

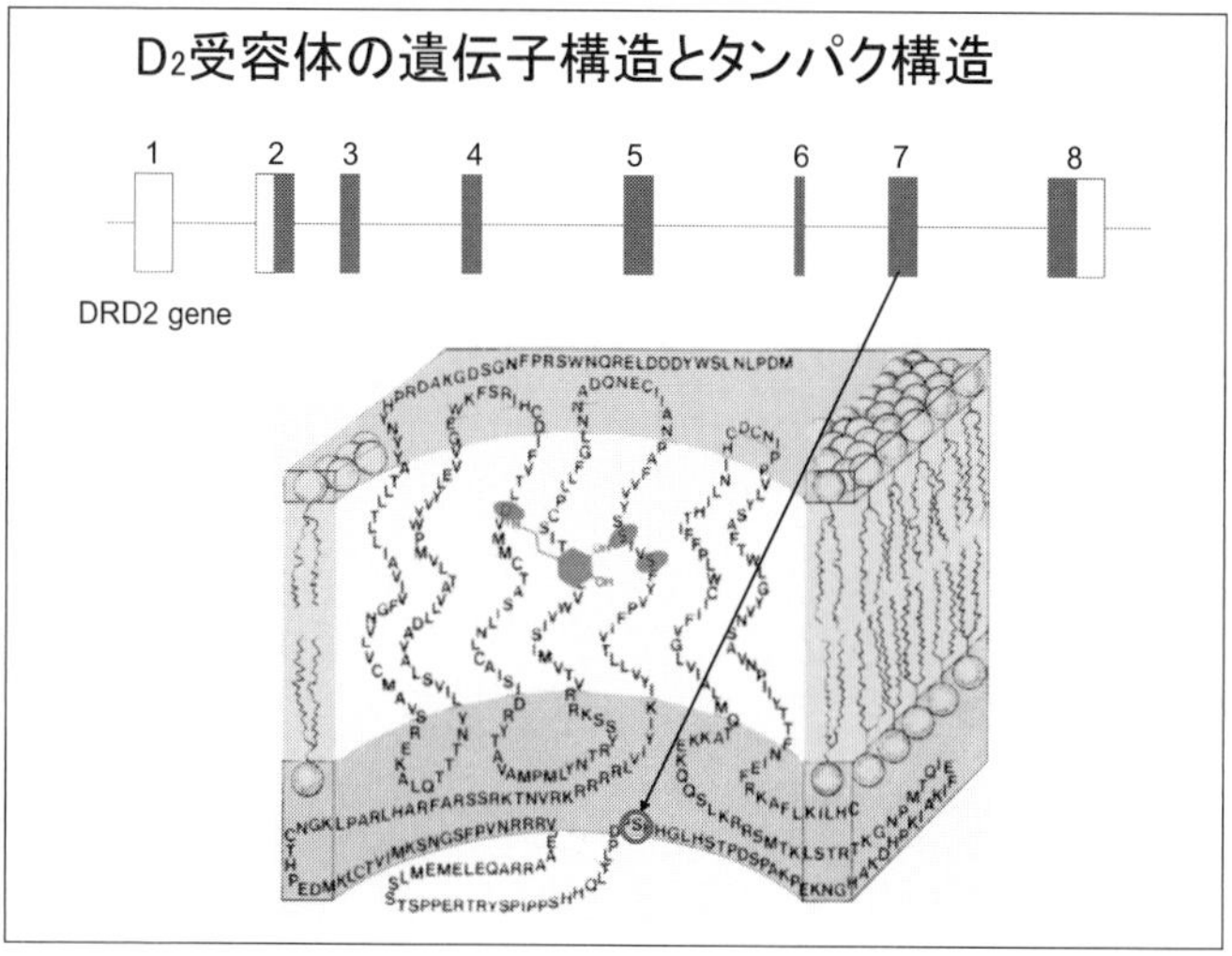

図1-11

ないというデータも含めて足し合わせないと正確なメタ解析はできない。こういう懸念を出版バイアスといいます。私たちの場合、否定する論文ばかりを足したら肯定になったので、この出版バイアスがないまれなメタ解析だと言われることがあります。

次に、どうして311番目のセリンがシステインに変わると、統合失調症になりやすくなるのか。そのメカニズムを調べてみようということになりました。311番目のセリンがシステインに変わる多型は、第7エクソンのCがGに変わる塩基の違いで生じます。第7エクソンというのは3番目の細胞内ループを作るアミノ酸をコードしています（図1-11）。

そこで、3番目のループが、D_2受容体でどういう働きをしているのか調べてみることにしました。3番目のループは受容体の細胞内移行（internalization）に重要な役割をしています。

神経終末からドーパミンが放出されると、D_2受容体と結合します。受容体とドーパミンの結合した複合体は膜が陥入して細胞の中で落ちていきます。これが細胞内移行（internalization）と呼ばれるものです。

細胞内移行によって、一度ドーパミンと結合した受容体は細胞の中に隠れてしまうので、次にドーパミンが来ても過剰に結合しない仕組みになります。同じ刺激を受け続けているうちに反応が鈍くなる「脱感受性」と呼ばれる現象、いわゆる「慣れ」のメカニズムに細胞内移行も一役買っていると考えられています。3番目の細胞内のループを、遺伝子工学を使って切断すると、細胞内移行が起こらなくなります。そういうことで、3番目のループが、細胞内移行に重要であると考えられています。

311番目のシステインというのは、その大事な細胞内ループの中央部分に位置しています。そこで、セリン型のD_2受容体と、システイン型のD_2受容体で細胞内移行に違いがあるのではないだろうかと、私たちは考えました。

それを実際に検証してみようということで、セリン型のD_2受容体と、システイン型のD_2受容体を、培養細胞上に人工的に発現させました。一つのシャーレーにはセリン型のD_2受容体ばかりが生えた培養細胞。もう一つのシャーレーには、システイン型のD_2受容体ばかりが生えた培養細胞を用意します。そして、スルピリド（商品名ドグマチール）という抗精神病薬の性質を利用することにしました。スルピルドは細胞膜を貫通しにくいので、細胞内移行が起きたD$_2$受容体には結合できません。細胞の表面に顔を出しているD$_2$受容体としか結合できないのです。

スルピリドに、トリチウムという放射性同位元素を結合させて、D$_2$受容体との結合実験を始めました。シャーレーにトリチウムを結合させたスルピリドをふりかけて、培養液を洗浄したのちに培養細胞の最初の値と弱くなった値の放射能を測定します。D$_2$受容体と結合したスルピルドが多ければ多いほど、放射能が高い値を示します。培養液にドーパミンを加えるとD$_2$受容体の細胞内移行が起こるので、放射能が低下することで細胞表面のD$_2$受容体が減少したことを確認できます。

培養液に添加するドーパミンの濃度を濃くしていきますと、放射能が弱くなっていきます。この放射活性の最初の値と弱くなった値の差を計測して細胞内に逃げ込んだD$_2$受容体の量を推計するという実験をやりました。

健常者でたくさん見つかったセリン型のD$_2$受容体に比べて、患者さんで二・七倍多く見つかったシステイン型D$_2$受容体は、一〇倍濃いドーパミン濃度でないと、同じレベルまで受容体が細胞内移行しないことがわかりました（図1-12）。システイン型は受容体移行の感度が悪いわけです。ドーパミンが一〇倍来ないと、セリン型と同じ量だけD$_2$受容体が細胞内へ逃げない。感度が悪い分だけ膜の表面にずっと顔を出しっぱなしになっているわけです。また、最も濃い濃度のドーパミ

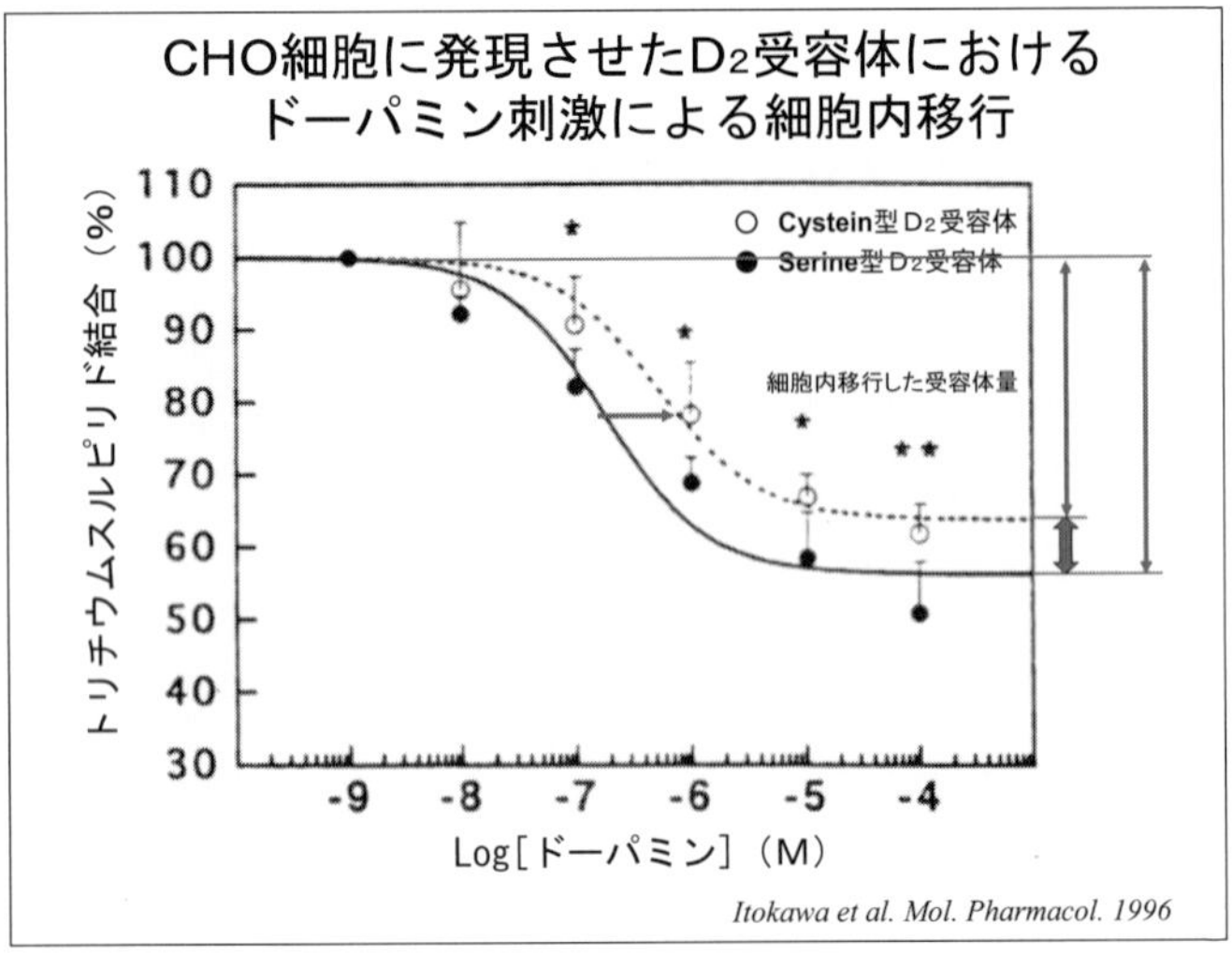

図1-12

ンを与えたときのD_2受容体の細胞内へ移行した最大量も約一〇%、システイン型のほうがセリン型より少ないことも判明しました。

つまり、患者さんでたくさん見つかったシステイン型のD_2受容体は、健常者でたくさん見つかったセリン型よりも、ドーパミンに対する細胞内移行の感度が悪くて、なおかつ細胞内への移行の量も少ない。つまり、ドーパミンが来ても、細胞表面に顔を出しっぱなしになるということがわかりました。それだけ、ドーパミン神経がシグナルを出しっぱなしになる危険性を残したシステイン型が患者さんのリスクファクターだったという結果になりました。ドーパミンのシグナルが強くなるので、幻覚、妄想が起きるのではないかというドーパミン仮説を支持する結果だったわけです。

どうしてシステイン型の人の方が、入院期間が短いのか。確定的なことは、もっと脳画像研究や動物実験など証拠を積み重ねないとわかりません。想像としてはシステイン型の人は膜の表面にたくさん顔を出しているD$_2$受容体を持っているわけですから、抗精神病薬も結合しやすいと私たちは考えました。ドーパミンの過剰曝露《ばくろ》の危険を持ったために統合失調症になりやすいリスクを背負ったシステイン型の人たちは、一方で抗精神病薬も結合しやすいために、軽症の人や入院期間が短い人が多かったのではないかと私たちは想像しました。

融先生から本音を伺ってはいないのでわからないのですが、D$_2$受容体に多型があると、どこまで確信しておられたのか。当時は今よりずっと教授に権威があった時代です。研修医のような駆け出しの医者に教授自ら「絶対多型があるよ」と言うと、若い人は本気で信じこみました。融先生が最初から確信して本気で思ってそう言っておられたのかわからないのですが、少なくとも若い人をやる気にさせるという意味においては、教室の最高位にいる教授が自信たっぷりに「必ずあるよ」とおっしゃったからこそ、少々のことではめげずに頑張れたのだと思います。海外からD$_2$受容体に多型などないという論文が次々と出てしまう。そのたびにガッカリして、もうやめて帰ろうかなと思うのですが、大体そういうときを見計らったように東京から電話がかかってきて、「どうだい、見つかったかね」と融先生の声を聴くのです。見つからないし、ダメかもしれないと申し上げると、そんなことは全然ない、カタラーノなど先に論文を出したものは放っておけばいい。彼らは運が悪いのだし、日本人は手先が器用だし、君なら見つけられるから、もっとやってみなさいということを言われるのです。そうすると、また頑張ってみようかなと思って、旧式のＰＣＲ装置で苦労しながらこつこつと研究を続けられたわけです。

それから、論文を二つに分けようという融先生のご判断も本音を伺ったことがありません。当時は親心かなと内心思っていました。有波先生と二人三脚でコツコツ外国から論文が出てもめげないで続けたのだから、ご褒美に論文を公平に二人に分けて一本ずつ書かせてくださったのかなと思っていました。ところが、その後の論文の出方などから、必ずしも西洋がフェアな論文発表をしていたのか疑問が生じました。二人にご褒美というよりは、速報誌に、とにかく日本人が見つけたという一番乗りだけでも発表しておこうとお考えだったのではという気もします。

今回の企画をいただいたときのひとつのテーマでもあります「臨床医が、最近研究をできなくなってしまった」というのは、要因はよくわかりませんが、おそらく今の若い人は根気がないといった精神論ではなくて、構造的に何か臨床医が研究をできないようなシステムに変わってきてしまったのだろうと思うのです。当時は、臨床医が研究をするような素地がありました。遠距離を移動しながら、苦労して研究を続けられたのは、ひとつには融先生の夢を信じて、常に「必ずある」と言う融先生の言葉を信頼していたからであるように思います。外国から論文が出ると、いまだに伺っていませんからわかりませんけども、糸川がめげているのではないかなと思って電話をしてきてくださったような気がしています。

当時はそういうふうに発破をかけてくれる大ボスと、それをやってみようと思えば実現可能なシステムがあって、多少体力に無理を言わせても、やってみようと思うような若い人が医局の中にたくさんいた時代でした。

COLUMN コラム

遺伝子とDNA

遺伝子とDNAについて、一般的な知識を整理したいと思います。

すべての臓器は細胞でできています。細胞の中央部分には、球体をした核があります。核の中には細胞分裂のとき紐《ひも》状のものが見えてきますが、これが染色体と呼ばれているものでDNAの本体です。DNAが二重らせんだということを聞かれたことがあると思いますが、二本のリボンのような形をしています。このリボンは、糖（デオキシリボース）と酸（リン酸）と塩基からできたデオキシリボ核酸（DNA）が数珠つなぎになったものです。塩基はアデニン、チミン、グアニン、シトシンの四種類があり、それぞれ頭文字でA、T、G、Cと略されます。塩基はAとT、CとGが結合する性質があるため、二本のリボンの間は塩基によって橋桁のようにつながれています（図1-13）。

この四つの塩基の並び方の順番がそのままどういうアミノ酸を作りなさいという暗号になっています。たとえば、G、C、A。これはアラニンというアミノ酸を合成しなさいという暗号です。そして、アルギニン、アスパラギンというふうに、アミノ酸がつながって、一つのタン

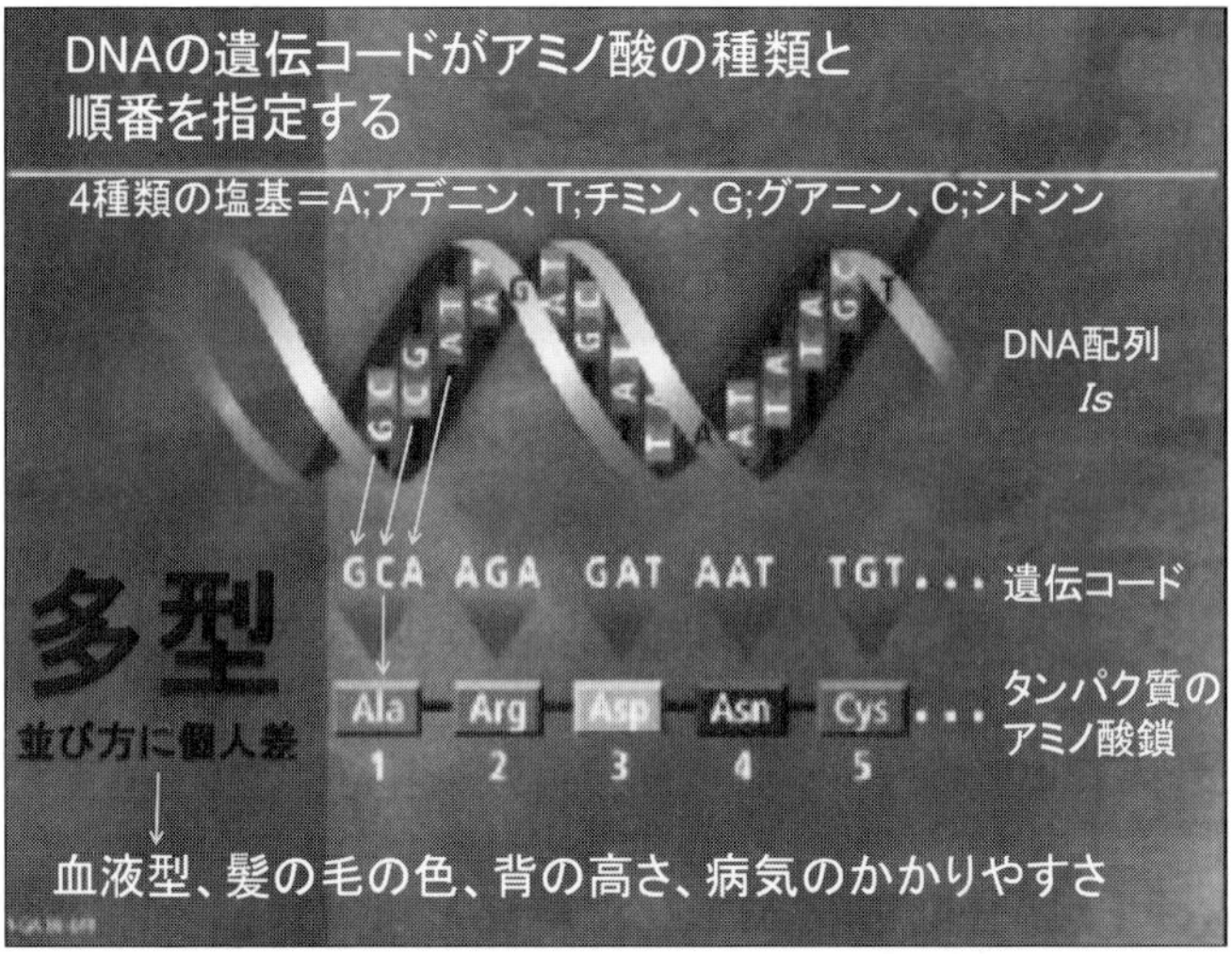

図1-13

パク質が作られます。すべての細胞はこのDNAの情報に基づいて、タンパク質を作ります。たとえば、ほっぺたの皮膚と小腸の粘膜は見かけも働きもずいぶんと違いますが、これはDNAの配列の違いに基づいたアミノ酸配列の差が異なったタンパク質を形成したことに由来します。

ただ、同じタンパク質でも、人によってところどころ塩基配列の個人差があり、その結果アミノ酸配列にも個人差を生じます。その個人差を「多型《たけい》」と呼びます（図1-13）。並び方に個人差があると、タンパク質全体の配列はほとんど同じですが、多型のために人によってアミノ酸が一つだけ違うということが起きます。それが血液型の違いになったり、髪の毛の色違いであったり、背の高い人と低い人を生み出し、そして病気へのかかりやすさにも関係していると考えられています。

次に、脳と神経、精神疾患の説明をします。

脳は、数百億個もの神経細胞がお互いに手をつなぎ合った神経の塊です。神経細胞体は、長い軸索《じくさく》という突起を伸ばしています。軸索は電気信号を伝える銅線のようなものです。神経細胞から軸索に電気が伝わり、次の神経細胞にシグナルが伝達されます。二つの神経細胞の間には、シナプスと呼ばれる隙間《すきま》があります。軸索を電気が伝わり、シナプスに達すると、神経伝達物質という化学物質が放出され、それが次の神経細胞体に受け取られると、次の神経で電気信号が始まります（図1-14）。こうして、電気的なシグナルと化学物質の受け渡しを介して、神経はお互いに連絡をしていきます。私たちが、ものが聞こえたり、見えたり、あるいは考えたり、感じたりするというのは、こういったやりとりの中で、行われているわけです。

神経伝達物質が次の神経細胞体において受け取られる場所、これを受容体と呼びます。ドーパミン受容体は七回、神経細胞の膜を縫うように貫通します。ドーパミンが神経細胞の終末端から放出されると、次の神経細胞の受容体に受け取られて、シグナル伝達が起きます。抗精神病薬は、このドーパミン受容体にふたをする働きをします。そうしますと、ドーパミンがブロックされて、シグナルは伝達されません。これが統合失調症の治療薬のメカニズムです。

遺伝子配列の個人差である多型のためアミノ酸の一部に配列の違いが生じます。アミノ酸の

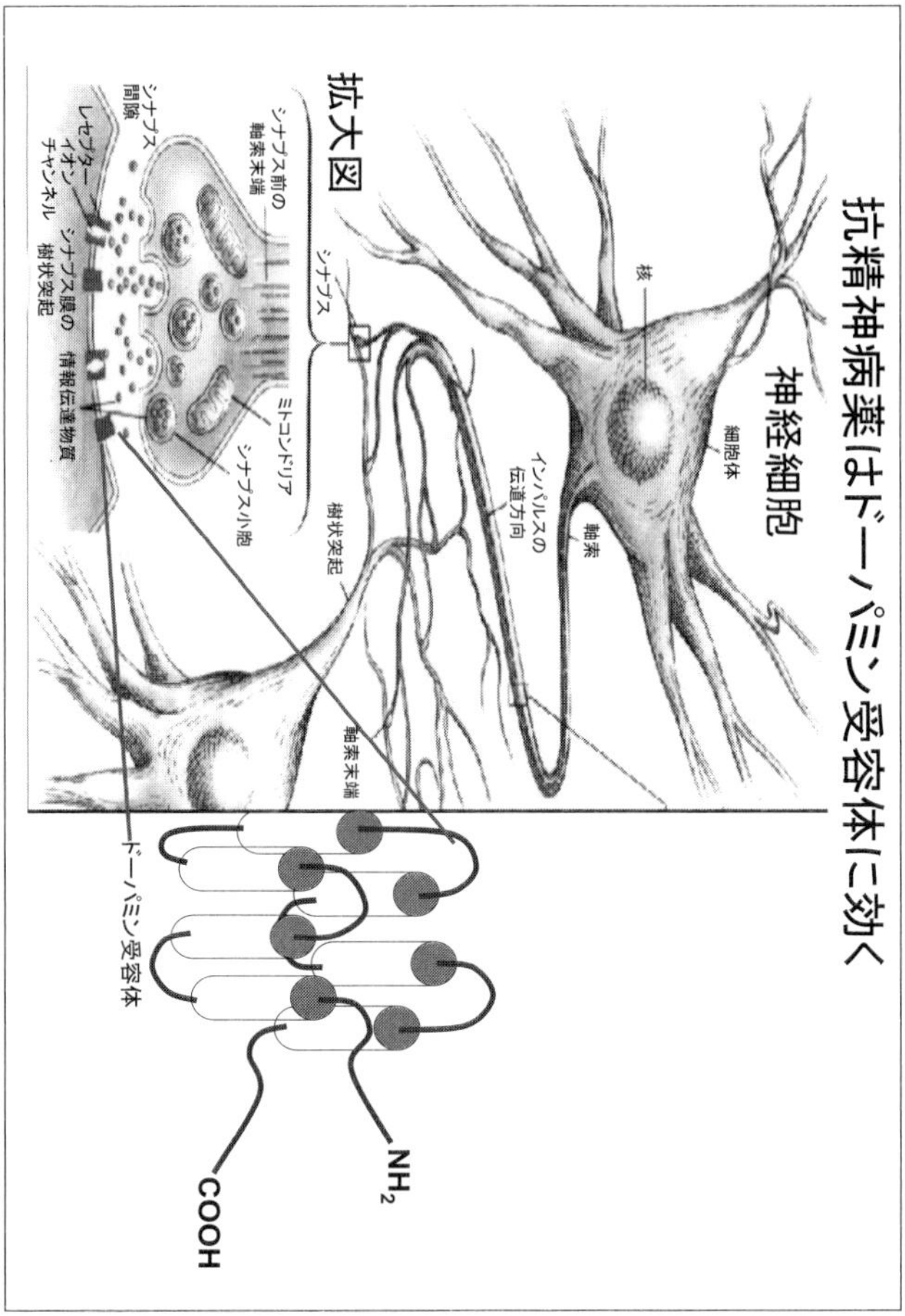
抗精神病薬はドーパミン受容体に効く
神経細胞
核
細胞体
軸索
インパルスの伝道方向
樹状突起
軸索末端
シナプス
拡大図
シナプス前の軸索末端
ミトコンドリア
シナプス小胞
シナプス間隙
レセプターイオンチャンネル
シナプス膜の樹状突起
情報伝達物質
ドーパミン受容体
NH2
COOH

図1-14

配列が違うことによって、受容体の機能に差が出てきます。多型のために受容体機能が、通常よりも強いシグナルを送るような人がいれば、そこに抗精神病薬がふたをしてあげることで強すぎるシグナルを弱めて、幻覚や妄想がなくなるのではないかという仮説が、統合失調症の治療メカニズムとして考えられています。

ここで遺伝子の研究について、二つの疾患モデルが考えられていることを、ご紹介しておこうと思います。「単一遺伝子疾患」と「複雑遺伝子疾患」です（図1-15）。「単一遺伝子疾患」というのは、強い効果の一つの遺伝子が原因で起きる病気を想定しています。それに対して「複雑遺伝子疾患」は、複数の弱い効果の遺伝子に、さらに環境要因が重なって起きるようなモデルをいいます。

「単一遺伝子疾患」は、エンドウマメの研究で有名なメンデルの遺伝の法則である、優性遺伝、劣性遺伝の法則に従って遺伝します。それに対して、「複雑遺伝子疾患」は、ある程度遺伝が関与するので、親戚などに同じ病気の人が普通の家族より多く見られる（家族集積性）のですが、家系図を描いてみてもメンデルの優性遺伝、劣性遺伝の法則に合った遺伝形式をとりません。前者に該当するのは、ハンチントン病や筋ジストロフィーなど、何万人に一人というまれな病気です。一つの遺伝子の効果で病気になったり、ならなかったりしますので、いわゆる遺伝子診断や発症前診断が可能となります。そのため、こうした疾患の遺伝子を調べること

単一遺伝子疾患と複雑遺伝子疾患

単一遺伝子疾患

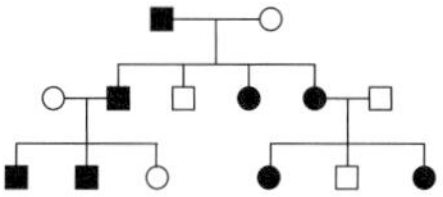

強い効果の単一病因遺伝子

メンデル型遺伝形式

ハンチントン病，筋ジストロフィー *(稀な病気)*

「遺伝子診断・発症前診断」*(病原遺伝子：発病＝1：1)*

複雑遺伝子疾患

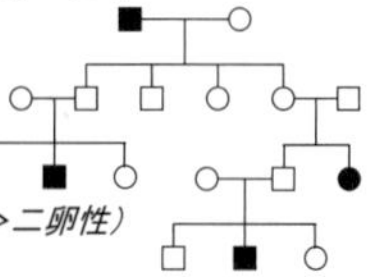

弱い効果の複数の遺伝子＋環境因子

非メンデル型遺伝形式 *(家族集積性，一卵性＞二卵性)*

高血圧，糖尿病，精神疾患 *(ありふれた病気 Common disease)*

「感受性診断」*(変異遺伝子 → リスクファクター，脆弱性)*

図1-15

は、慎重な配慮が必要で倫理的な課題も重くなります。

それに対して後者に該当するのは、高血圧、糖尿病、そして統合失調症を含めた精神疾患があります。こちらでモデルとする遺伝子は、あくまでリスクファクターで、遺伝子多型を一つ持っていたからといって、一〇〇%発症するわけではありません。多型を持っていない人に比べて、わずかに発症のリスクが増すと考えられます。こちらは遺伝子診断はできず、リスクがどのくらいあるかを測る感受性診断が当てはまります。

それぞれ「単一遺伝子疾患」と「複雑遺伝子疾患」という二つのモデルに基づいて、遺伝子の研究も違う手法がとられます。まず「単一遺伝子疾患」をモデルにとった研究のひとつに連

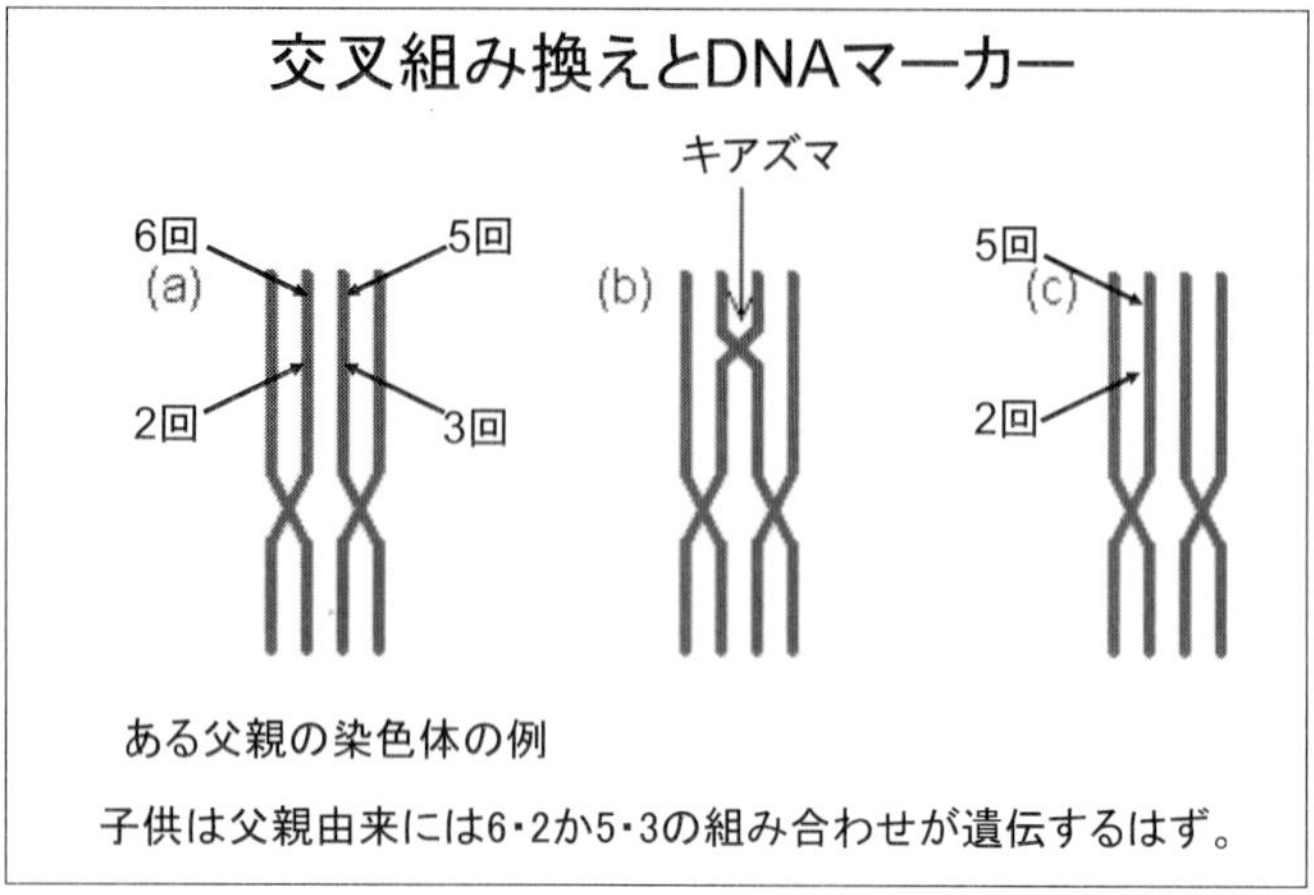

図1-16

鎖研究というものがあります。

染色体には繰り返し配列の多型があります（DNAマーカー）。すでに多くのDNAのマーカーが見つかっており、親子判定や犯罪捜査などもこういったDNAのマーカーを用いて行われます。

染色体では部分的な組み換え（交叉）が起きます（図1-16）。家系でDNAマーカーの組み合わせを見ていくとき、交叉のために個人によってDNAマーカーの入れ替えが生じます。発症者同士で同じDNAマーカー（繰り返し数）が連続した染色体領域は、そこに病気と関連する遺伝子があると考えます。なぜなら、その領域は交叉しないで病気の親から病気の次の世代に受け継がれた遺伝子部分だと（病気と関連する遺伝子が受け継がれた可能性が高い）領域と考えられたからです（図1-17）。

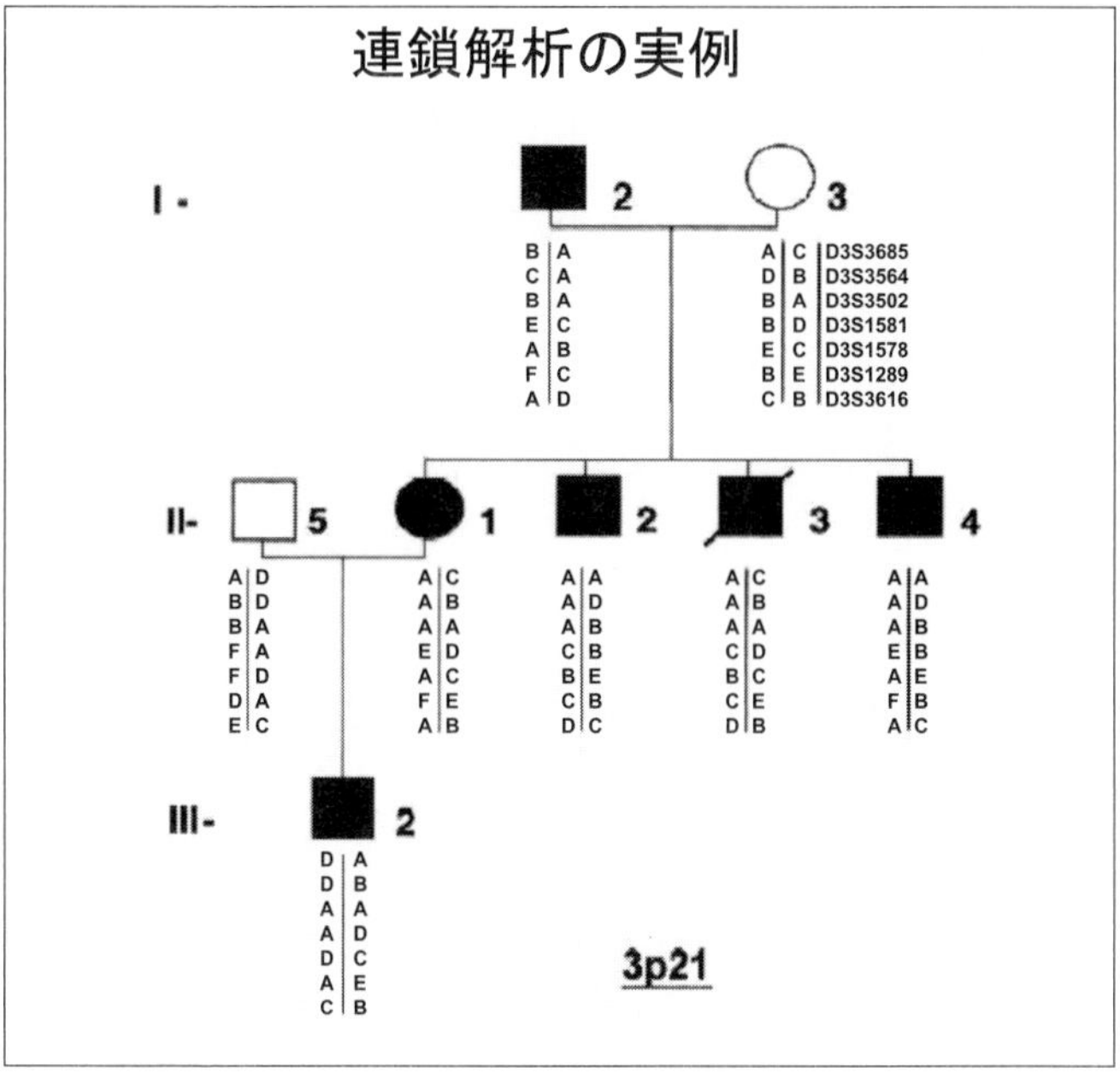

図1-17

　このように、病気の遺伝子の位置情報を、染色体上で絞り込んでいくのが連鎖研究です。

　連鎖研究の結果、かなりの数の染色体の上に統合失調症と関連する遺伝子がありそうだとされた場所が同定されました（図1-18）。

　メンデル型の単一遺伝子疾患では、連鎖研究の結果一染色体上の一カ所に有望な個所が絞り込まれるのに、統合失調症ではなぜいくつもの個所に関連しそうな場所が同定されたのか、いくつか解釈があります。統合失調症は単一疾患ではなく症候群ではないかという考えがあります。たとえば、イギ

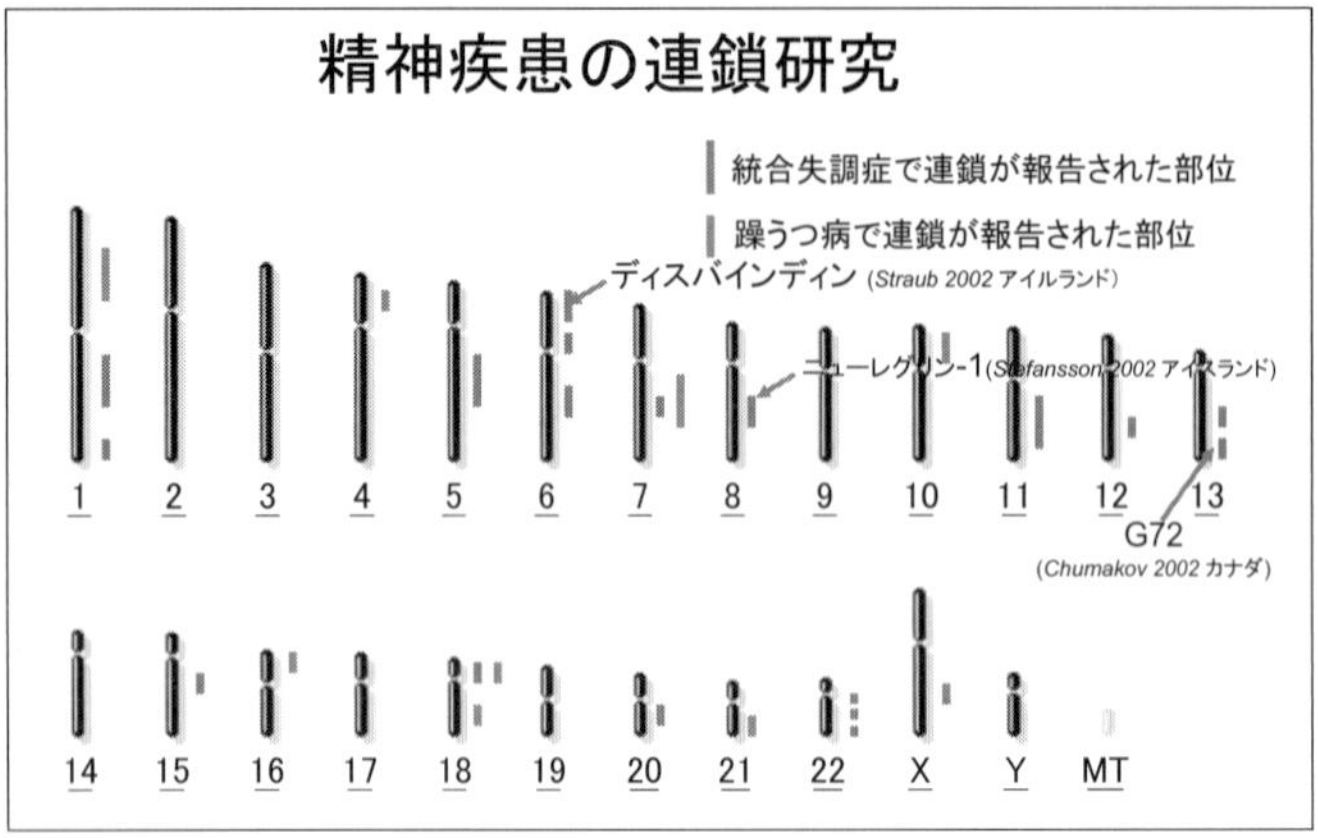

図 1 -18

リスでは1番染色体の遺伝子に異常のある統合失調症が多いけれども、アジア人では8番染色体が関連する統合失調症が多いのではないかといった解釈も試みられています。あるいは、ある家系に関しては20番染色体の遺伝子が関連するが、別の家系では11番染色体が関連するのではないかという考え方もあります。一方、そうした考えと別の想定も検討されています。たとえば、統合失調症には大きな代謝が関わっていて、代謝経路の上流から下流までいくつもの分子が関与して、それぞれの分子の遺伝子が別の染色体上に乗っているので、複数の染色体に連鎖する場所が同定されたのではないかという考えもあります。代謝経路の上流にあるものが障害されても、下流にあるものが障害されてもその経路が失調することに変わりはないために、統合失調症という表現型は共通するのではないかという考えもあります。

今のところいくつかの国の研究者たちから6番、8番、あるいは13番染色体などから具体的な遺伝子が挙がってきていて、これが統合失調症の具体的な感受性遺伝子ではないかということで、研究が進められています。

さらに、双極性障害（躁うつ病）でも同じような連鎖研究が行われていて、統合失調症と双極性障害で同じ染色体領域が連鎖座位として報告されています。双極性障害の患者さんと、統合失調症の患者さんが混在しているようなご家族もいらっしゃいますが、今学者たちの間では、双極性障害と統合失調症では一部に同じような遺伝子や分子基盤が関与している可能性があると言われています。

ここまでの話は「単一遺伝子疾患」をモデルとして行われた、連鎖研究の説明です。しかし、大多数の統合失調症は「複雑遺伝子疾患」だと考えられています。「複雑遺伝子疾患」をモデルとして行う研究が関連研究、相関研究、あるいは候補遺伝子研究などになります（図1-19）。大多数の統合失調症はこちらだろうと考えられていますので、大変数多くの研究が行われています。

たとえば高血圧であれば血圧の制御に関係しているようなアンギオテンシノーゲン、アドレナリン受容体などの候補分子を最初に決めて、それを候補遺伝子として調べます。連鎖研究のように候補分子を決めず、染色体上に位置的に絞り込もうというのとは違い、高血圧なら血圧

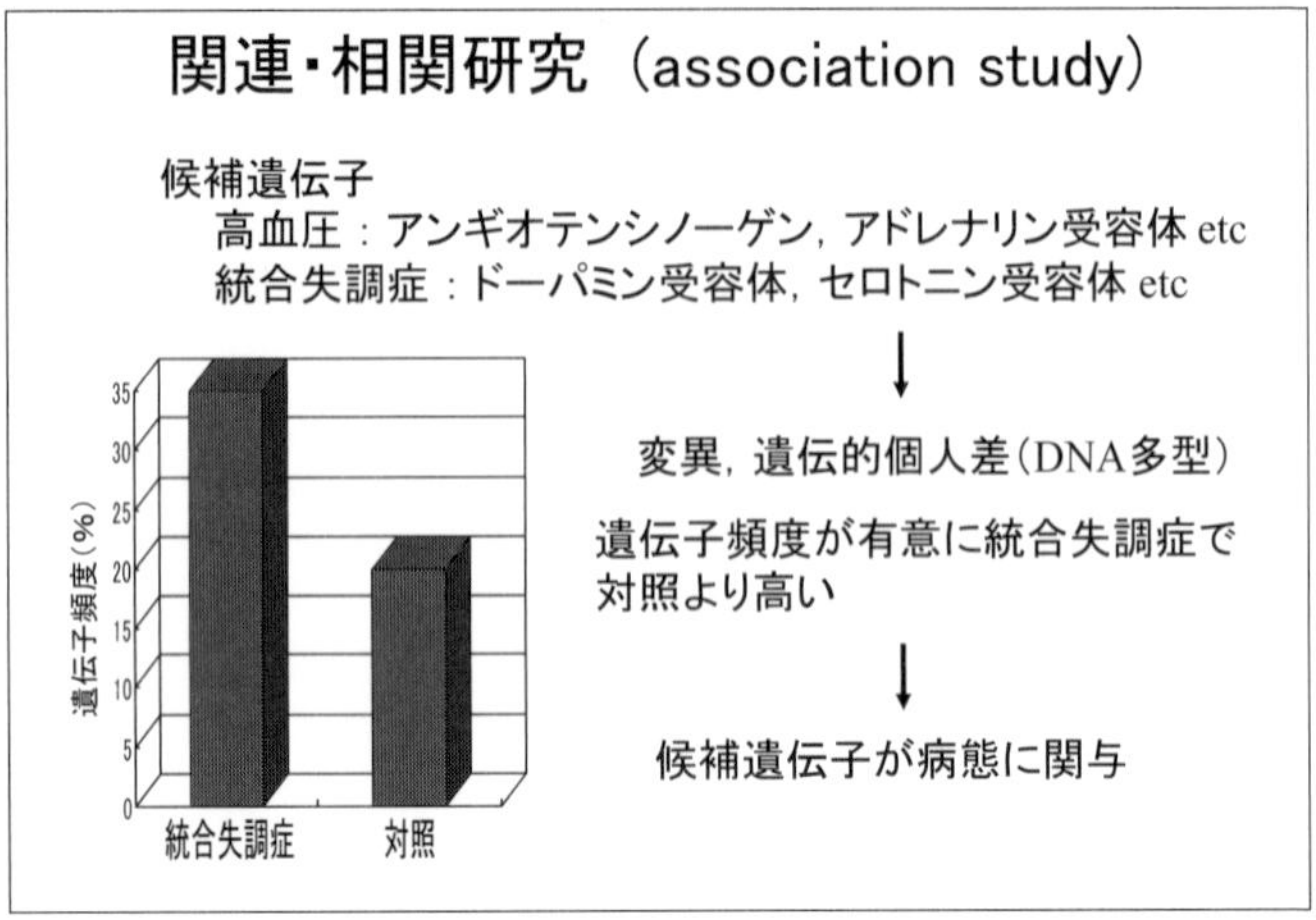
関連・相関研究（association study）
候補遺伝子
高血圧：アンギオテンシノーゲン，アドレナリン受容体 etc
統合失調症：ドーパミン受容体，セロトニン受容体 etc
変異，遺伝的個人差（DNA多型）
遺伝子頻度が有意に統合失調症で対照より高い
候補遺伝子が病態に関与
遺伝子頻度（%）
35
30
25
20
15
10
5
0
統合失調症
対照

図1-19

に関係している分子、あるいは統合失調症なら、抗精神病薬が作用するドーパミン受容体、あるいはセロトニン受容体に絞って、塩基配列の個人差を探します。そして、その個人差の頻度を比較して、健康な対照に比べて、統合失調症の患者さんで頻度の高い多型を見つけていきます。タンパク質全体の配列はほぼ同じなのですが、ごく一部だけ多型によって配列が変わっていて、その変わった配列の人が統合失調症で統計的に有意に高ければ、多型によってもたらされる機能変化が統合失調症の病態に関わっていると解釈します。これが候補遺伝子研究、あるいは相関研究です。

第二章

統合失調症研究の難しさ

——精神医学が避けられない自然科学の謎

私は統合失調症の研究を始めて二十年以上になりました。この二十年間を振り返って、精神科の研究に目覚ましい進歩があったと確信できるかと問われると、こと生物学的研究に関しては即答できるほど確実な証拠が積み上げられたと断言するのは少し難しいような気がします。着実に新しいことがわかってきてはいるのですが、理学部や薬学部など基礎科学の研究者たちが成し遂げたような着実な進歩と違って、もろくあやうい成果であるような気がします。

なぜ、精神科の生物学的研究は、かくも難しいのでしょうか。

科学の研究を行ううえで大切な点のひとつに、均一な対象を扱わなければいけないということがあります。精神疾患を生物学的に均一化することが簡単ではないことが、研究成果をあやうくしているのではないでしょうか。もうひとつは精神症状というものを、生物学的研究の対象にすること自体も難しいという点があります。物質に基盤をおいた科学現象や化学物質ではなく、人が何かを感じているとか、自分が自分であるという自我の存在が揺らいでいるとか、そういった主観的な症状を対象とするのがサイエンスとしては難しいのです。

まず、対象の均一化についてですが、「コッホの三原則」を例に考えてみましょう（図2-1）。ロベルト・コッホは十九世紀のドイツの医師で細菌学者です。彼は感染症の病原体を同定するために、三つの原則を満たすことを提示しました。一つめは、感染症には一定の微生物が見いだされることとしました。つまり、ある時期にその地域で流行している臨床所見と同じ症状を呈する患者たちの喀痰《かくたん》や血液を顕微鏡で観察して、彼らからひとしく形や性質が同一の細菌が見つかることが感染症の研究における病原体特定の第一歩であるということを言っています。二つ目は、その微生物を分離できることを挙げています。患者さんの喀痰や血液を培地に移してその菌だけを純粋培養できるということです。三つ目は、純粋培養した菌を動物に接種して、その地域で流行している感染症と同じ症状が再現される。この三つのステップを経て、この細菌がこの感染症の原因であるということを特定する。これがコッホの三原則です。

この三原則を達成するためには、対象の均一化が重要となってきます。たとえば、複数の病原体に感染しているような場合を想定したとき、対象の均一化が難しくなります。例として、肺結核と、

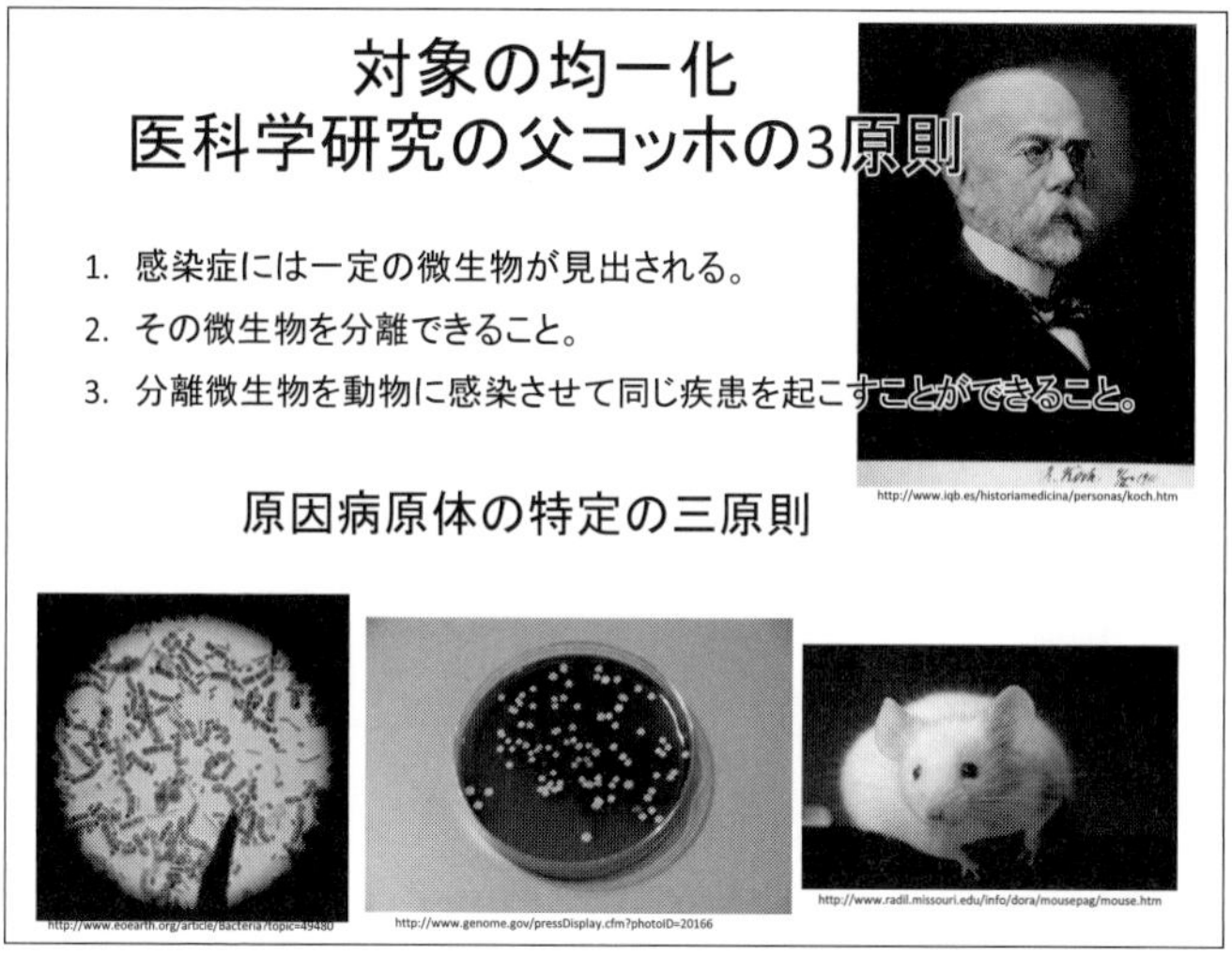

図2-1

マイコプラズマに混合感染した呼吸器疾患患者から喀痰を採ってきたとします（図2-2）。顕微鏡で見ても、複数の微生物がまず見えてきてしまいます。そして、それを分離しても原因菌の単離培養ができませんので、動物に接種して臨床症状を再現するというステップも達成できません。ですから、このように、対象の均一化は、サイエンスでは大事なことなのです。

　では、精神疾患を均一化することは可能なのでしょうか。実は均一化は難しい。すなわち、統合失調症という病気が単一の疾患である保証はないのです。DSM-Ⅳというアメリカの診断基準が世界的に広く使われています（図2-3）。この診断基準では、以下の三つを満たせば統合失調症と診断できるとしています。

　一番目が妄想、幻覚、解体した会話、解体また

対象の均一化
複雑感染では原因病原体が特定できない

肺結核

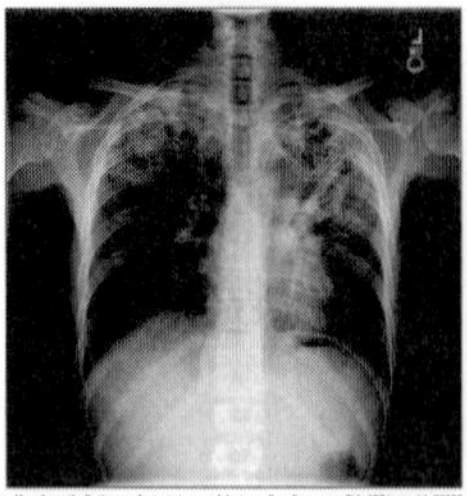

http://ww2.postbulletin.com/entertainment/photo_gallery/image.asp?id=48&imageid=76295

マイコプラズマ肺炎

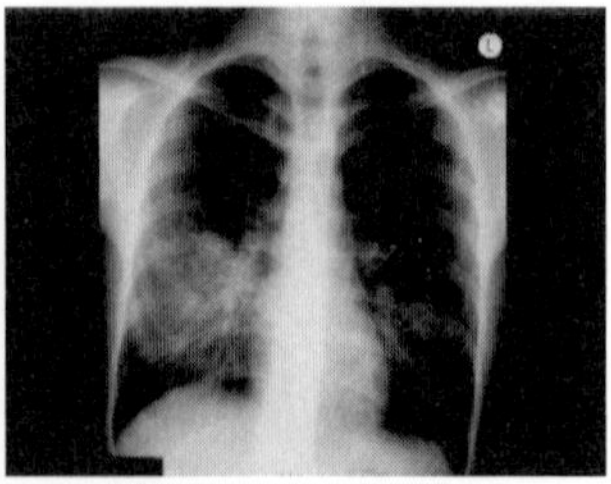

http://www.radiologyteacher.com/index.cgi?&nav=view&DatID=70

1. 一定の微生物
2. 微生物の分離
3. 動物で再現

図2－2

対象の均一化
統合失調症が単一の疾患である保証はない

DSM-IV（診断基準）

A　以下のうち2つを認める
（1）妄想
（2）幻覚
（3）解体した会話
（4）解体または緊張病性行動
（5）陰性症状（感情平板化、思考貧困、意欲欠如）

B　社会的・職業的機能低下

C　6ヶ月の持続

図2－3

は緊張病性行動、陰性症状の五つの中から二つを認めること。

二番目は、社会的、職業的機能がだんだん落ちてくること。この前まで学校へ行けていた人が行けなくなってくる。この間まで会社で働いていた人が会社で働けなくなってくる。こういう機能低下があることが二番目の条件です。

三番目は、一番目と二番目に挙げた条件が六カ月持続しなくてはいけない。短期間、幻覚や妄想があってすぐ治ってしまうという、似たような病気もありますが、これを統合失調症には含めないことになっています。ですから、統合失調症というのは進行性で持続性のある重い病気であると規定されています。

裏を返すと、三つを満たさないような、たとえば、幻覚や妄想だけ、あるいは解体した会話だけが認められて、他の二つの条件を満たさないような状態は、いろいろな病気で出るのです。さらに診断基準では、上記三条件を満たしていても、身体の病気やドラッグを常用していた場合には除外されます。すなわち、さまざまな条件次第で統合失調症の三基準を満たす症状を呈するのだから、統合失調症という病気の原因背景がたった一つであると信頼することが難しいのです。こういう点も、対象の均一化というのが難しいわけです。

たとえば、幻覚や妄想は、意識障害でも起きます。てんかんでも幻覚が出ることがあります。ナルコレプシーという突然眠くなって寝てしまう病気でも、入眠時の幻覚があります。脳腫瘍などでも幻視をきたした患者さんを実際に見たことがあります。中毒性疾患や化学物質でもアルコール依存症でも幻視が出ます。リウマチ、膠原病《こうげんびょう》でも妄想が出てくることがあります。膠原病の治療に使うステロイドでも幻覚が出ます。研修医のときに、SLE（全身性エリテマトーデス）という膠原病の方でだんだん被害妄想がひどくなってきたという患者さんがいました。膠原病自体でも被害妄想が出ますし、それを治療するステロイドでも妄想や幻覚が出てきてしまうため、大変難しい判断を迫られます。膠原病が悪くて、幻覚や妄想が出ているのなら、ステロイドはもっと使わないといけないのですが、もしかしたらステロイドのせいで精神症状が起きているかもしれないわけで、臨床場面ではこういう難しい判断を迫られる場面がよく起こります。

私の妻は神経内科なので、よく神経疾患の話を聞きます。神経内科というのは非常に論理的で、顕微鏡で診る病理所見と、経過と、症状が対応していて、さらに遺伝子まで一対一で対応していたりします。すなわち、疾患としての均一性が高いと言えます。いろいろな原因のものが症候群的に集められた統合失調症と違い、小さくて均一な疾患単位に細分化されています。だから、神経内科の病気は数が多く、学者の名前のついた稀な病気がいっぱいあります。妻はよく勘違いして精神科には統合失調症と躁うつ病と神経症しかないから診断が簡単でいいというようなことを言うことがありますす。それは間違いで、確かに均一で小さい単位に分けられず、大きな病名をつけてはいますが、幻覚、妄想ひとつとっても多彩でいろいろな背景から生じてくるわけです。膠原病の人に生じた精神症状も、ステロイドを増やしていいのか、減らすべきか、非常に難しい判断を迫られる場面もあるわけです。ですから、他科の医者が想像するほど、精神科というのは簡単なものではなくて、臨床的には奥が深くて難しい診療科だと思います。

私が研究している統合失調症で幻覚、妄想は見られますが、雪山での遭難とか、海難事故の漂流などでの心因反応でも幻覚・妄想が起こります。「助けに来たぞ」という声が難破船に乗っていた全員が聞いた。あるいは雪山で遭難しているときに、向こうで自分たちを助けに来る松明《たいまつ》が一人でなく全員に見えた。そんな事例もあります。統合失調症も、先ほどの診断基準でみたように精神症状だけでくくってきたものですから、原因がいろいろなものが混じっている可能性があるわけです。

連鎖研究でご紹介したように、いろいろな染色体の領域にある遺伝子が関連するという報告があり、統合失調症という表現型の裏には、染色体領域の数だけ原因があるかもしれないと考える学者もいます。私が遺伝子研究を始めたころ、３１１番目のシステインを見つけたときに、ある先輩の医師から「糸川君の見つけたのは統合失調症ではなくて、３１１番目のシステイン・サイコーシス（精神病）というような特殊な病気を見つけたのではないか」と言われたことがあります。つまり、統合失調症はあくまで原因不明の慢性進行性の精神の病気であって、明確にドーパミンの機能障害によって起きる病気というのは、ドーパミン精神病という別の病気なのではないかというのです。

ＤＳＭ-Ⅳでも、三条件を満たしていても、身体に明確な原因があった場合、統合失調症から除外しますので、この先輩の指摘は妥当だと言えます。

当時、研修医だった私は、先輩の言うとおりであれば、それはそれでいいのではないか。こうやって、原因を一つずつ解明していくと、やがて統合失調症という病気はなくなってしまうのではないかと考えました。あるときドーパミン311番目システイン病を発見して、その後で別の分子で起きる病気を発見してというように、原因分子がわかったら統合失調症でないとするならば、そうやってどんどん切り崩して、最後には米粒ほどの統合失調症しか残らない。最終的に、神経内科のような、均一で小さな病気がたくさんあるという時代が、精神科にも来るのではないかと思ったりしました。

対象の均一化が難しい現状で研究を行うと、不均一な対象からは不均一な結果が得られます。どういうことかというと、『アーカイブス・オブ・ジェネラル・サイカイアトリー（Archives of General Psychiatry）』という大変権威のある精神医学雑誌に二〇〇三年に出ているのですが、健常者と統合失調症の髄液の中のD-セリンという物質の濃度を測ったものがあります（図2-4）。健常者に比べて統計学的に偶然ではない確からしさで、統合失調症ではセリンが減っているデータが出ています。ところがその二年後に『バイオロジカル・サイカイアトリー（Biological Psychiatry）』という精神科の中核雑誌に同じように、今度は健常者の方が有意にセリンの濃度が下がっていると出ています。この手の相矛盾する研究成果をこの二十年間、私は見てきました。

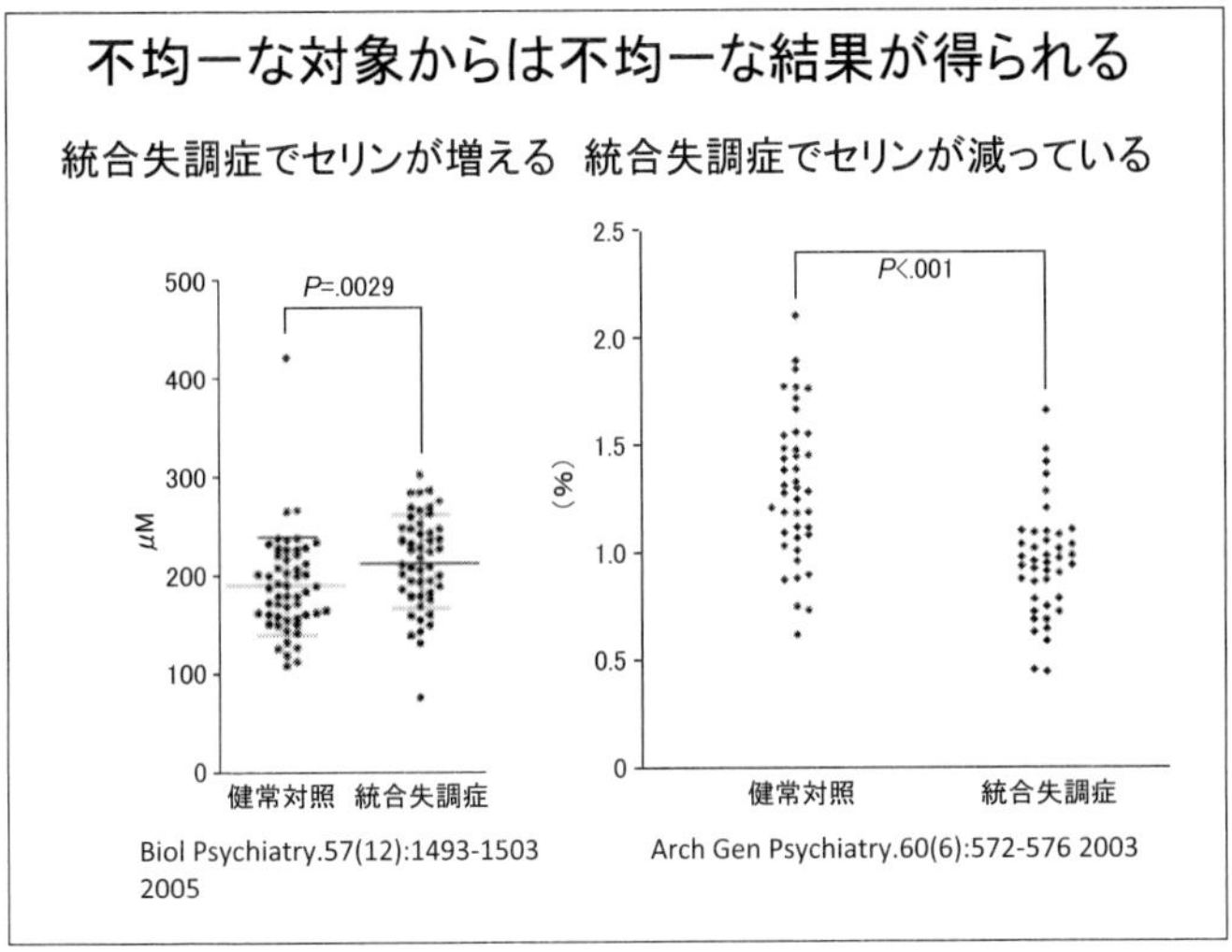

図２－４

先ほど述べたように、ドーパミンD_2受容体の３１１番目のシステインは健常者と統合失調症で見たときに差があるという論文と、ないという論文が混在しました。でも、私たちはシステインを持っている人はある種の治りのいいタイプの陰性症状が軽いタイプの統合失調症であるというデータを示しました。もしそれが事実であれば、治りいい人を研究対象としてたくさん集めてくればシステインの頻度が高くなるし、治りの悪い人をたくさん見つけてくれば頻度が低くなるわけです。つまり、対象を均一化しない現状では、統合失調症の中には一つではなくて、いろいろなものが混じっているからです。マイコプラズマと肺結核が混じっている中から、菌を一生懸命に培養しようとする努力に等しいからです。

システインを持つことが原因の一部になった統

合失調症と、システインとは無関係な統合失調症がいてかまわないのではないかというのが、この二十年間の私の印象です。ある対象物質が原因となった統合失調症と、別の対象物質が原因となる統合失調症であってかまわない。たとえば、ドーパミンが増えたために幻覚や妄想が出ているような統合失調症もいれば、グルタミン酸が減ったために統合失調症になっている人がいる。また、カルボニルストレス（第十章で詳述）というストレスがたまったために統合失調症になる人がいてかまわないと思うのです。

こういう立場から考えると、統合失調症の患者さんをやみくもに二万人集め、健康な人を二万人集めてきて、力技で結果を得ようとしても意味のある成果は得られないのではないかと考えています。先ほども述べたように陰性症状の軽い人を集めてきてその中で何が起きているかを見つけようとか、カルボニルストレスというのは、陰性症状が重い人に多いので、陰性症状の重い人を集めてきたときにカルボニルストレスが見えてくるとか、そういう研究で対象の均一化を努力することが大切だと考えました。

ある物質が原因となった統合失調症には共通する臨床的特徴があるのではないか。二十年前に融《とおる》先生が言われた、患者さんに答えを聞きなさいという教えを、この二十年守って研究をしてきました。

統合失調症は原因の異なるあるいくつかの疾患からなる症候群である可能性が考えられます。一つ一つの原因ごとに個別の病態が明らかになればいい。統合失調症はなくなってしまうかもしれないと述べましたが、そういう意味で一つずつ病態がわかっていくうちにいったん統合失調症は解体されてなくなりますが、個別病態と個別病態の間の共通病態みたいなものも、もしかしたら見えてくるのかもしれないと私は想像しています。

個別病態と共通病態について、まず幻視を例にとってみます。シャルル・ボネという博物学者のお祖父《じい》さんが高齢になってから幻視を見るようになりました。人物や情景など明瞭で内容豊かな幻視で、しかも現実のものではないという洞察が保たれているというものです。これが、シャルル・ボネ症候群です。幻視なのですが、自分でもそれが幻だということがわかっていて、「変なんだよね。こんなものが見えるのだ」と言える。そこにありありとした人間が立っていたり、美しい風景であったりする幻視ですが、本人はこんなものはあるはずがないのだけどということがちゃんとわかっている。

アルコール依存症の禁断症状のひとつである振戦せん妄では、蛇とか鼠《ねずみ》とか小動物とか、虫などの幻視が出現します。この場合、患者さんは、シャルル・ボネ症候群のように現実のものではないという洞察が保たれていませんので、虫を払うような動作をしたり、本当にいるのだといって怖がったりします。

それをたとえばファンクショナルＭＲＩで見ると仮定します（図2-5）。洞察が保たれている幻

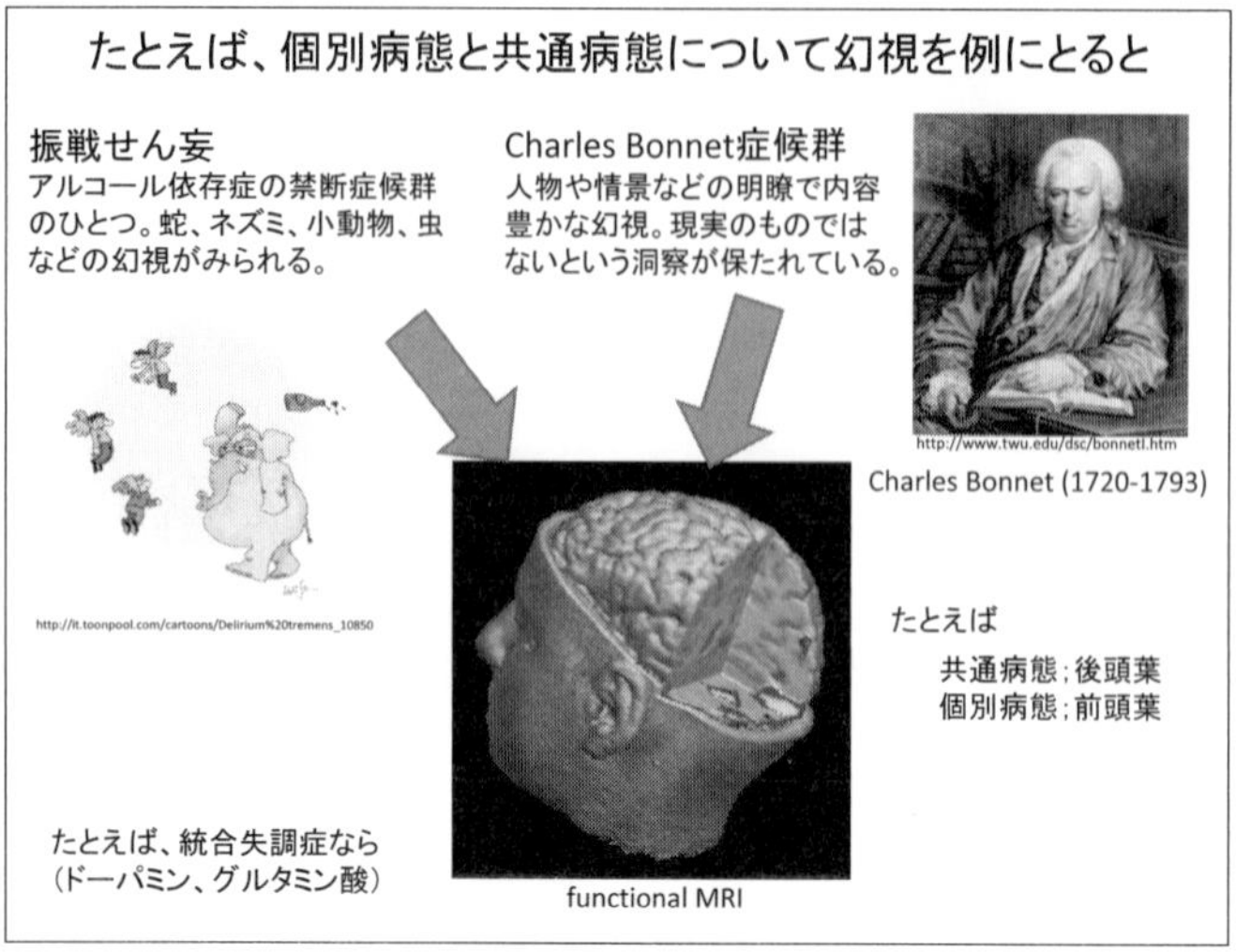
たとえば、個別病態と共通病態について幻視を例にとると
振戦せん妄
アルコール依存症の禁断症候群のひとつ。蛇、ネズミ、小動物、虫などの幻視がみられる。
Charles Bonnet症候群
人物や情景などの明瞭で内容豊かな幻視。現実のものではないという洞察が保たれている。
http://lt.toonpool.com/cartoons/Delirium%20tremens_10850
http://www.twu.edu/dsc/bonnetl.htm
Charles Bonnet (1720-1793)
たとえば
共通病態；後頭葉
個別病態；前頭葉
たとえば、統合失調症なら
（ドーパミン、グルタミン酸）
functional MRI

図２－５

視と、洞察の保たれていない幻視を比較すると、個別病態としては洞察の保たれている幻視では、たとえば前頭葉の活動が亢進しているかもしれない。たとえば洞察の保たれていない幻視では前頭葉の活動が低下しているかもしれないとしましょう。こういった個別病態を想像してみました。共通病態としては、洞察があってもなくても、後頭葉の視覚領野の活動がどちらの幻視でも亢進しているのではないでしょうか。こういう個別病態と共通病態が見えてくるということが、統合失調症でも一つ一つ原因の違うものがあって、最初はバラバラになってしまうのですが、長い目で見て研究が進むと、それらに共通した基盤というのが見えてくるのではないかというようなことを予測しています。幻視をたとえに、個別病態と共通病態を考えてみましたが、統合失調症にも同じような共通・個別病態を考えています。

たとえばドーパミンやグルタミン酸など、いろいろな神経伝達物質を個別病態として考えてはどうでしょうか。原因（病態）として関連する伝達物質ごとに臨床症状に特徴的な違いがあるのではないかと考えています。３１１番目のシステインを介してドーパミンが原因になっている症例に共通しているものは治りがいいとか、陰性症状が軽いという側面がありました。たとえば、グルタミン酸が病態に関連する症例では陰性症状が重いとします。こうして比較的小さくて均一なグループがいくつもわかってきて、いったん統合失調症は七つから十の疾患群に解体されていくような気がしています。しかし、解体が進んだ先には、共通するものが見えてくるような気がしています。百年前にクレペリンが統合失調症をひとまとまりの疾患群としてくくったのは偉大であったことが再認識される日がくるような気がしてなりません。

現状の精神科の研究では、精神症状を扱う以上、まだ均一化は成功していません。他の生命科学で均一と呼んでいるほどの個別病態も見つかっていません。もちろん、共通病態や脳の病巣というものもまだ見つかっていないというのが現状です。

私は一九八九年に医者になって一九九一年に筑波大の有波先生のところに弟子入りして以来、二十年が過ぎました。この間、特に遺伝子の世界はでこれぞ統合失調症の原因遺伝子だという論文が数限りなく発表され、五年以内にそれを否定する論文が山ほど出ることが繰り返されてきました。

どうしてこういう繰り返しが起きるかといえば、統合失調症という疾患は研究対象として均一ではないからだと思います。

次に、統合失調症研究を難しくしているもうひとつの要因は、症状の判定に「価値判断」が含まれるという点があります。たとえば、妄想の定義として、生田孝《いくたたかし》先生が『精神医学対話』（弘文堂）の中で、「妄想は表象が現実の外界と対応関係を持たないもの」と定義しています。難しい言葉ですが、わかりやすく言うと、何か現実にありえない変なことを言っているという価値判断が症候の判定に含まれるということです。「表象が現実の外界と対応関係を持たない」という例をひとつ挙げます。「ＡＫＢ48が、私に電波で大学を休めと命令してくる。警察も自衛隊もグルになって私が大学に登校するのを邪魔しようとしている」。こういうことを言っている人がいたとします。現実の外界ではＡＫＢ48は電波を送っていません。警察も自衛隊もその方の登校をわざわざ邪魔しているわけではありません。こういう現実の外界と対応関係を持たないものを妄想と判断しうるわけです。

ではちょっと難しい例を挙げます。「夫が有名女優と浮気をしている」と訴える無名の一般家庭のご婦人がいらしたら、これは嫉妬妄想ではないかと疑いたくなります。なぜなら、現実の外界としては有名女優が一般人である旦那さんと接点がないだろうと思うからです。現実の外界との対応関係を持たないだろうと判定したので、嫉妬妄想ではないかと疑ったとします。ところが、どうも、仕事上女優さんと接点があることがわかってきたら、妄想かどうかあやしくなってきます。妄想という判定が非常に危うい基盤に立つ可能性を示唆する場面です。

外界との対応関係は、共同体のコモンセンス次第という側面もあります。たとえば、柳田国男の書いた『遠野物語』の中に出てくる話に、「日露戦争の当時は満州の戦場では不思議なことばかりがあった。ロシアの俘虜《ふりょ》の言葉に、日本兵のうち黒服を着ているものは撃てば倒れたが、白服の兵隊はいくら撃っても倒れなかったということを言っていたそうであるが、当時白服を着た日本兵などおらぬはずである」ということが出てきます。これは当時白服の日本兵という噂話がロシアであったそうです。どうも集団幻覚のような現象が戦場では時として起きるらしいのです。イギリスやヨーロッパにも、突然金色の服を着た兵隊が出てきて、撃っても、撃っても倒れなくて、彼らのお蔭で敵が大勝利を収めた。敵からも味方からも金色の兵隊を見たという証言が得られるが、実際にそんな部隊は存在しなかったという記録がいろいろな国の軍隊に残っているそうです。この場合、戦争状態という生死を共にする特殊な共同体内部では、誰も妄想だとか、幻覚だと思わない。そこにいるみんながそれを「外界と対応関係がある」と認めた場合、これは幻覚とは認定されなくなってしまいます。

もうひとつ例示すると、ある信仰者が神を思い敬い信じることを考えてみます。共同体としては神様を信じるのはおかしなことを言っているというものではないですから、真剣に神を信じている宗教者のことを、普通妄想を抱いているとは考えません。嫉妬妄想の例よりもさらに踏み込んで、ある共同体がその現実を事実だと認めた場合、それは妄想ではなくなってしまう側面があります。

別の例を挙げると、たとえば、科学者が大発見をしたとき、共同体のコモンセンスが否定したとき、おかしなことを言っていると判定される場合もあります。たとえば、ガリレオの地動説とか、ダーウィンの進化論などは、当時教会が否定しました。当時は、ガリレオやダーウィンはおかしなことを言っている危険人物ととらえられました。価値判断を含む症候の判定はこのように、危うい基盤の上に立っているとも言えます。精神医学研究の難しさとは、こうした危うい基盤でサイエンスをしていかないとならないという側面からも生まれるわけです。

そういう症状判定に価値判断が含まれるという点が、客観性、バイオマーカーと相いれない側面があります。

対象の均一化が難しいこと。症状判定に価値判断が含まれるということ。この二点から、精神疾患の研究には危うさがつきまとうから、統合失調症の原因というのはなかなか発見できないのではないかと私は考えています。

均一化を棚上げして、数で勝負しようというのが、現在欧米で主流になっています。ビッグサイエンスと呼ばれるもので、国家プロジェクト級の何十億円というものすごい予算と人海戦術を投入し、行う研究です。

ハンチントン舞踏病など何万人に一人という大変まれな病気は単一遺伝子疾患で、メンデル型の遺伝をします。これはたった一つの遺伝子でその病気が起きるので、病気と遺伝子の関係も一対一の対応で、研究も非常に進歩しました。その一方で、統合失調症や高血圧や糖尿病というのは、頻度が高い病気で、コモンディジーズといいます。一九九九年の『ネイチャー・ジェネティクス（Nature Genetics）』誌にクルグリアックという人が書いた論文では、五十万多型（SNP）を解析すればコモンディジーズの遺伝子が同定できると書かれていました。

当時、私は理化学研究所に勤めていました。理研で、このクルグリアックの論文を見たときに、五十万の個人差を調べるなんて、何十年後の話だろう。私が現役のうちにはそんな研究は実現できないだろうと思ったのを覚えています。ところが、それから十年も経っていない二〇〇七年の『ネイチャー（Nature）』に、五十万SNP解析したという論文が発表されて大変驚きました。心臓の冠動脈疾患とか、双極性障害（躁うつ病）、クローン病、リウマチ、1型糖尿病など、七つの病気を合計で一万四千症例集めて、それと三千人の健常者と比較して、実際に五十万SNPを調べてしまっていました。クルグリアックの論文を見て、十年経たないうちにこんなことができるのだとびっくりしたら、その翌年、統合失調症でもついに実現したという論文が出ました。しかも、このとき驚いたのが、統合失調症が一四三三例、対照が三万三二五〇人です。これだけ集めてきて、五十万SNPを調べ、ここで出た結果を確認するために、これとは別の検体を新たに集めた。それが、統合失調症が三二八五人、健常者が七九五一人です。こうなってきますと、もう日本人の出る幕はないかなという感じがしてきました。

最近はそういった大規模サンプルの研究のゴールドラッシュです。『サイエンス（Science）』に出て、『ネイチャー・ジェネティクス』に出て、『ネイチャー』に出てというように、トップジャーナルを飾ったわけです。

ただし、統合失調症は、均一化が難しい症候群ですから、二万症例をやみくもに集めてきても、そんなに華々しい結果は出ていないのです。『スキゾジーン（SchizGene）』という統合失調症の遺伝子研究のデータベースがあります（図2-6）。更新されていくのですが、図2-6には、二〇一一年四月十五日現在、論文数一七二七件の結果が掲載されています。研究された遺伝子数は、一〇〇八。多型の数は八七八八多型。そして、二八七のメタ解析の結果が表示されています。

たとえば、D_2受容体で311番目のセリンがシステインに変わる多型を見てみます。すべての研究結果を足したメタ解析で、オッズ比が約一・二。白人被験者だけ用いた論文のメタ解析のオッズ比は約一・三。アジア人だけでは一・三という結果が出てきます。もともと統合失調症は百人に一人がかかると言われています。それがこの遺伝子多型を持っている人を、百人集めてきたときに、一・三人が発症するという大変弱いリスクです。

今の統合失調症の遺伝子研究というのは、いろいろな多型が見つかってきていますが、アルツハ

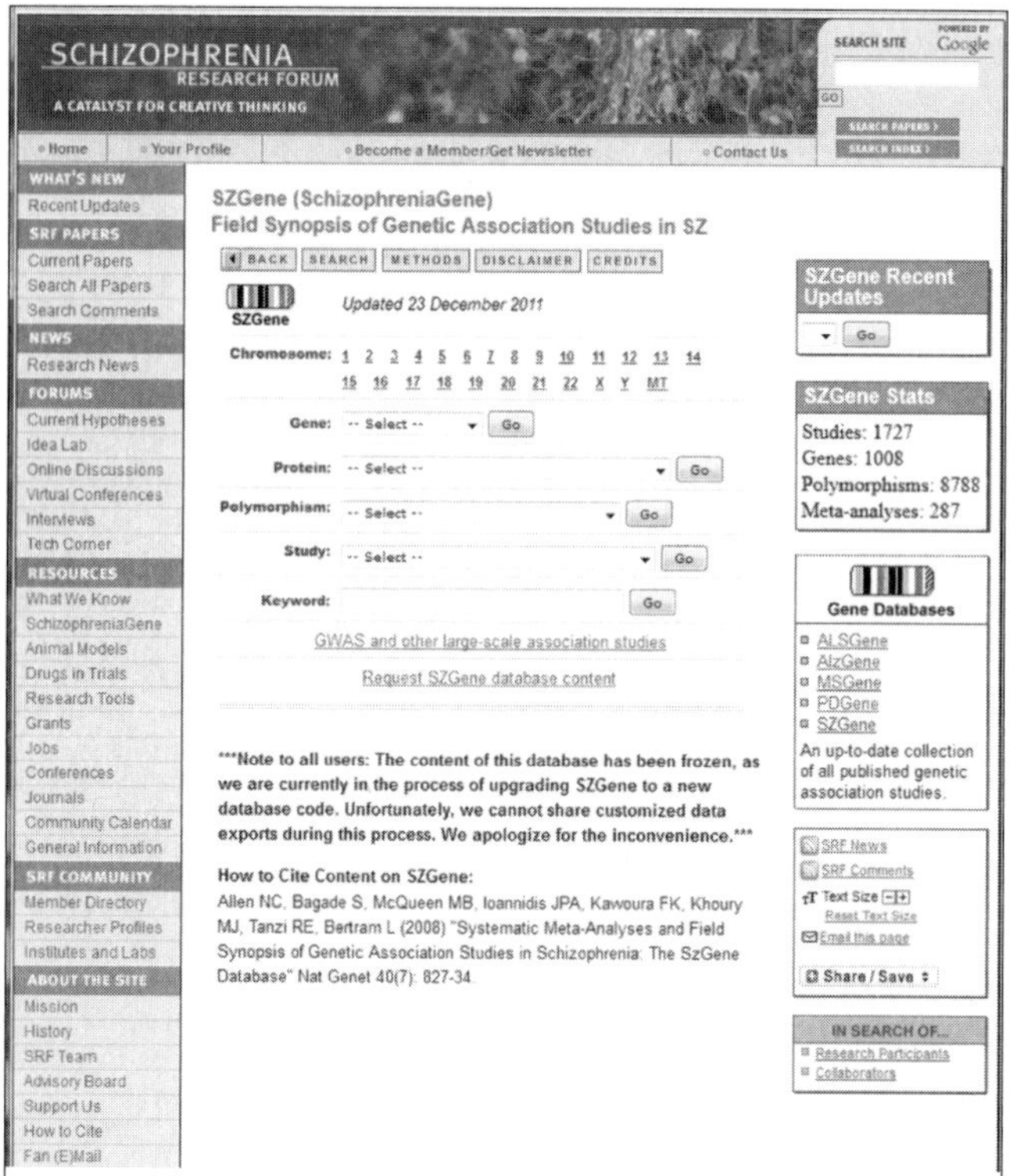

http://www.szgene.org/

図2－6

イマー病のApoEに、よく言われているような何倍も跳ね上がるようなリスクは今のところ見つかっていません。やみくもに統合失調症を集めて研究をしても弱いものしか見つかってこないということです。

一方で、九〇年代から神経疾患の遺伝子はどんどん見つかってきています。ハンチントン病ではハンチンチンという遺伝子が見つかって、C、A、Gという繰り返し配列があり、それが普通の人は六回～三四回なのですが、患者さんでは三六回以上一二一回くらいまで伸びていることが発見されました。長ければ長いほど発症年齢が低くなり、重症化することも明らかになりました。

どうして精神疾患ではなかなかうまくいかないのに、神経内科疾患の研究でははっきりとした結果が得られるのでしょうか。ひとつには特徴的な脳病理所見が、病気と一対一に対応しているという事実があります。アルツハイマー病ですと、神経原線維変化や老人斑など病理所見がはっきりしています。その結果、対象の均一化に成功しています。ところが、統合失調症では一生懸命顕微鏡を見ても一貫した病理所見が見つからないのです。

また、単一遺伝子疾患は、メンデル型の遺伝をする一つの遺伝子で起きる病気ですので、遺伝子を見つけてくればそれを持っていると一〇〇%発症する、持っていないと一〇〇%病気にならないというように、大変わかりやすい話になるわけです。しかし、統合失調症はリスク多型を持っていても一・五倍程度の危険率であり、同じ多型を持っていても発症しない健常者も大勢いるわけで、

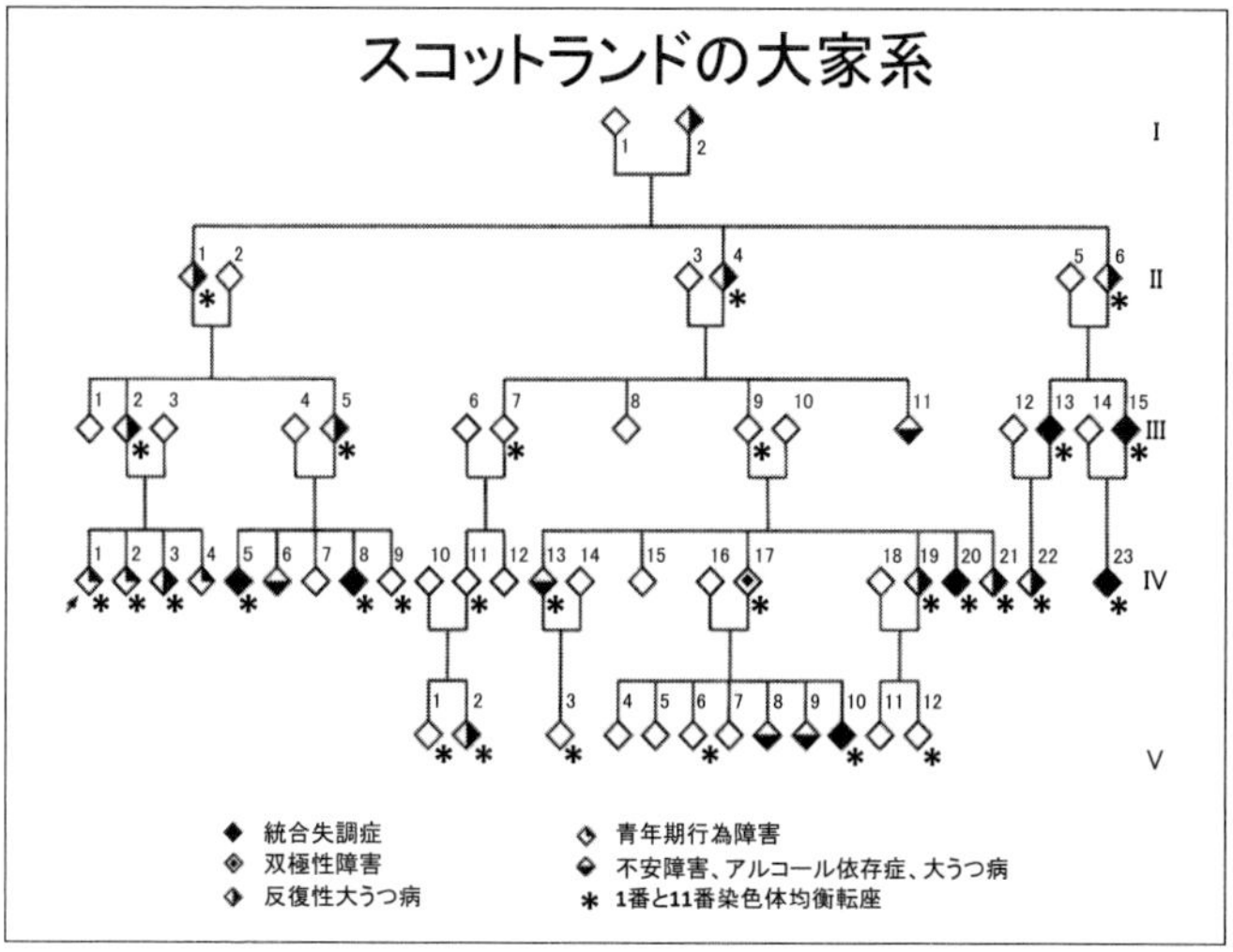

図2-7

メンデル型の神経疾患のように容易に発症機序を理解できません。

均一化を努力した研究というのは、実は統合失調症にもあります。今注目されている遺伝子にDISC1という遺伝子があります。これは大変注目されて、基礎研究にも裾野を広げた例です。11番染色体と1番染色体が途中で切れて入れ替わる染色体の転座と、精神疾患が共分離（転座を持っている人は発症し、持っていない人は発症していない）しているスコットランドの家系を見つけたため、転座を持った統合失調症を集めるという均一化に成功しました（図2-7）。図2-7でしるし（＊）のついている人たちが1番染色体と11番染色体の均衡転座を起こしている人です。黒で塗ってある人が統合失調症です。それから二重丸が、双極性障害。反復性の大うつ病なんかもたくさん

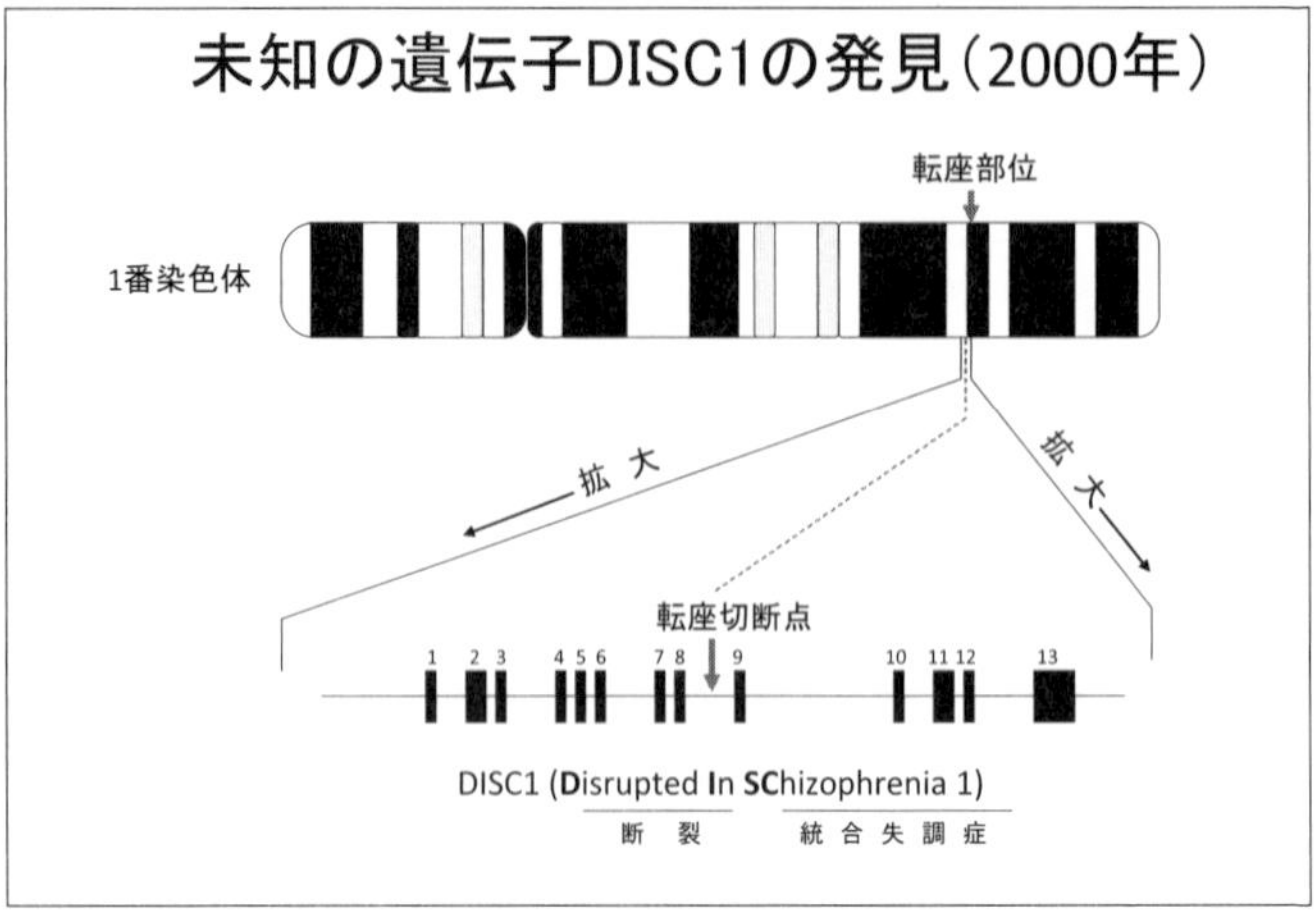

図2－8

います。この家系では転座を持っている人に精神疾患を発症した人が多かったのです。

1番染色体で転座によってちぎれている部位を研究したグループがいて、第8エクソンと第9エクソンの間で転座でちぎれていたＤＩＳＣ1と呼ばれる未知の遺伝子が発見されました（図2-8）。

二〇〇三年にはＤＩＳＣ1は、神経細胞の成長や発達に重要な役割をする分子と結合する遺伝子であることが解明されてきました。しかも、スコットランドの家系では、転座で失われた遺伝子の部位がそれらの分子と結合する場所であることもわかってきました。

さらに、培養細胞にＤＩＳＣ1を入れて、培養細胞がどのように変化するかを見た研究があります。正常なＤＩＳＣ1を導入した細胞では細胞の中にまんべんなくＤＩＳＣ1が広がるのですが、スコットランド型にちぎれたＤＩＳＣ1を導入した細胞では核の周囲に

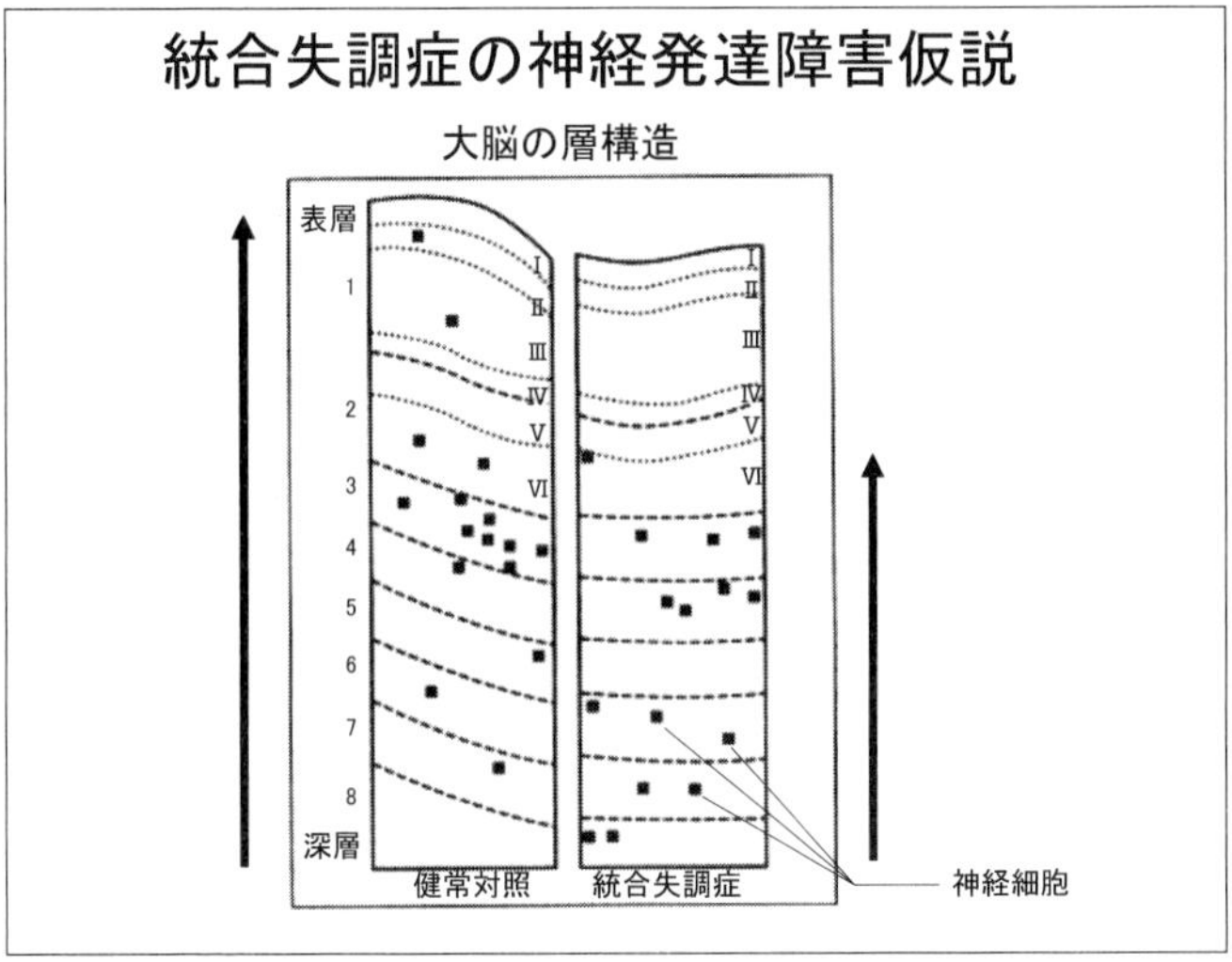

図２－９

集まってしまってうまく広がらなくなっています。また、正常なＤＩＳＣ１を導入すると、細胞が神経突起を伸ばして神経がお互いに連絡を取るような発達を見せましたが、ちぎれたＤＩＳＣ１を導入した細胞は、そういう神経の発達がうまくいかなくなっているということがわかりました。

統合失調症には神経発達仮説というのがあります（図２－９）。胎児のときに脳の奥深いところから神経細胞が脳の表面に向かって移動していきます。また、神経細胞は、突起を伸ばして神経細胞と神経細胞が手をつなぎます。統合失調症ではこういう神経と神経の連絡や、脳の中を神経細胞が泳いできれいに脳の中に分布できず乱れているという顕微鏡所見が報告されています。大脳皮質はバウムクーヘンのような層構造をしています。お母さんのお腹の中にいるときに、神経細胞が表面まで泳いで層構造を作ります。健常対照者の分布に比べて統合失調症の人の神経細胞は深いところにとどまったままだという顕微鏡の研究結果が出ています。ＤＩＳＣ１というのが、神経細胞が脳の中を泳いだりとか、神経同士が連絡をしたりするのに大事な役割をしているということが試験管の中の実験や、ＤＩＳＣ１の働きを遺伝子工学で止めたマウスの研究によりわかってきました。スコットランドの家系では、ＤＩＳＣ１がちぎれた人では神経発達がうまくいかず、その結果として転座を持った人では、統合失調症やうつ病を発症しているのではないかと推定されています。

今、ノックダウンといってＤＩＳＣ１遺伝子を抑制することによって、ＤＩＳＣ１が脳の中で量が減ってしまうというような操作をすることができます。そういう操作をしてみたら、海馬と脳室の周辺部分での神経細胞の動きが悪くなったという結果を報告した研究グループもいます（図2-10）。

二〇一〇年にはＤＩＳＣ１の学会も立ち上がり、ＤＩＳＣ１だけの研究発表がイギリスで開かれました。このようにＤＩＳＣ１の研究というのは基礎から臨床へかけて目覚ましい成果をあげました。ＤＩＳＣ１遺伝子の破壊が、精神疾患とほぼ共分離する家系、単一遺伝子モデルのようなものがそもそもの出発点になっているということから、こういうことがうまくいきました。そういうことから考えると、対象の均一化がうまくいかないので統合失調症の研究が進まないという話をしましたが、少なくともこの家系に関してはＤＩＳＣ１がちぎれているという現象を、精神疾患を発症

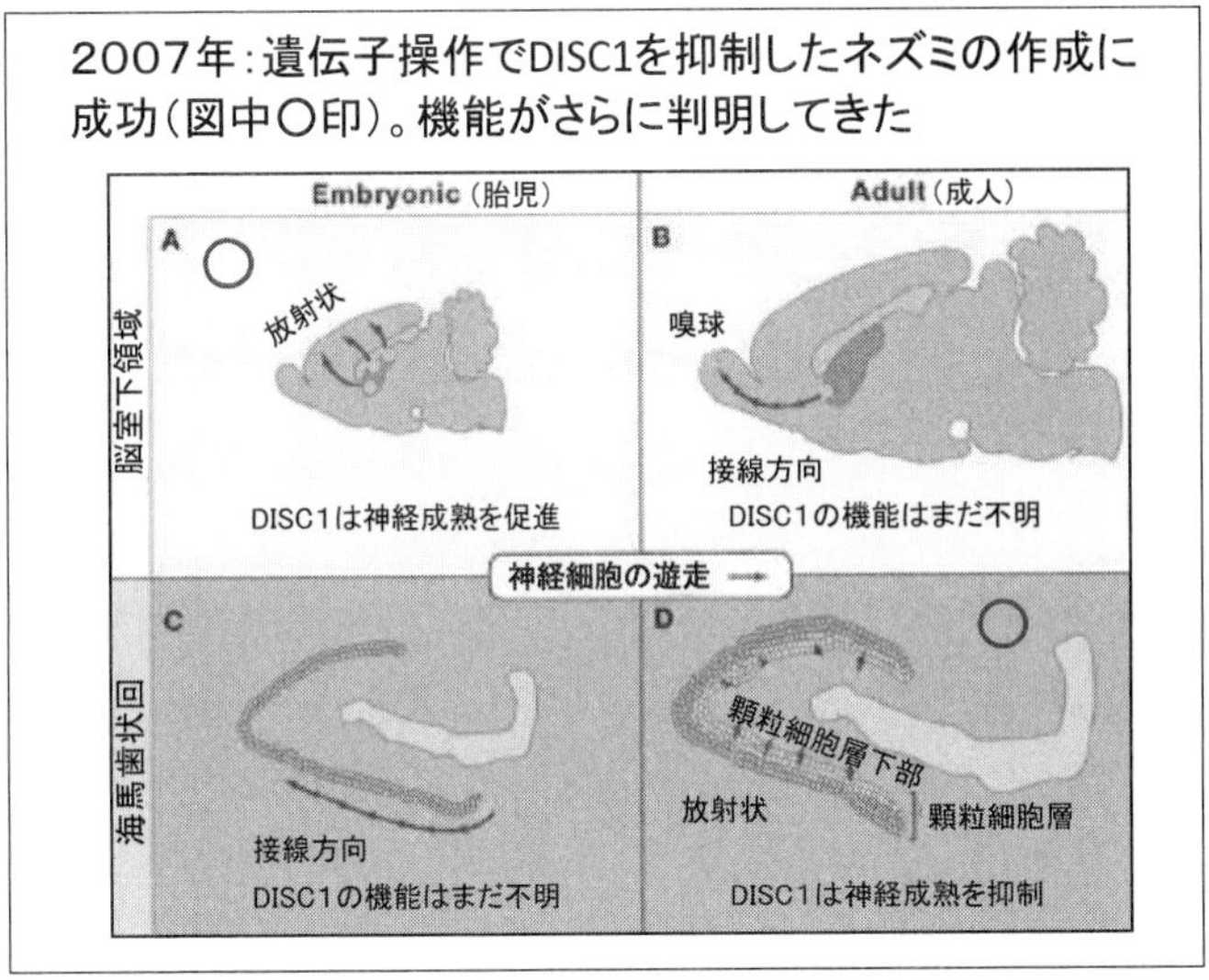

図2-10

した家族同士が共有し合っている意味では、ある意味均一化に成功したから、確かなことがわかってきたと思います。

もちろん、スコットランドのような家系はどこの家系でも出てくるものではありません。まれな家系の発見が、ある種の進歩を呼んだとするならば、私たちも二万対二万でやみくもに患者を集めるのではなくて、均一化の努力をしたらどうだろうか。そのためには、どうすれば対象を均一化できるのか。それは臨床で目を凝らし、耳を澄ます。すなわち患者さんをよく診ることによってある種の共通したような人たちの中に共通したものを見つけるという操作ができるのではないかと考えています。

その一例を示します。私は一九九五年にある単科の精神科病院に常勤の医者として勤めていました。ここに何人かの患者さんが入院していました。そして、この方たちがある狭い地域に住んでいるということが話題になりました。これは医局でたまたま話をしていたら、確かにあの地域には統合失調症の患者さんがたくさんいるということを医局の誰もが気がついていたのです。それ以外にも医局で聞くと、あの地域は白血病なども多くて、ある大学は血液内科が来て、調査しているという話もありました。そういうことで、この地域に非常に興味を持ちましたので、実際に出かけていきました。患者さんのご家族にも同意を得てお目にかかりましたし、面会に来られたご家族にも、お話を伺ったりしました。さらに、その地域に入って調査をしましたところ、この地域の患者さんたちは非常に大きな家系だったということがわかりました。

この方たちからは同意を得てＤＮＡをいただいています。そして、コツコツといろいろな遺伝子をしらみつぶしに調べたのですが、確定的な発見に至らずに十年が過ぎました。ところが二〇一〇年に国で特別な遺伝子研究を行う研究班が立ち上がり、そこへ私も参加させていただくことができました。これは、次世代高速シークエンサーという、一人のゲノムを二週間で読んでしまうというような最新鋭の機械を使って全ゲノムの解析をやろうという研究班です。

最先端の研究であるわけですが、きっかけというのは医局での雑談です。ある地域からの入院の人がとても多いということに気づいて、そこに医局で話を聞いたら確かに多いということで、実際にその地域に調査に入り、家系が発見できました。そして、その方たちから同意を得てＤＮＡをいただくという、そういった地道なことを十年続けていて、ついに最先端の機械を用いて調べることができました。やみくもに統合失調症の患者さんを二万人集めてきて、全ゲノムを読む欧米型のビックサイエンスをしないで、あえて均一化を図る努力を続けることが大切だと考えます。

精神科の研究がはらむ難しさということについて話をしました。妄想や幻覚というのが、そもそも価値判断を含むという点で、危うい対象であるということ。そして対象の均一化が難しいということ。コッホの三原則のように三段論法ではいかないという話をしました。それを解決するためには、何も奇抜なことや大掛かりなお金が必要なのではなく、臨床をよく診ることが大切です。

やはり臨床家が研究をすることは、特に精神疾患に関しては意義が大きいのではないかと思います。つまり、血液中の特定の物質が高い病気、たとえば血糖値が高ければ糖尿病ですが、そういう増えるもの、減るものがはっきりわかってからは、基礎科学の助けをかりて研究は速く進みます。なぜなら、物質がわかってしまったならば、臨床家でなくても試験管の中で物質の増減は再現できますし、物質が増減したモデル動物を作ることもできます。

ところが精神医学研究では、まずモデル動物を作ることが難しい。これまで述べてきたように価値判断をはらむ症状があるからには、動物の妄想をどう判定するか。果たして、白服の日本兵のようなことがマウスでできるのか、あるいは嫉妬妄想のようなものがサルで再現できるかどうか。そういう難しさがあります。ですから、精神疾患研究では、臨床との接点が大切であり、そういう接点があって初めて統合失調症は解明できるのではないかと思うわけです。

第三章 精神疾患と進化

――なぜ精神疾患はなくならないのか

統合失調症にしても、うつ病にしても自殺率が高い病気です。また、統合失調症は、罹患後の婚姻率は、一般集団より低くなります。とすれば、統合失調症やうつ病と関連する遺伝子は、次の世代へ受け継がれることなく絶えてしまうはずです。ところが実際には罹患率は高く、一般人口中に一定の割合でこうした疾患が保たれるのはどうしてなのでしょうか。

一卵性双生児と二卵性双生児を使って、二人とも発症した組と一人は非発症の組の差から求められる遺伝率という数値があります。研究者によって数値に多少ずれがありますが、統合失調症では八一％、双極性障害（躁うつ病）で八九％という報告があります。高血圧の三〇％、肥満の四〇～七五％という値と比べても、コモンディジーズの中では統合失調症と双極性障害の遺伝率が高いことから、遺伝が関与する割合が高いことがわかります。統合失調症やうつ病と関連する遺伝子が、頻度の高い病気として一定の割合で人口の中に保たれるとするならば、統合失調症やうつ病を引き起こすような遺伝子が淘汰されずに残る何らかのメリットをもたらす適応的な行動に関連しているのではないかという仮説を、ウィリアムズという学者が唱えました。

ウィリアムズの仮説を検証した、いくつかの実験があります。まず、一流医学誌の『ランセット』にプライスという研究者がうつ病に関する実験を発表しています。うつ病そのものは自殺率を高めるなど深刻な病気なのですが、進化的に見ると、適応的な側面があるのではないかということを実験では示しています。サルなど、社会的な行動をとる動物、群れで生活をする動物は、階級的な層構造を形成します。サルの社会では、ボスサルがいて、順位二位、三位と下がっていくピラミッド構造をとります。階層社会では、無益な闘争を抑制する側面があり、階層が安定している状況では、群れの中で致命的な傷を負うような闘争がおきないように機能しています。

ところが、順位一位のサルが何らかの形で転落するようなことがあると、群れ全体が不安定化して、闘争が起きます。プライスらは、この群れの不安定化を安定化へ回復させるものとして、上位が下位に対して威嚇をするとき、下位が転落した順位に従い無益な闘争を回避する行動の選択があるとしています。群れの中で、エサの配分と、寝る場所の確保、それからメスとの交配の機会が、上位のものから順番に有利な順位づけがなされているそうです。

ミドリザルの実験

(Raleigh ら Brain Res 1991)

- オス３頭、メス３頭、子どもの集団を12群
- 順位１位のオスを取り除き、残った２頭の順位を不安定化。
- ６群　抗うつ薬、生理食塩水
- ６群　セロトニン抑制剤、生理食塩水

図3－1

しかし、一位のボスが転落して、群れ全体が不安定化すると、中で闘争が起き、いくつかのサルで順位の入れ替わりが起きます。この際に、順位の転落した動物がそれを受け入れてそれ以上の闘争をしないというサインを送っているのがうつ状態ではないかと、プライスらは述べています。エサと睡眠と交配はうつ病の主要な症状である、食欲低下、睡眠障害、性欲減退に該当します。ですから、うつ状態がこういった症状を出すことによって、群れの中での闘争を致命的な段階へ至る前に制止させるような適応的な側面があるというのがプライスらの仮説です。

プライスらの仮説を証明するような実験をしたのが、ラレイらの一九九一年のミドリザルを使った実験です。ベルベットモンキーというミドリザルを使い、オス三頭、メス三頭、子どもが何頭かで一つの構成単位となる群れを十二個使って実験をしました（図3-1）。

サルを観察して、十二のそれぞれの群れから順位一位のオスをまず取り除きます。つまり十二の群れから合計十二頭のオス

が消えてなくなります。そうすると、それぞれの群れでは順位二位と三位のオスが二頭ずつ残り、順位の第一がいなくなることによって不安定化して、闘争が始まります。このとき、十二の群れのうち半分の六つの群れでは残った二位と三位の片方に抗うつ薬（セロトニンを増やす）、片方に生理食塩水を注射します。もう一方の六つの群れにはセロトニンの抑制をもたらすような薬剤、それから生理食塩水を注射します（図3-1）。

抗うつ薬はセロトニンを増やす作用がありますので、六つの群れ同士ではセロトニンの増減の向きがさかさまの処置をすることになります。そうすると、この順位がどうなるかというのがラレイらの実験になります。

抗うつ薬を打った六つの群れでは、抗うつ薬を打たれたサルが上位になり、生理食塩水を打たれた方が下位になります。一方、セロトニンの抑制薬を打った六つの群れでは、こちらは生理食塩水が一位で、セロトニンの抑制薬を打たれた方が下位になります。つまり、脳内のセロトニン濃度が高くなったと思われる方が、上位に行くわけです。そして、脳内のセロトニン濃度が引き下げられたうつ病モデルと考えられるサルの順位が転落します。ですから、プライスらが言ったようにうつ状態の方が下位に甘んじるということが起きたわけです。

彼らが慎重なのは、実験の後、八週間の観察期間をおいた後に、また順位一位のオスを戻します。そうすると、いったん一位と二位が決定していたのに、取り除かれていた一位のオスが戻ることによって、また順位が二位、三位へと転落していくわけです。この状態を一定期間見た後に、また一位のサルを取り除き同様の実験をします。そのときには前回と逆の操作を行います。六群には、前回の実験で抗うつ薬を打ったサルに、生理食塩水。前回生理食塩水を打ったサルに抗うつ薬を打ちます。もう一方の六群には、前回セロトニンの抑制薬を打っていたサルに生理食塩水。前回生理食塩水を打たれていた方にセロトニンの抑制薬を打ちます。そうすると、ものの見事に前回上位だったサルが二位に転落し、抗うつ薬を打たれた方が一位に前回と順位が逆転します。もう一方の群も同じで順位が逆転します。そうすると、プライスらが仮定したように、ある種のうつ状態の方が、順位が下位で安定するということが支持されたというのが彼らの実験結果でした。

次に、また別の研究を紹介します。セロトニントランスポーターは、シナプス（神経と神経のつなぎ目）のセロトニン濃度を規定すると考えられています。シナプス前の神経終末からセロトニンから放出されて、シナプス後にある神経細胞体の受容体にセロトニンが結合すると、セロトニン関連のシグナルが送られますが、余ったセロトニン、使用されなかったものについては、セロトニントランスポーターで再取り込みされリサイクルされていきます。ですから、セロトニントランスポーターはシナプス間隙《かんげき》のセロトニン濃度を決めるのに重要な役割をしているわけです。

第一エクソンの上流にプロモーター領域というものがあります。遺伝子は一生変わりませんが、遺伝子から作られてくるタンパク質の量は一生の間に動きます。たとえば、性ホルモンの遺伝子は子どものときから持っていますが、第二次性徴が来るまではプロモーターが働かないので、性ホルモンは抑制されています。第二次性徴が来ると、プロモーターが活性化されて性ホルモンが合成され、第二次性徴が来るわけです。ですから、遺伝子は一生変わりませんが、遺伝子の情報に基づいてタンパクを作るときにプロモーターが活性調整をしているわけです。

セロトニントランスポーターのプロモーターの領域に44塩基少ないタイプの人と、44塩基が挿入されて長くなっているタイプの人と、二種類個人差（多型）があります（図3-2）。44塩基短い人と長い人でセロトニンのトランスポーターが作られてくる量の違いがあるかどうかを調べた研究があります。

44塩基挿入されている長いタイプをロングタイプ（L型）、44塩基少ない人をショートタイプ（S型）と分けています。ショートタイプだとプロモーター活性（タンパクを合成しなさいという指令）が弱まるらしく、ショートタイプの方がロングタイプに比べて、セロトニントランスポーターの量が少なくなっています。セロトニントランスポーターに、生まれながら量の多い人と、少ない人がいて、多い人は44塩基長いロングタイプ、少ない人は44塩基短いショートタイプということが研究結果からわかりました。

二〇〇六年の研究で、五年間に経験した、倒産や身内との死別など、好ましくないライフイベントがまったくない人と、一つある人、ライフイベントの調査結果があります（図3-3）。横軸に、ライフイベン

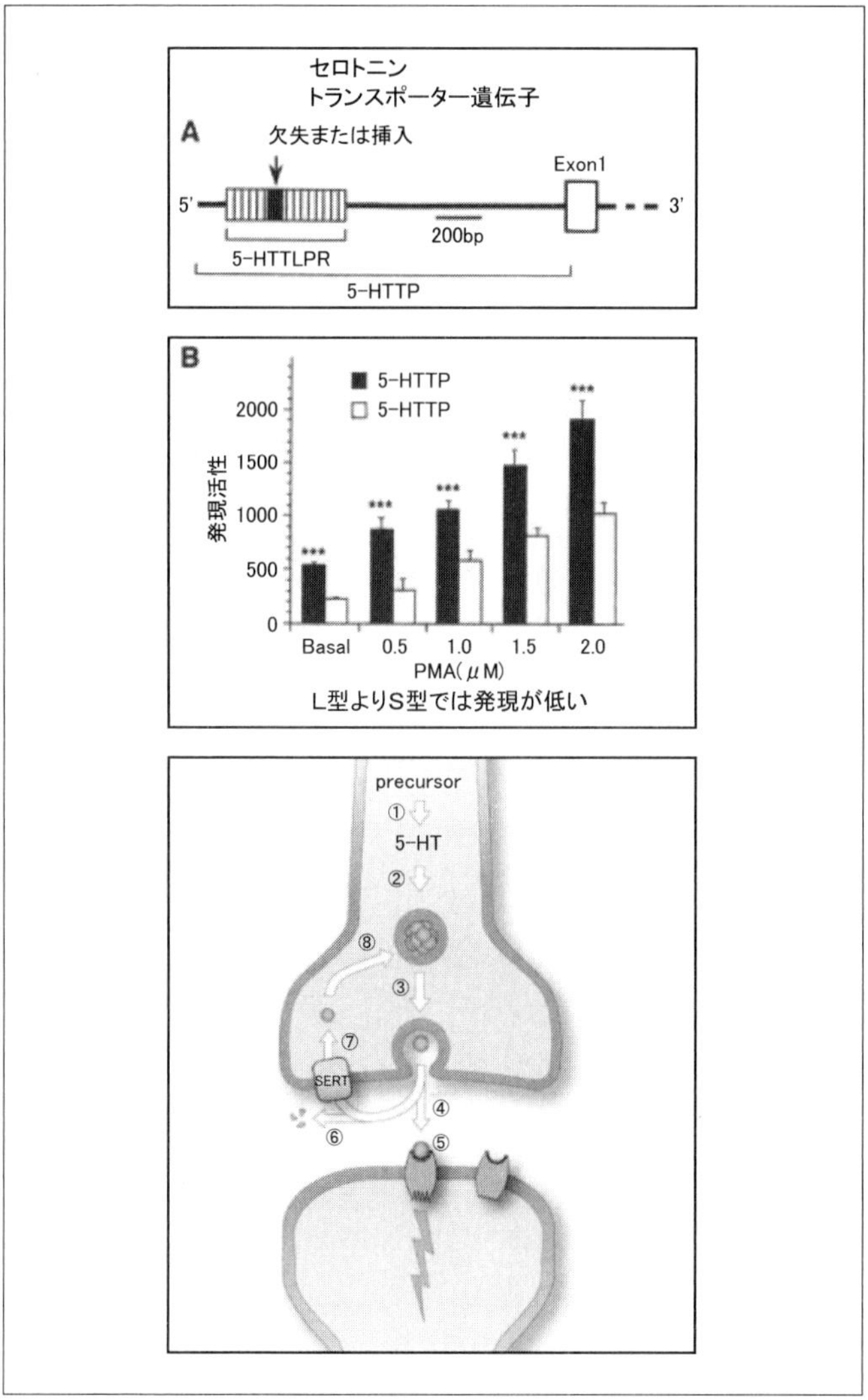

セロトニン
トランスポーター遺伝子
A
欠失または挿入
Exon1
5'
3'
200bp
5-HTTLPR
5-HTTP
B
5-HTTP
5-HTTP
発現活性
2000
1500
1000
500
0
Basal
0.5
1.0
1.5
2.0
PMA(μM)
L型よりS型では発現が低い
precursor
①
5-HT
②
⑧
③
⑦
SERT
④
⑥
⑤

図3－2

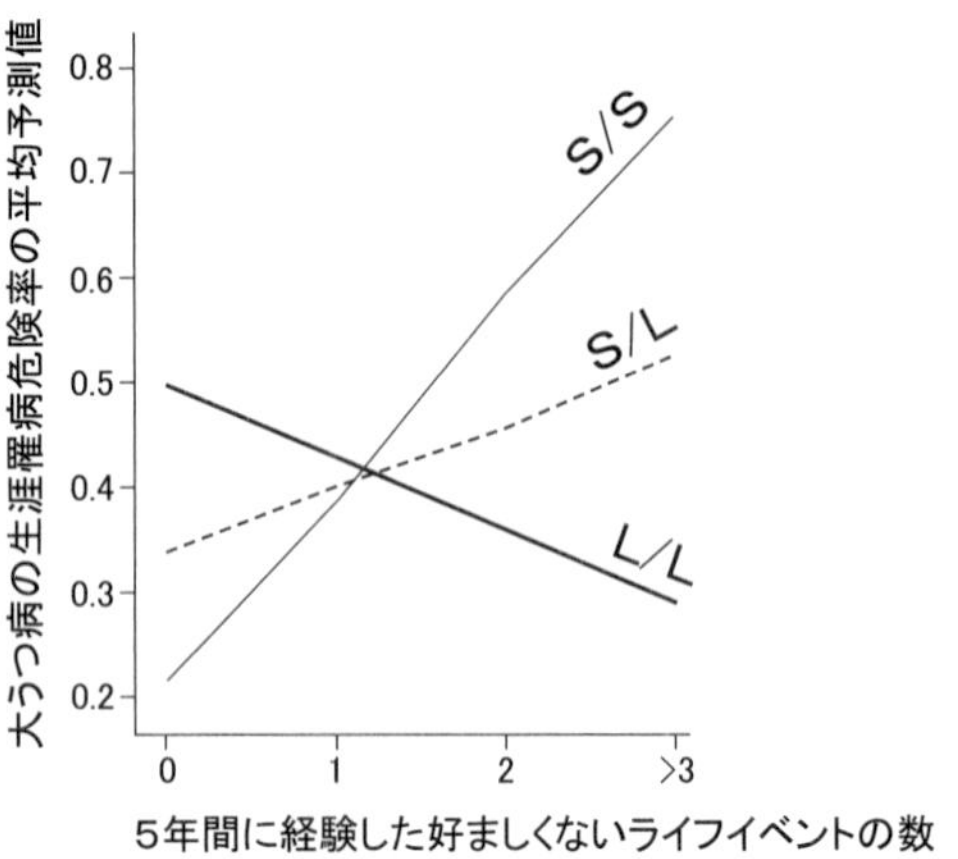

British J Psychat 2006

S:不安、罪悪感、自己中心性欠如と関連
下田の執着気質(几帳面、正直、凝り性)、テレンバッハのメランコリー気質(几帳面、責任感)

図3－3

二つ三つと重なった人。縦軸が大うつ病の生涯罹病危険率の平均予測値で、うつ病のなりやすさを示しています。そうすると、セロトニンの量の少ないタイプのＳＳ型の人は、ライフイベントで好ましくない経験が増えるに従ってうつ病が増加していきます。片親からショートタイプ、片親からロングタイプをもらったＬＳ型の人では、それよりも若干うつ病の増加率が低く、ＬＬ型の人はライフイベントの影響を受けずにうつ病に発生率が低い傾向にあるということが示されました。シナプスのセロトニン量の遺伝子による差がうつ病のかかりやすさとライフイベントの関係に影響している可能性を示唆したわけです。

　論文では、セロトニントランスポーターの少ないタイプの人は、不安や罪悪感、自己中心性欠如とも関係していると述べられています。古く日本では、うつ病に親和性のある性格として、下田《しもだ》光造《こうぞう》という学者が執着気質と呼んで、几帳面、正直、凝り性などを挙げています。また、テレンバッハという学者はメランコリー気質として、几帳面とか責任感の強さを挙げています。ショートタイプが関連する性格も執着気質やメランコリー気質に類似した性格傾向の関連を示唆しています。

統合失調症に適応的な側面があるかどうか。生存率や生殖率を抑制するはずなのに、一定の割合で人口の中に統合失調症が保たれるとするならば、何か適応的なものがあるのではないかと考える学者もいます。神戸大学の元教授の中井《なかい》久夫《ひさお》先生は、「かすかな兆しを読み取る能力」に長《た》けているのではないかという興味深い仮定を述べられています。

狩猟民族の場合、かすかな兆しを読み取る能力としては、草原に残されたわずかな窪みとして獣の足跡を見つけて、幾日も前に通った動物の状態を予測するなど、生き残りに有利だったのではないか。また、相手のかすかな表情変化を読み取る能力も長けていただろうと考えると、こういう人は恋愛の成就に長けていて、それだけ子孫を残しやすいのではないか。あるいは、母親の表情を読むことに長けていることは、母親からの庇護を受けやすくなるので、乳児の生存率が上がるのではないか。困難な時代にあっては予見に長けて、生き残る確率を増やしたのではないか。行き過ぎると妄想的になってしまう危険性がありますが、行き過ぎない程度でこういった能力がある人はかえって生存の確率を増やすようなことがあるのではないか。発症しなかった人たちや、あるは同じ遺伝子を持った親族はむしろ人口の中で一定の割合で生き延びる可能性を増やしているのではないかということを中井先生は言っています。

ホロビンという学者は、類人猿から進化する過程で、脂肪代謝が大きく変化したことが、統合失調症と関連していると述べています。類人猿と人の一番の違いは、胸とお尻に大きな脂肪蓄積が起きたことである。脂肪代謝の大きな影響は、ちょうど神経細胞膜がリン脂質を構成していることから、神経細胞のリン脂質にも影響を及ぼした可能性がある。特に、神経細胞膜を作っているリン脂質というのは、自分では作れないので、アラキドン酸として口から摂取されて、神経系に移行するのだ、ということを言っています。農業革命でパンや穀物食になって、アラキドン酸の摂取が低下したことが、農業革命以降、統合失調症が顕在化したことにつながったというのです。いろいろな意見があり、必ずしもはっきりしないのですが、古代には統合失調症はそれほどいなかったのではないかということを主張する人たちがいます。ホロビンたちの理論では、脂肪代謝の変化に、農業革命でアラキドン酸の摂取が低下したから、近代になって統合失調症がより顕在化したのだということです。

これまでは脂質と統合失調症の関連について具体的エビデンスがなかったのですが、最近興味深いデータを理化学研究所の吉川武男《よしかわたけお》先生のグループが発表されています（図3-4）。これはアラキ

アラキドン酸の取り込みタンパクが統合失調症と関連（Yoshikawa 2007）

- プレパルス抑制は統合失調症と関連
- プレパルス抑制と関連するマウス染色体からFabp7を同定。
- Fabp7はアラキドン酸を脳へ取り込む。
- Fabp7は遺伝子が統合失調症脳と関連し、統合失調症脳で発現変化。
- Fabp7ノックアウトマウスで海馬の神経新生が減少

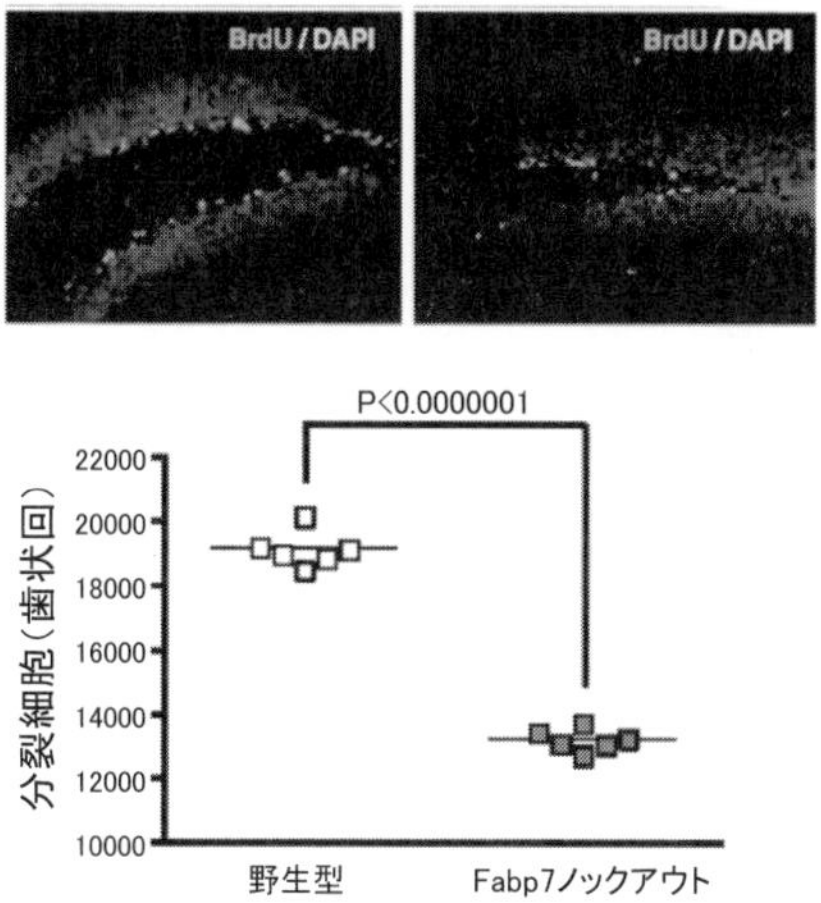

図３－４

ドン酸の取り込みタンパクが統合失調症と関連していたという結果です。プレパルス抑制といって、ある種の音刺激に対する反応が、統合失調症で特徴的な反応様式を示すことを報告されました。吉川先生らは、マウスの染色体上にある特定の領域がプレパルス抑制と関連するという場所を同定しました。人の研究で連鎖解析の話で、染色体上に位置的に、この場所にこういう病気に遺伝子が関係しているという連鎖研究を紹介しましたが、同じような方法を使い、マウスにプレパルス抑制と関連する染色体の場所を狭めていった結果、プレパルス抑制と関連した場所からFABP7（マウスではFabp7、ヒトではFABP7と表記）というタンパク質をコードしている遺伝子が発見されました。FABP7はアラキドン酸と結合して脳へ取り込むタンパク質でした。候補遺伝子研究をすると、FABP7の多型が統合失調症で健常者より高い頻度で見つかりました。また、統合失調症の死後脳で、FABP7の発現量が健常者と違っていました。すなわち、遺伝子的に見ても、脳の中でのタンパクの発現で見てもFABP7は統合失調症と関連していそうであるということがわかりました。

アラキドン酸の摂取量が低下し、また統合失調症が農業革命以降増えてきたように見えるとホロビンは仮定しているわけですが、同じように、アラキドン酸を取り込むFABP7の遺伝子が統合失調症と関連し、死後脳でも発現量が健常者と違うという吉川先生の研究結果でした。

学校で「脳細胞は一生分裂しない。生まれたときが一番多くて、後は減る一方だ」と習ったと思います。ところが、近年、脳の特定の部位では神経細胞が増えることが判明し、特に海馬の神経細胞は増える（神経新生）ことがわかりました。統合失調症で神経新生が障害されているのではないかという論文も発表されています。Ｆａｂｐ７を生まれつき持たないネズミ（ノックアウトマウス）を遺伝子工学の技術を用いて作りますと、海馬の神経新生が減少しました。

吉川先生の論文では、Ｆａｂｐ７を普通に持っているネズミに比べて、Ｆａｂｐ７をノックアウトしたネズミでは、海馬で新しく生まれた神経細胞の数が減っているということが報告されています。最初に聞いたときは本当かなというホロビンの仮説ですが、確かにアラキドン酸がキーワードとなって統合失調症と結びついていったというわけです。

なぜ精神疾患がなくならないのかというテーマをご紹介しました。うつ病には群れの安定化を保持するような側面があるということ。統合失調症には先を予見するようなところがあって、それが自然淘汰を生きのびるうえで有利に働いたのではないか。また、統合失調症が農業革命以降増えたという仮説は、アラキドン酸を一つのキーワードとすると、ホロビンの推論を支持するような論文が発表された。すなわち、最近の分子生物学でアラキドン酸の結合タンパクが統合失調症と関連していたという話題をご紹介しました。

第四章

精神科治療の未来について

――夢を語る、そして夢の実現に向けて

統合失調症は機能性精神疾患と呼ばれ、アルツハイマー病のように脳に器質的な変化がないとされてきました。実際に神経細胞が壊れるとか、変性疾患のようにタンパク質が凝集するといった所見はみつかっていません。ところが、最近、統合失調症の脳が経過とともに縮んでくるのではないか、器質変化があるのはないかというデータが各種画像研究によって報告されています。

トンプソンという学者が二〇〇一年に報告したデータですが、MRIを間隔を空けて撮影し、どのくらい脳が萎縮するかを研究しました。健常な人でも、加齢とともにわずかですが縮んできます。健常者と同じ間隔を空けて、MRIを二回撮った結果、明らかに統合失調症では健常者に比べて強く脳が萎縮していました（図4-1）。統合失調症は、機能性精神疾患と言われていたのですが、一

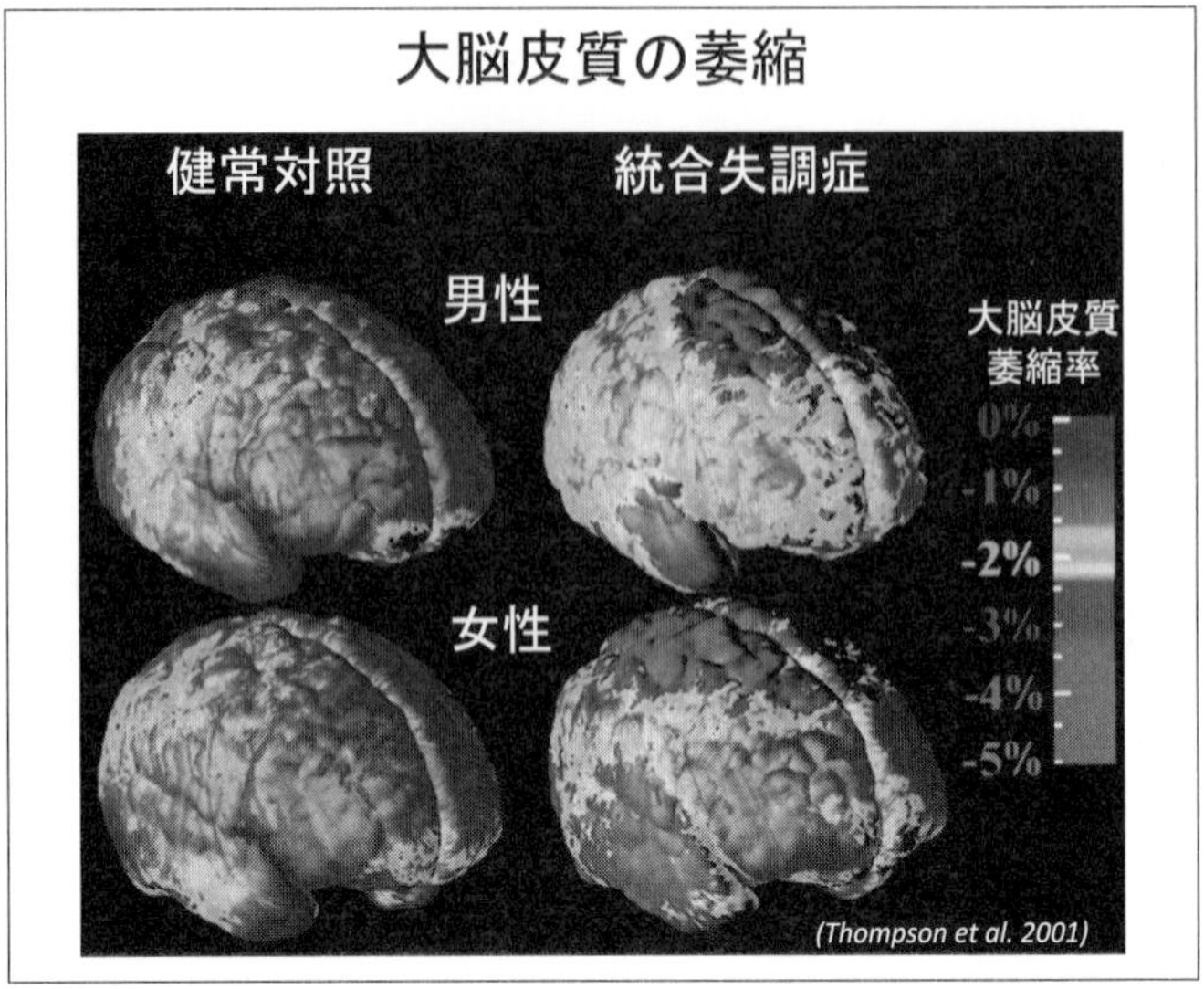

図4－1

部こういった器質変化を疑わせるような脳の萎縮があるらしいということが、以降いくつもの論文として発表されています。

脳には脳室と呼ばれる脳脊髄液を入れた部屋があります。脳が萎縮した方では、脳室が拡大してきます。健常者と比較すると統合失調症では、大きく脳室が開いてくるという報告もあります（図4-2）。リバーマンという学者の研究ですが、五〇〇日、一五〇〇日、二五〇〇日と観察した人の脳室の大きさを測っています（図4-3）。健康な人でもある程度年齢を経てくると、少し脳室が大きくなってきます。それに対して統合失調症では、再発を繰り返した予後の悪かった人と、あまり再発をしなかったタイプの人とを比較すると、経過の良かった人は脳室の拡大がほぼ健康な人の拡大と同じくらいでし

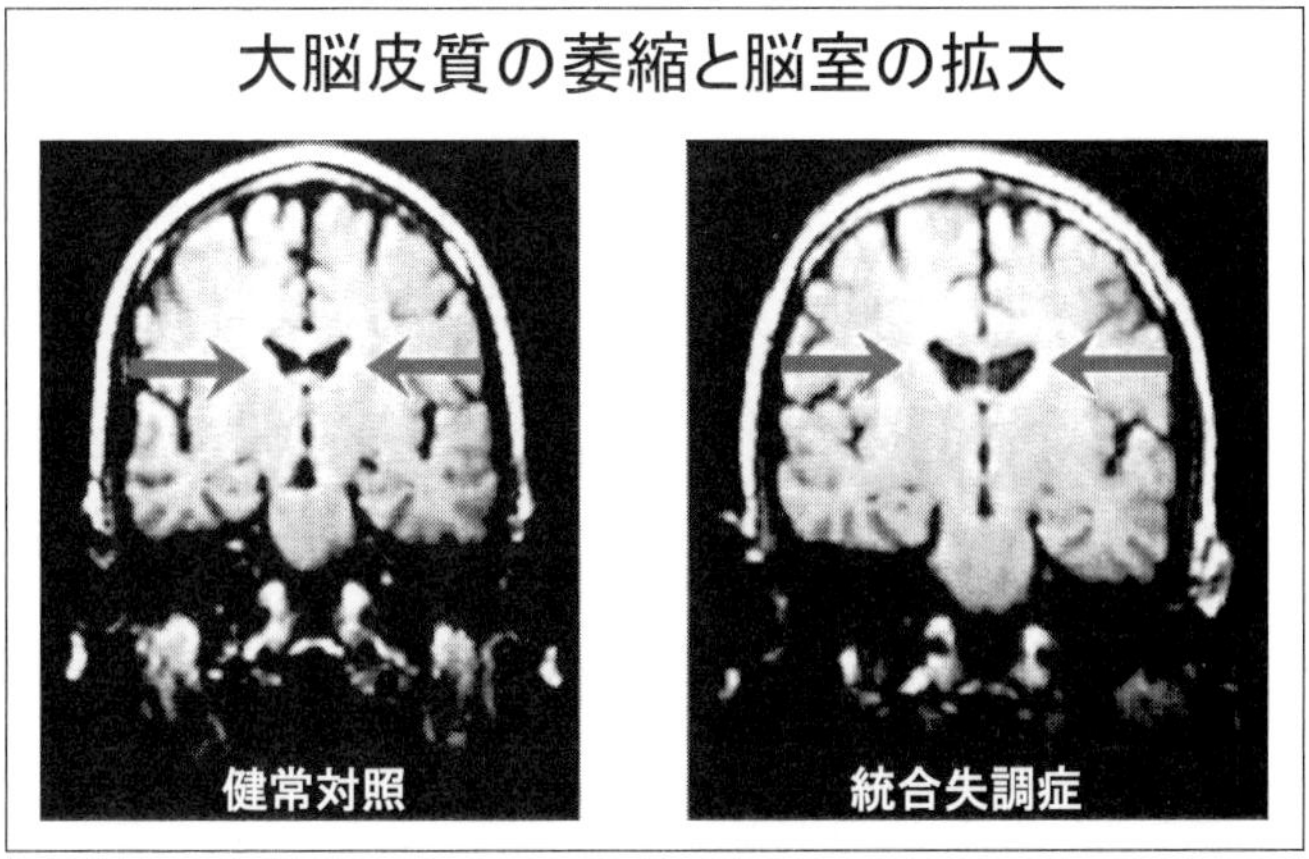
大脳皮質の萎縮と脳室の拡大
健常対照
統合失調症

図４－２

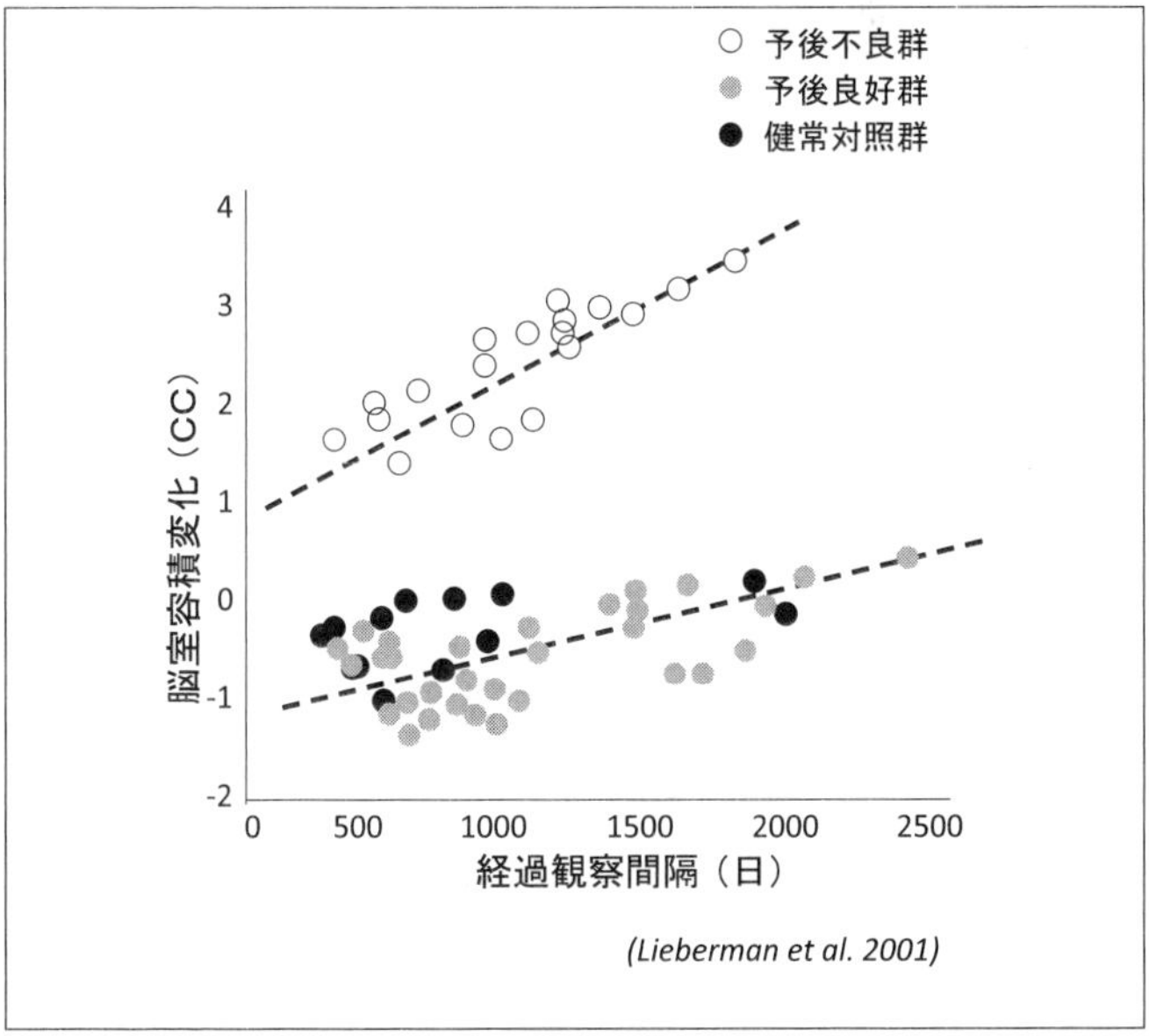
予後不良群
予後良好群
健常対照群
脳室容積変化（CC）
4
3
2
1
0
-1
-2
0
500
1000
1500
2000
2500
経過観察間隔（日）
(Lieberman et al. 2001)

図４－３

た。脳の萎縮は予後と関連するようだと述べています。服薬を中断しないでなるべく再発を予防すると、ある程度脳の器質変化が予防できるのかもしれないという可能性が示唆されています。

抗精神病薬が発見されて六十年経ちますが、これからの薬物療法はどうなっていくのでしょうか。最近、テーラーメイド医療とかオーダーメイド医療という名前をあっちこっちで聞くと思います。どうしてこういうことが言われるのでしょうか。その背景には、同じ病名がついて、同じ処方をしていても、個人によって経過が異なることがあります。身体の寸法を測ってその人に一番合った洋服を作るのと同じように、お薬も同じ病名なら全員に同じお薬を出すのではなく、その人に合った個別の処方をするのが、オーダーメイド医療の意義です。

どうして、同じ病名がついて、同じお薬を出しているのに経過が違うのか。一つは、同じ病名がついたとしても、実は原因が異なっているのではないかという可能性が考えられています。同じ疾患としての表現型をとっているけれど、原因が異なるのかもしれない。原因が違うので、お薬の効きも個人によって変わってくる可能性が考えられています。二つ目は、お薬の作用する脳の中の場所や代謝部位に個人差があるのではないかということも考えられます。薬の作用部位に個人差があるために、効き具合が人によって違ってきてしまうのではないかとも考えられています。

連鎖解析で、位置的に、統合失調症の遺伝子がありそうだという染色体の場所が報告されていました（図4-4）。想定とは違って、たくさんの染色体の部位に統合失調症と関連する場所が検出さ

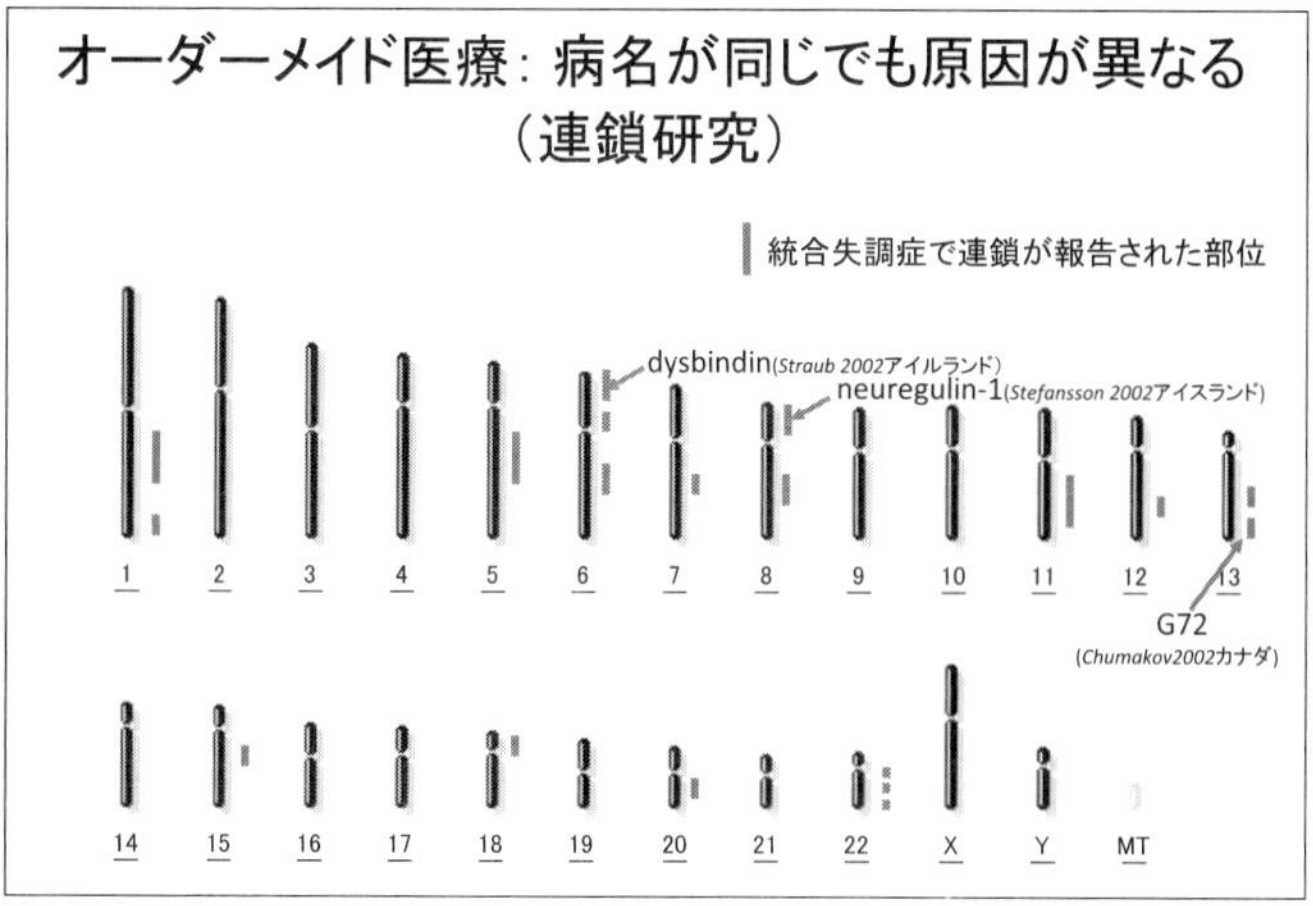

図4－4

れています。このことから、統合失調症と関連する遺伝子は複数存在し、いくつもの染色体上にちらばっている可能性が示唆されています。すなわち、統合失調症は一つの遺伝子で生じる単一疾患ではなく、複数の遺伝子が関連するさまざまな原因による症候群かもしれないと考えられるようになってきました。最終的には幻覚や妄想という表現型としては統合失調症になりますが、いくつもの異なった原因があって、元になっている原因の物質はそれぞれ染色体ごとに別の遺伝子が関係しているのかもしれません。

たとえば、1番染色体にある遺伝子が原因になって統合失調症になっている人と、6番染色体にある遺伝子が原因になって統合失調症になっている人とではお薬の効きが違うかもしれません。ここの遺伝子が原因の人にはどういうお薬がいい。あなたはこちらだからそのお薬は効かないので、別のものにしましょう。こういったことがわかってくれば、統合失調症の治療もオーダーメイド医療になるだろうと思います。

もう一つは、薬剤の作用部位に個人差があるのではないか。神経伝達物質が放出されて、次の神経細胞と結合する場所に、ドーパミン受容体があって、そこでドーパミンを受け取って、シグナルが伝達します。抗精神病薬が受容体にふたをして、過剰なドーパミンシグナルをブロックします。ところが、塩基配列が一カ所だけ違うために、ドーパミン受容体全体としてのタンパク質の構造は同じなのですが、アミノ酸が一カ所だけ異なった（多型）結果、抗精神病薬の結合の強さに個人差が出てくる可能性も考えられています（図4-5）。薬と受容体の結合が弱いために、ある人は抗精神病薬でふたをしてもドーパミンのシグナルが漏れてしまう。こういう人にはお薬の効きが悪くなるのではないか。同じお薬でも受容体のアミノ酸配列の個人差によって効きが違ってくる可能性が考えられるわけです。

たとえば、セロトニンの受容体には、2Aとか2Cなどいろいろな種類があります。ドーパミン受容体もD_1からD_5までサブタイプがあります。セロトニン2A受容体の１０２番目のTがCに変わっているというような多型があると、クロザピンという薬剤の反応性が悪いという報告があります（図4-6）。ドーパミンD_3受容体の9番目のセリンがグリシンに変わっていると、抗精神病薬に対する治療反応が良好であるとか。このように受容体の個人差がそれぞれさまざまなお薬に対する反応の個人差につながっているということが報告されてきました。将来的には、外来で血液を採

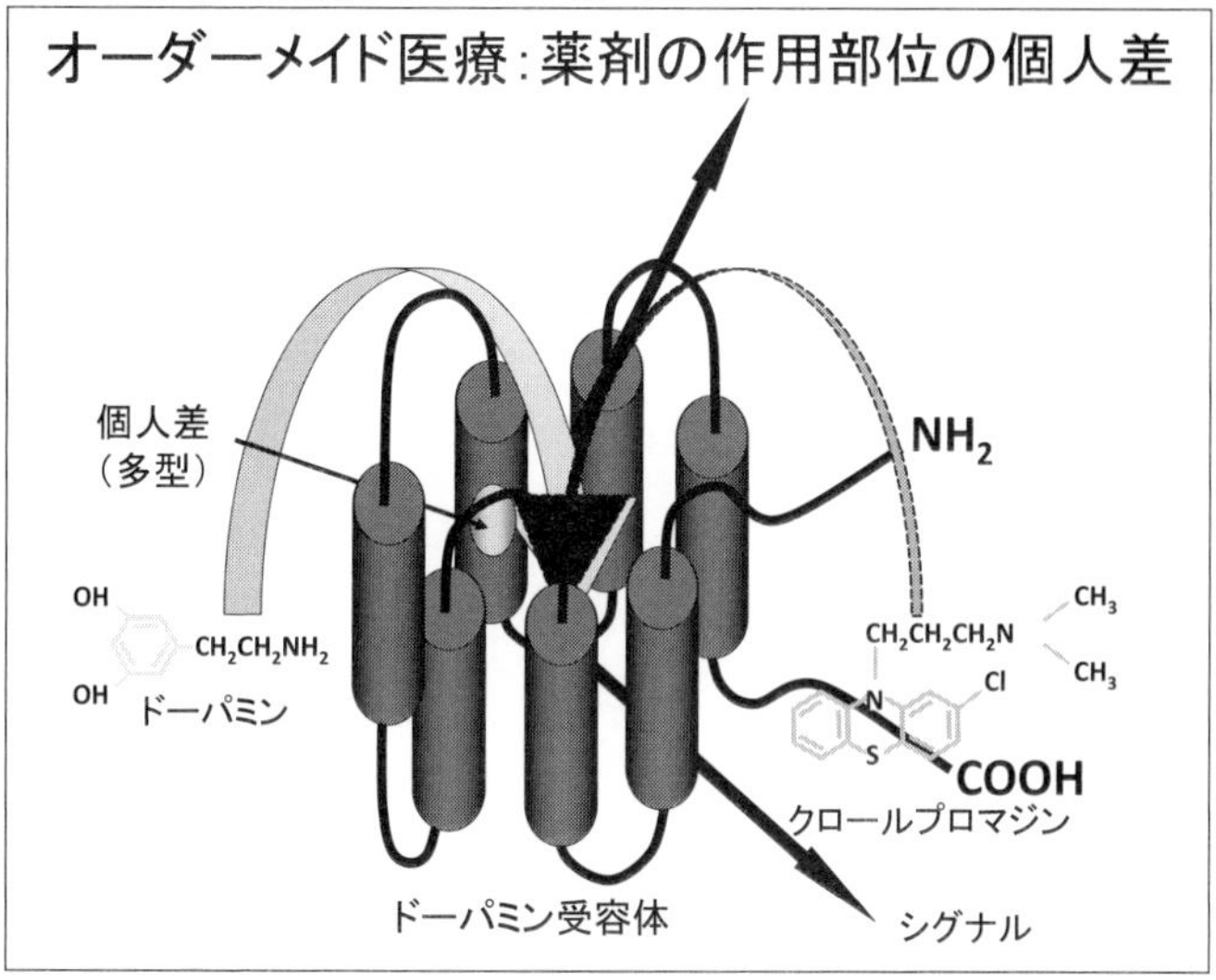

図4-5

って、あなたにはこういうお薬がよく効きますよということを服用前に告げて、テーラーメイドで処方する。そういうようなことが起きるのではないかということをめざして、世界中の研究者たちが日夜研究に励んでいます。

私たちはＧＬＯ１という酵素に注目していまして、ここの代謝経路に障害を持った統合失調症患者さんが一定の割合でいることを二〇一〇年に発表しました。この代謝経路では、ある物質を介して三つの代謝経路と相互作用を持っています（図4-7）。まだ予備的な検討なのですが、現在これらの経路についてさまざまな酵素と中間代謝産物が関与していることがわかり、患者さんで有意に中間代謝産物の濃度が違うということが示唆されています。ＧＬＯ１という代謝経路だけに私たちは注目していたのですが、

オーダーメイド医療：薬剤の作用部位の個人差

候補遺伝子	多型	薬剤反応性	報告者	発表年
セロトニン 2A 受容体	T102C	clozapineへの反応不良	*Arranz, M. et al.*	1995
セロトニン 2A 受容体	T102C	定型抗精神病薬への反応不良	*Joober, R. et al.*	1999
セロトニン 2A 受容体	−1438G>A	clozapineへの反応不良	*Arranz, MJ. et al.*	1998
セロトニン 2A 受容体	His452Tyr	clozapineへの反応不良	*Arranz, MJ. et al.*	1998
セロトニン 2C 受容体	Cys23Ser	clozapineへの反応良好	*Sodhi, MS. et al.*	1995
ドーパミン D_2 受容体	TaqI	haloperidolによる陽性症状の短期改善	*Schafer, M. et al.*	2001
ドーパミン D_2 受容体	−141CIns/Del	不安・抑うつの改善が良好	*Suzuki, A. et al.*	2001
ドーパミン D_2 受容体	−141CIns/Del	服薬用量が有意に低い	*Inada, T. et al.*	1999
ドーパミン D_3 受容体	Ser9Gly	反応性良好	*Shaikh et al*	1996
ドーパミン D_3 受容体	Ser9Gly	反応性良好	*Malhotra et al*	1998
ドーパミン D_3 受容体	Ser9Gly	反応性良好	*Scharfetter, J. et al.*	1999
ドーパミン D_4 受容体	48bp repeat	4/4型で急性期の反応性良好	*Hwu, HG. et al.*	1998
BDNF	repeat	repeat166−176型で反応性良好	*Krebs, MO. et al.*	2000
CYP4502D6	PM/EM/UM	PM型でリスペリドン代謝が遅い	*Scordo, MG. et al.*	1999

図4－6

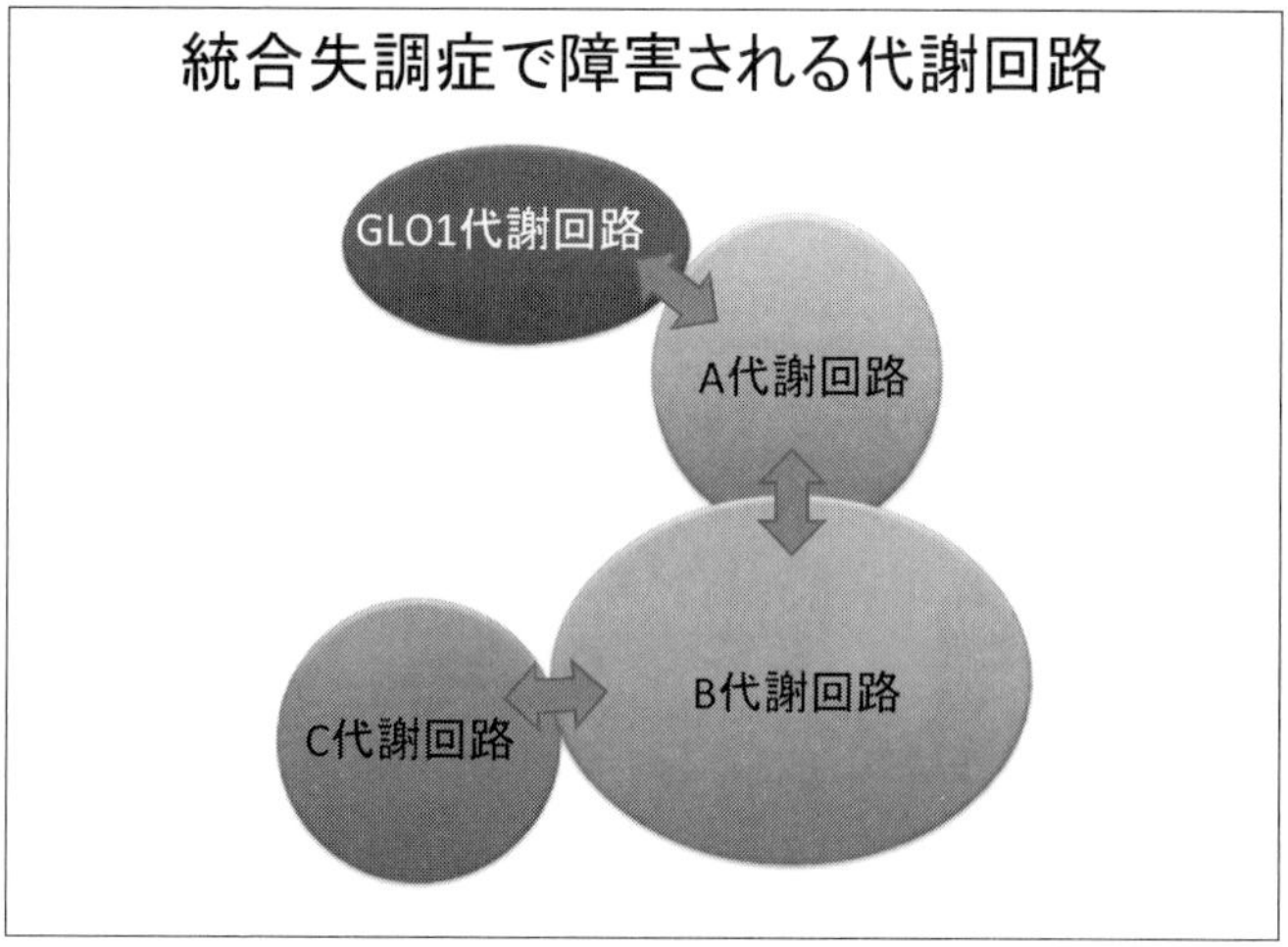

図４－７

それ以外の代謝経路でも物質が不足していたり、逆に過剰だったりする患者さんがいるということで、それぞれ不足しているものを補う、あるいは過剰なものを減らすというようなテーラーメイドが将来的には起きる可能性もあると考えて研究を進めています。

　それから、補助診断装置の開発も進んでいます。眼球運動の計測機械があります（図４－８）。アイカメラで目の動きを追いながらＳ字カーブを見てもらうのですが、Ｓ字カーブのいろいろな部位に突起があって、何枚かＳ字の画像を見てもらうなかで突起の場所が変わります。突起のどの場所が違うかを本人に問いかけながら見てもらったときの目の動きがある特徴的な動きをすると、約九割の精度で統合失調症と診断できるというデータが出てきています。こういった補助診断装置が出てきたことで、統合失

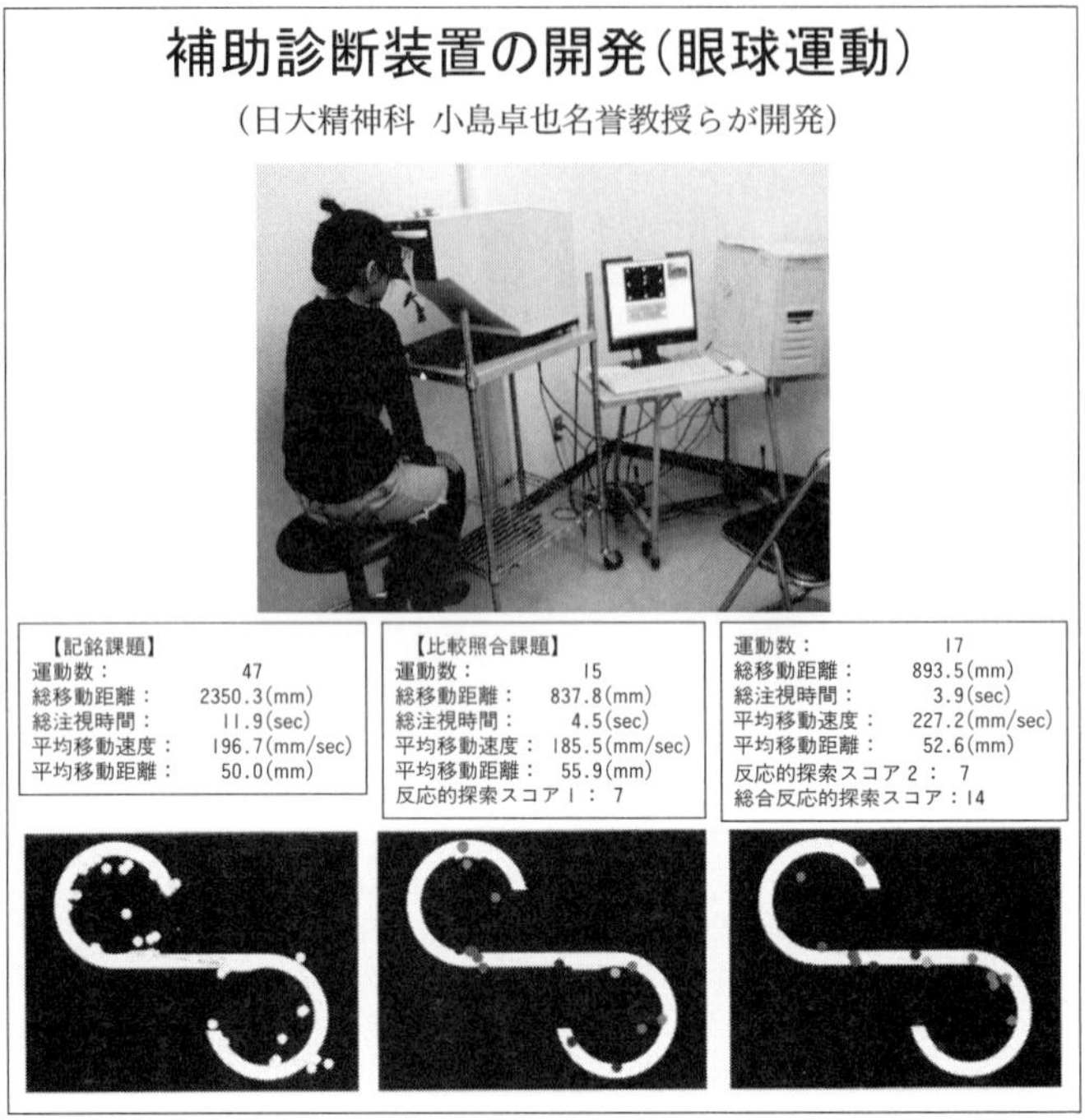

図4-8

調症も現在のように患者さんのお話だけを聞いて診断するという時代ではなくなるかもしれません。

それから、光トポグラフィーという脳血流を計測する装置があります（図4-9）。ある課題を行ったときに前頭葉の血流が増えるのですが、健常者と比べ、統合失調症や大うつ病で血流の上昇パターンが異なることが報告されています。特に統合失調症ではいったん課題が終了した後に、もう一回血流上昇がおきるという特徴があると報告されています。

医者になりたての頃、精神科以外に進んだ同級生と、精神科に進

補助診断装置の開発（光トポグラフィー）

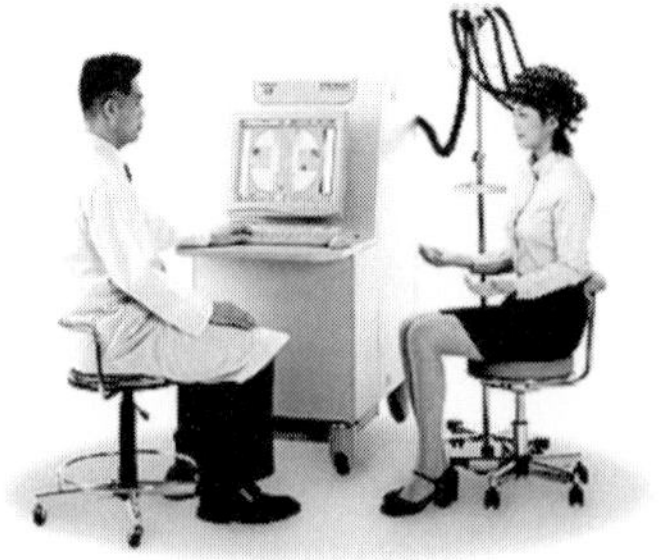

http://www.miyuki-net.co.jp/jp/product/etg7000.htm

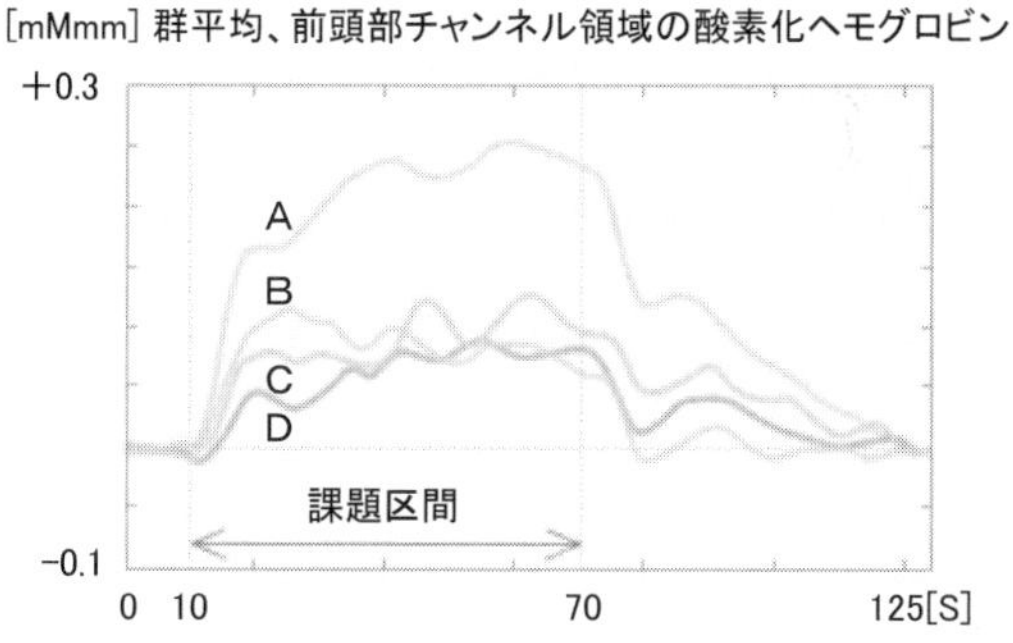

【前頭部の賦活反応性の特徴】

A：健常者（196名）　賦活が大きい
B：大うつ病性障害（45名）　賦活が小さい
C：双極性障害（18名）　潜時が遅延
D：統合失調症（58名）　タイミングが不良

提供：心の健康に光トポグラフィー検査を応用する会

http://www.senshiniryo.net/column_a/10/

図４－９

んだ私と時々会って話したときに、つくづく違うなと思うのは、患者さんへの説明でした。たまたまあるところで、循環器の医者が患者さんに説明をする場面に遭遇したのですが、たとえばどの冠動脈が何％閉塞していて、うちの病院ではこれに手術をしなかった場合の生存率がこれくらいで、手術した場合の生存率はこれくらい。手術が年間何例やっていて、そのうち一年間に失敗して亡くなった方が何人いるというようなこと。それだけの情報をお渡しした後で、どの治療法を選択しますかということを伝えていたのを目にして感動しました。もちろん、循環器科は補助診断装置も非常に発達していますので、造影剤などで実際に自分の冠動脈を目で見ることができます。それでどこがどれくらい詰まっているかというのをはっきり見せられたうえで、数字に基づいた根拠でどの治療を選択するかを問いかけられるわけです。

今は統合失調症をご本人へ告知しますが、二十年前、私が研修医になったばかりの精神科の外来ですと、なかなか統合失調症はご本人に告知するのが難しい病気でしたので、ご本人には「神経衰弱ですかね」とか「神経に疲れが溜まっています」というようなことを言って、ご家族を別室に呼んで実は統合失調症の可能性があるという話をしました。経過についても、半年後、一年後を予測するというのがなかなか難しかったので、私が研修医の頃に言われたのは、三分の一の法則と呼ばれた説明をしていました。三分の一は跡形もなくよく治って二度と入院することがないでしょう。ただ、一方で非常に具合が悪い三分の一がいて、年単位で入院をして、なかなか退院できない人がいる。残った三分の一の人が一番悪い三分の一と、一番いい三分の一の真ん中へんで、入退院を繰り返しながら、何とか社会生活を送っています。研修医のころ、三分の一の法則を使って先輩の医師が患者さんのご家族に告知しているのを見たことがあります。ご家族が最も知りたかった、「ではうちの息子はどの三分の一に入るのですか?」という問いかけには、「今の科学では初診の段階で、お子さんがどの三分の一に入るかを予測するのは難しいのです」と先輩医師は答えていました。あれから二十年以上たち、研修医の頃聞いた三分の一の法則よりは統合失調症の予後は良くなりました。

そういうことから今述べたような、オーダーメイド医療とか補助診断装置の発達というのは、私にとっては大変憧れていたものでした。できれば、内科の医者が説明するのと同じくらい根拠を持ってご家族と本人に病状と予後の説明ができればと長いこと願っていました。ご本人に、光トポグラフィーの結果を見せながら、これだけ波形がこういうふうに出ているので、統合失調症の確率が高いですよということが、示すことができる時代が近づきつつあります。

私がこういったものを歓迎するのは、精神科の診療が他の科とあまりに違ったスタイルであってほしくないという気持ちがあるからです。特殊な病気にかかって、他の科と違う診療のされ方をすること自体が、ある種の偏見につながっているような気がします。内科へ行くのも精神科へ行くのもほとんど同じような感覚で来られるような時代が来ればいい。同じように検査があって、同じように採血をされて、そして一番大事なのは同じような説明の仕方がなされることです。こういう根拠でこういうことが疑われているということ。医者に一番大事なことは見立てだと思います。来年どうなっているか。五年後どうなっているか。そういう予測を根拠を示して伝えられるようになってほしいと願って研究をしています。昔のお医者さんというのは見立てが大切でした。特に昔は往診がよく行われたので、患者さんの自宅へ往診し、寝たきりの老人があとどれくらいで息を引き取るかというのを見立て、「そろそろ親族の方を呼び集めてください」と言うと、ちゃんとみんなが揃ったあたりで息を引き取る。しかし、理想では見立てに名人芸があってはいけないと思っています。見立てがどの医者にでも正確にできるように、補助診断装置が出てきて、この手の波形の人は予後がいいとか、血液検査でこういう結果が出た場合にはこの薬は効きにくいタイプだとか、予測できそうなレベルに研究の手が及んできたように思います。二十年前、私が精神科医になりたての頃、もっとどうにかならないかなという期待に、この二十年間で精神科の臨床も少し近づいてきたような気がしています。

第五章

医療従事者が燃え尽きないために
――私が心がけていること

精神疾患の研究とは直接結びつかないのですが、私も含めて医療従事者が燃え尽きないために役立つような知識をご紹介しようと思います。ツギハギにいろいろなところで読んだ知識を足し合わせたものです。特に私自身が研究で使っているデータではありませんし、科学的に厳密に立証された真実ではない点もご了承ください。

まず、神谷美恵子《かみやみえこ》さんという精神科医をご紹介します（図5-1、図5-2）。彼女の著作集の中に「癩者《らいしゃ》に」という詩があります。

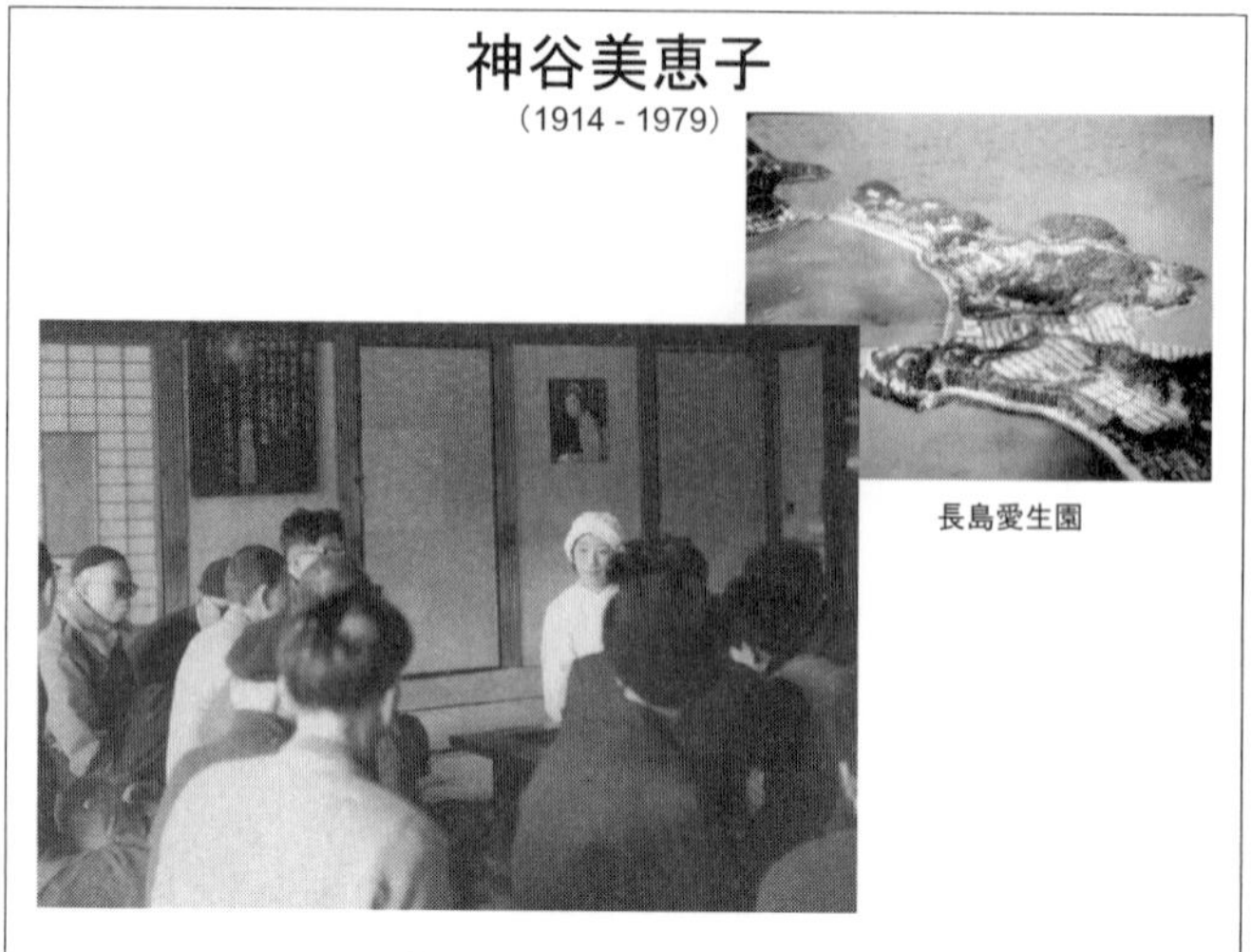

上：blogs.yahoo.co.jp/tiggogawa66/47371387.html
下：『神谷美恵子の世界』，みすず書房，p.59 より

図5－1

癩者に　一九四三・夏

光うしないたる眼《まなこ》うつろに
肢《あし》うしないたる体担《にな》われて
診察台《だい》にどさりと載せられたる癩者よ、
私はあなたの前に首《こうべ》を垂れる。

あなたは黙っている。
かすかに微笑んでさえいる。
ああしかし、その沈黙は、微笑みは
長い戦の後にかち得られたるものだ。

運命とすれすれに生きているあなたよ、
のがれようとて放さぬその鉄の手に
朝も昼も夜もつかまえられて、
十年、二十年と生きて来たあなたよ。

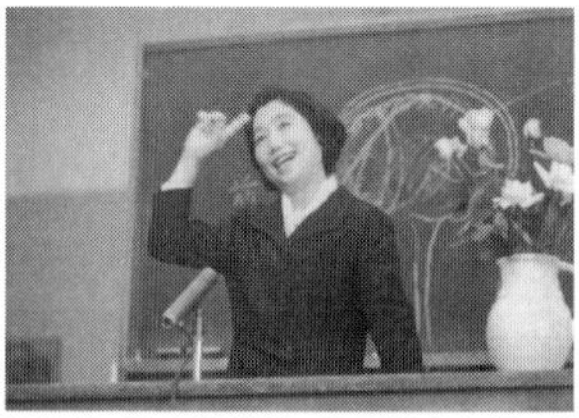

看護学院、助産婦学校、津田塾大などで講義

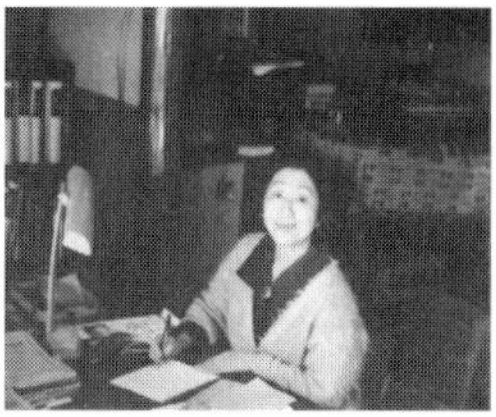

執筆活動

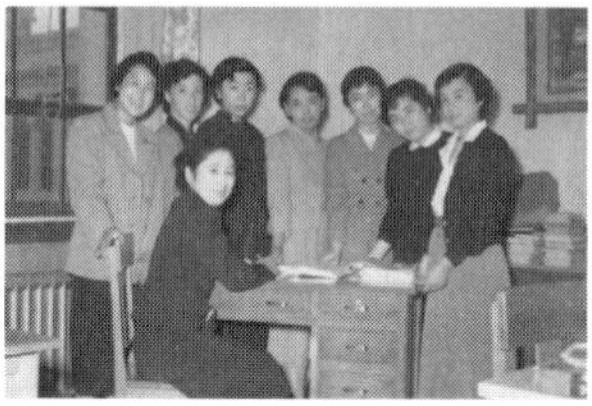

神戸女学院大学にて（1965年）

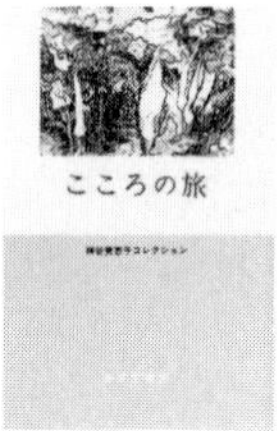

『神谷美恵子の世界』，みすず書房，p.47，p.56，p.57 より

図５－２

何故私たちでなくてあなたが？
あなたは代って下さったのだ、
代って人としてあらゆるものを奪われ、
地獄の責苦を悩みぬいて下さったのだ。

許して下さい、癩者よ。
浅く、かろく、生の海の面《おも》に浮かび漂うて、
そこはかとなく神だの霊魂だのと
きこえよき言葉あやつる私たちを。

かく心に叫びて首《こうべ》たるれば、
あなたはただ黙っている。
そして傷《いた》ましくも歪められたる顔に、
かすかなる微笑みさえ浮かべている。

『神谷美恵子の世界』（みすず書房）より

神谷美恵子さんは、長島愛生園《ながしまあいせいえん》というハンセン氏病の方たちが隔離された施設に通われて、ハンセン氏病に苦しまれている方たちを援助した医療従事者です（図5-1）。

学校で講義活動をされたり、執筆活動などでも活躍されました（図5-2）。皇室の紀子さまが『こころの旅』を愛読されていることが話題にもなったことがあります。神谷美恵子さんのことは、のちほどまた触れたいと思います。

まず、はじめに、援助者、医療従事者にとって必要なこととして、二つのことを考えました。一つ目は病気の正しい知識を持つこと。二つ目は自分自身が健康であること。この二つがとても大事なことだと思っています。

病気の正しい知識を持つことの大切さを知ったのは、医学生時代に遡《さかのぼ》ります。私の母校、埼玉医科大学神経内科の濱口勝彦《はまぐちかつひこ》先生の教授外来に学生実習でついていたときに、私たち学生に言われた言葉があります（図5-3）。「どんなに患者さんのことを思ったとしても、ご家族の心配にかなうことはできない。我々にかなうことがあるとすれば、医学の専門家として献身する行為の中にこそある」。学生だった私は、この言葉に大変感銘を受けて、以来三十年、この言葉を実践するよう心掛けてきました。たとえば、精神科の専門的知識なしに臨床に接すると、患者さんは症状のために、時として攻撃的な言葉や、あるいは理解できないような言動などを投げかけてこられ、こちらが傷

病気の正しい知識をもつこと

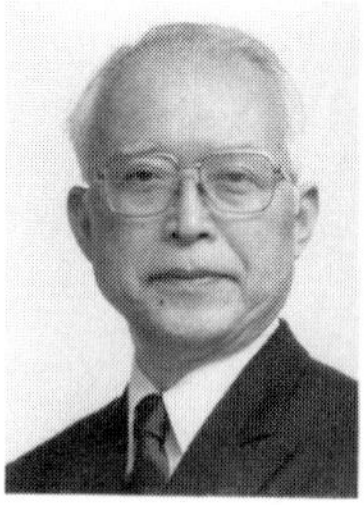

埼玉医科大学　神経内科
濱口勝彦 名誉教授

　どんなに患者さんのことを想ったとしても、ご家族の心配にかなうことはできない。

　われわれにかなうことがあるとすれば、医学の専門家として献身する行為の中にこそある。

図5－3

ついてしまう可能性があります。

　どうしてそういう発言や行動が出てくるのか病気の正しい理解を持っていれば、むしろご家族の方が感情的に動揺してしまっているような場面でも、我々医療者は冷静に対応することができます。特に、統合失調症の患者さんなどが、急性期の激しい症状を呈している場面では、ご家族も大変疲弊、動揺しますので、医療従事者が、羅針盤のように安定した存在として接することが大切になります。そのためには、どうして厳しい言葉を発するのか、あるいはなぜ家族の関係が難しくなってしまったのかなど、冷静に理解できるよう、病気の正しい知識を持つことが医療従事者にとって大事なことだと思っています。

　次に、「自分自身が健康である」ということでは、「健康」という言葉の定義が大事になってきます。肉体的な健康と、精神的な健康に分けて考えてみます。

肉体的に健康であるために、たとえば、肥満や運動不足に注意して糖尿病を予防するよう心がけることはできます。私は高血圧なので塩分の摂取を控えています。また、動脈硬化や感染症を予防するために禁煙やうがい手洗いをするなど、ある程度、健康に留意することはできます。しかし、予防法が確立されていない病気もあります。膠原病《こうげんびょう》やＡＬＳ（筋萎縮性側索硬化症）、白血病、脳腫瘍などは心がけて防ぐことができる病気ではありません。

もちろん、精神的な健康に関しても、うつ病や統合失調症の予防や早期介入などが研究されていますが、まだまだわからない部分が残されています。では、自分自身が健康であることが、医療従事者あるいは援助者にとって必要だとするならば、病気になってしまったら一巻の終わりなのでしょうか。ここで、健康の定義が大事になってくるのです。健康をイコール「病気ではないこと」と定義してしまうと、自分ではいくら努力しても避け得ない病気にかかってしまったときに「不健康」となってしまうことになります。ここで私はあえて健康を、「意欲的に、前向きに、充実した日々を生きることが可能な状態」と定義したいと思います。言葉を換えれば幸福に生きることができるということに結びつけて健康を定義してみたいと思います。

何でこのように健康の定義を考えたかといいますと、神谷美恵子さんは若いときに結核で療養されています。彼女が二十一歳のときに肺結核で療養中の写真もあります（図5-4）。四十一歳で子宮がん、五十七歳で狭心症。病に次ぐ病を得た人生だったわけです。だけれども、講演をされ、ハ

神谷美恵子
（1914 - 1979）

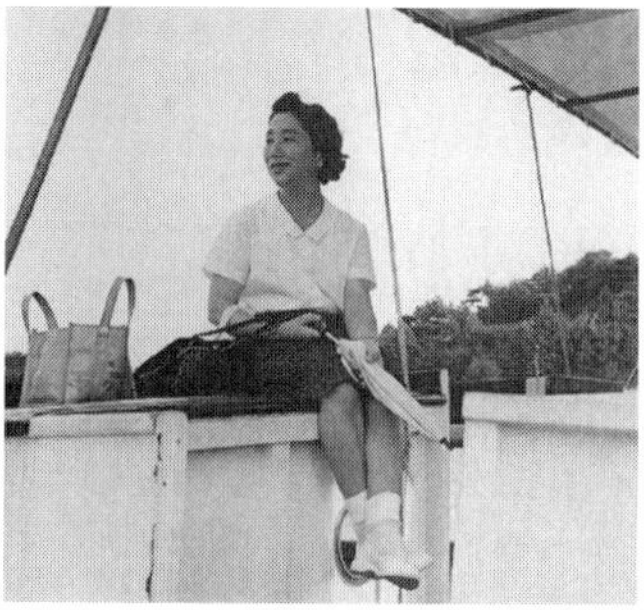

子宮癌（41歳）、狭心症（57歳～）

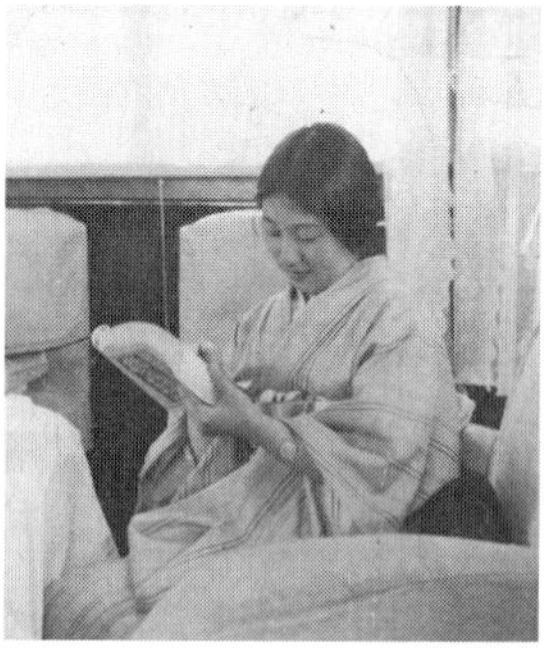

肺結核（21歳）

『神谷美恵子の世界』，みすず書房，p.24，p.167 より

図5－4

ンセン氏病の方を支え、生き生きと活躍されているわけです。ここで考えたいのは、たとえ病を得ていたとしても、前向きに意欲的で健やかに日々を送ることによって、援助者として生きることは可能なのではないか。極端な例を言えば、余命が限られている事実を宣告されるような病気であったとしても、死のギリギリ前まで援助者として生き生きと人を支えることは可能なのではないかということを、健康の定義として考えてみました。

　ではどうやったら、意欲的で前向きに充実した日々を送れるのでしょうか。いくつか具体的な方法についてお示ししたいと思います。一つ目は目標を持つこと。そしてその目標に向かって小さくてもいいから前進を続けることが、メンタルヘルスにとって大事ではないかと思っています。たとえば、急性期の病棟は多忙で緊張を強いられる場面の連続ですが、短期間に患者さんが治って退院されます。現実検討力を失って担架で担ぎ込まれた方が、二〜三カ月後には凛々しい青年や、まばゆい笑顔の少女に戻って、「どうもお世話になりました」とあいさつを残して退院していくのを見送ることができます。急性期病棟には治療的な目標が手の届く近い未来に見えていて、職員は活気を持って病棟を運営しています。ところが、慢性期の病棟では、治療的な目標を見失わず維持し続けることが難しいような気がしました。時に十年、二十年と入院されている患者さんと向き合いながら、急性期病棟のような活気ある病棟運営を達成することは容易ではありませんでした。目標が見出しやすく、前進の実感を伴うと、人は生き生きと生きることができるのではないか。私たちの研究所は都立松沢病院の中にありましたので、週一日ですけれども、病棟の診療をお手伝いさせていただいて、いろいろな病棟を診て回るうちにそういうことを考えました（図5-5）。

神戸大学精神科の名誉教授の中井《なかい》久夫《ひさお》先生の言葉で「草は丈の高いものから刈れ」というものがあります。草藪《くさやぶ》を刈っていくときに、下草から刈っていると、一時間二時間刈ってもなかなか仕事がはかどっている感じがないのですが、丈の高いものからバッサリと切っていくと、切れば切っただけ前が見渡せるようになってきます。よくボウリングは一番ピンに当てろと言いますが、当てたときに一番効果の大きいところから手をつける。それが前進しているという実感を生んで、人間は消耗と疲弊を回避できるのではないかという意味を中井先生の言葉から汲み取りました。

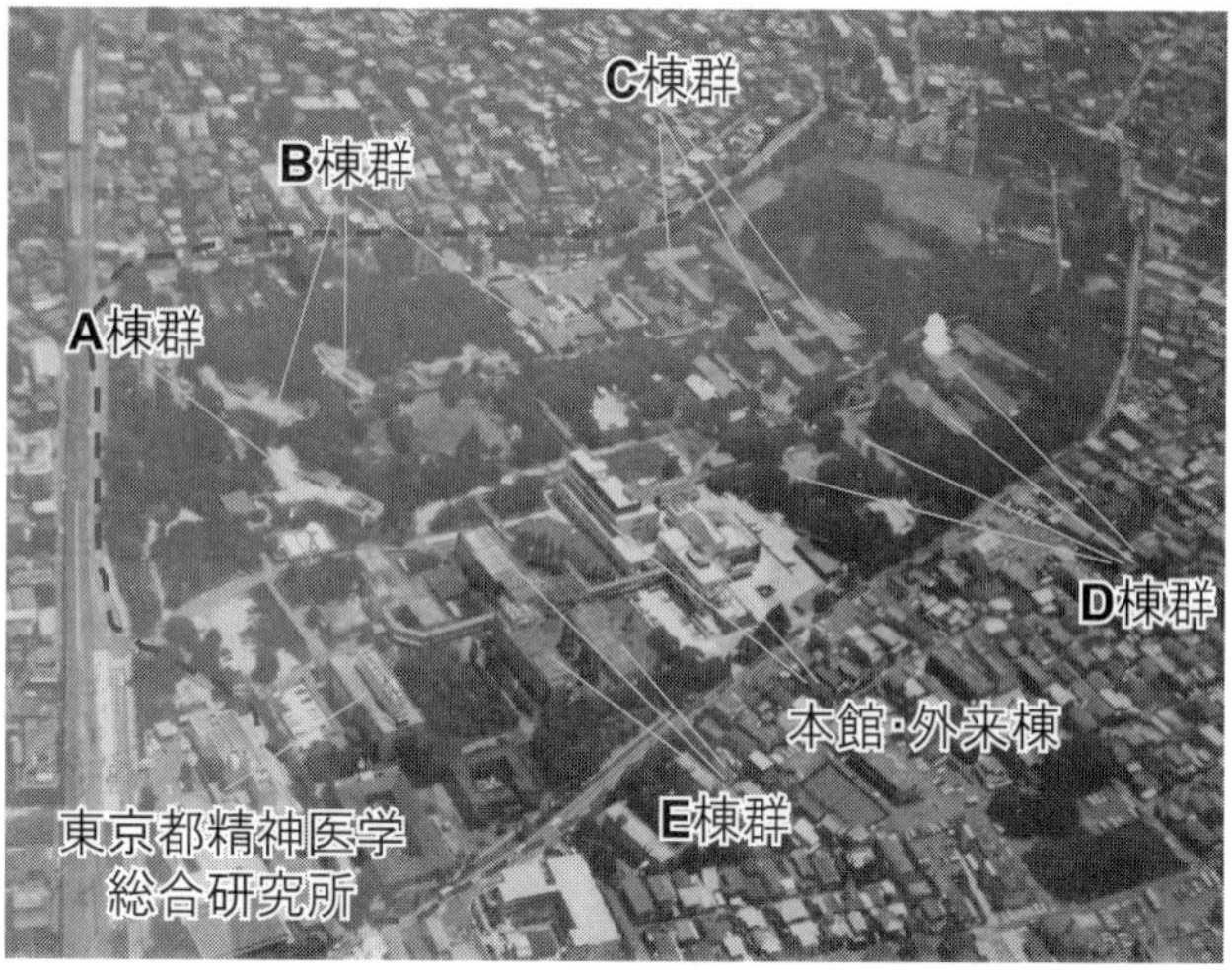
都立松沢病院
東京ドーム4個分の広さ、1300床、約30病棟

図5－5

クレペリンテストといって、数字を単純に足し算していく作業テストがあります。中間に休息があり、またテストが再開されて終了になります。始まった直後は中だるみがあり、多少計算の効率が落ちますが、休憩時間が近づくにつれて計算効率が上がってきます。興味深いのが休憩で、休息した後は再開したテストで非常に計算効率が上がります。また、中だるみがあって効率が下がったあと、終了が近づくと再び上がってくる。クレペリンテストから私が考えたことは、目標到達点が近づいてくると人は一層頑張りがきいてくるのではないか。もう一つは休息が大事で休息後は作業が一層はかどるということ。この二点は私の勝手な解釈ですが、そう思いました。

「人はおかしいから笑うのか。笑うからおかしいのか」という実験があります(図5-6上)。唇でペンをくわえたときと、歯でくわえたときとで、マンガを見てもらって、面白いかどうか、スコアをつけてもらうのです。そうすると、唇でくわえた人間と、歯でくわえた人間を比較しますと、歯でくわえた人間の方がおかしいと感じるスコアが高くなるのです。本当かなと思うような話なのですが、論文の中では表情筋が歯でくわえたときの方がスマイルに近い動きだと述べています。だから、人はおかしいから笑うだけではなくて、笑うような笑顔を作ることが同じものを見ていても面白いと感じるのだというような解釈が書かれています。

もう一つ、「感情形成における頷《うなず》きの役割」という論文もあります(図5-6下)。これは、手に赤いペンを持って課題を聞いてもらいます。そういう状態で、たとえば「太陽は東から昇る、イエスかノーか」。イエスと答えます。答えた後にブルーのペンを見せて、赤いペンとどっちが好きですかと聞くと、イエスと頷いていたときに見えていた赤いペンの方が好きだと答える率が高いそうです。逆に、間違った課題を耳から流して、「いいえ」と言わせます。そうすると、いいえと言ったときに見えていたものを嫌いだという率が増えるというのです。

これらの実験から、笑顔を作っていると面白くなるし、肯定的に振る舞っていると、見えていたものが好きになる傾向があると考えられないでしょうか。意外と人間の脳というのは騙されやすいものだなと思いました。

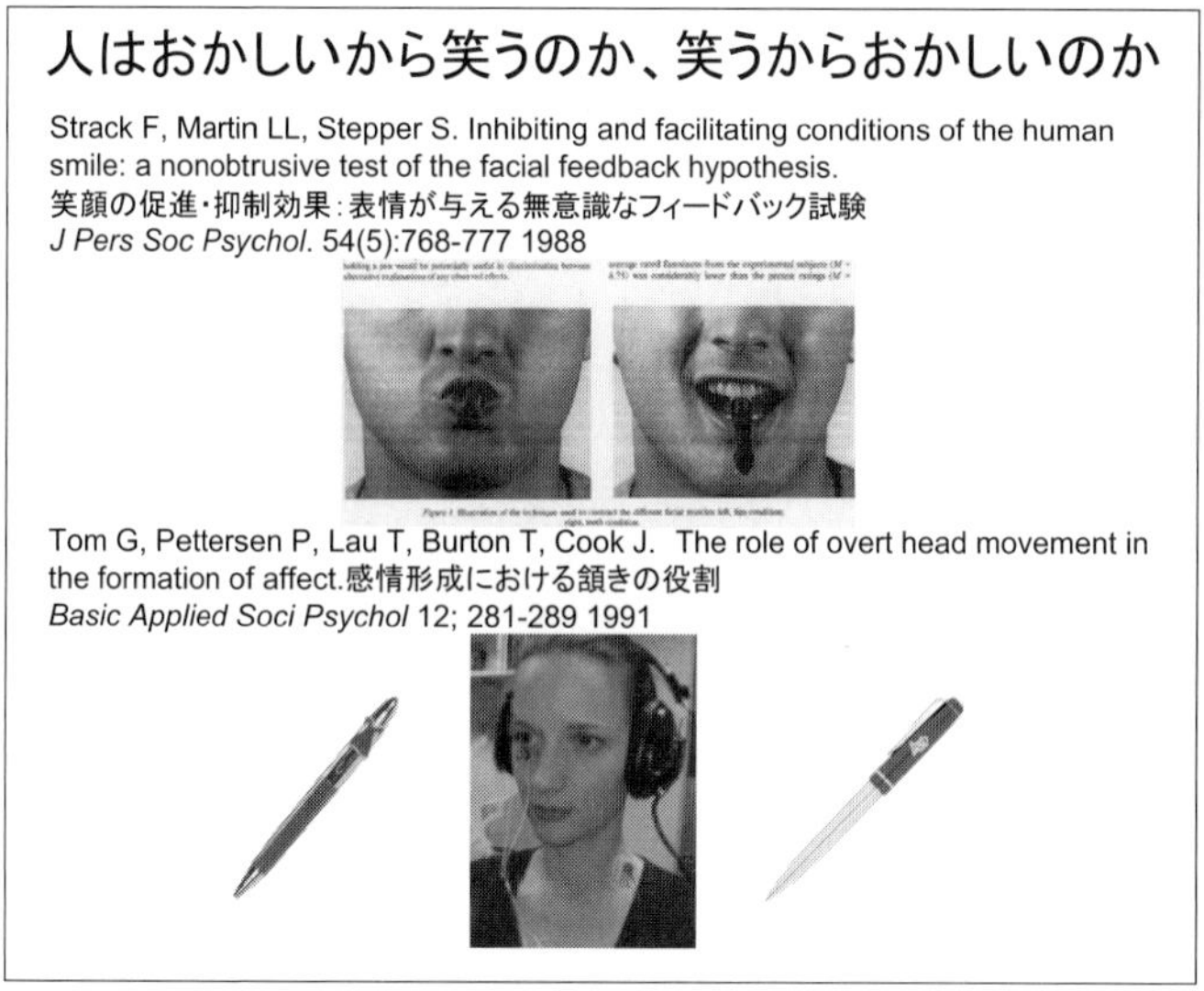
人はおかしいから笑うのか、笑うからおかしいのか
Strack F, Martin LL, Stepper S. Inhibiting and facilitating conditions of the human smile: a nonobtrusive test of the facial feedback hypothesis.
笑顔の促進・抑制効果：表情が与える無意識なフィードバック試験
J Pers Soc Psychol. 54(5):768-777 1988
Tom G, Pettersen P, Lau T, Burton T, Cook J. The role of overt head movement in the formation of affect.感情形成における頷きの役割
Basic Applied Soci Psychol 12; 281-289 1991

図5－6

徒然草にあるのですが、「外相《がいそう》を整えて、内相《ないそう》自ずから熟す」。つまり形から入ろうというわけです。うちの息子は高校生ですが、なかなか勉強を始めないときに、まず机に座りなさい。ノートを開きなさい。それで、手にペンを持ちなさいと言います。そうすると、自ずから勉強する気分になってくる。また、「食欲は食べているうちに湧いてくる」という言葉もあります。なんとなく食べたくないなと思っても一口、食べ物を口に入れてみると唾液が出てごはんが食べられる。まさに「外相を整えて、内相自ずから熟す」ではないでしょうか。先ほどのペンをくわえたり、頷いたりする実験結果と合わせてまとめますと、朗らかな表情でいるように心がけ、肯定的に振る舞うように意識していると、自然と

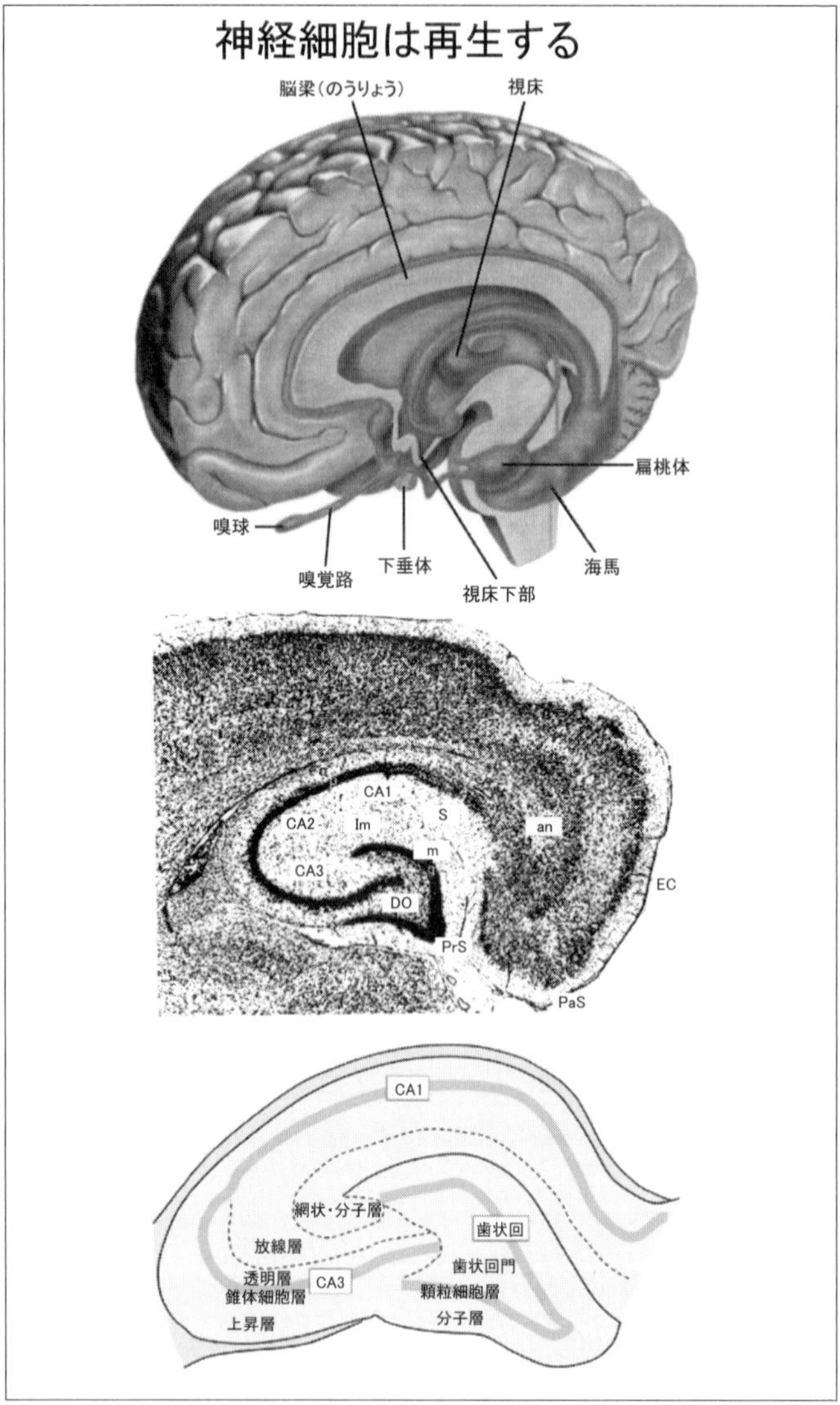
神経細胞は再生する
脳梁（のうりょう）
視床
扁桃体
嗅球
嗅覚路
下垂体
視床下部
海馬
CA1
CA2
Im
S
an
m
CA3
DO
EC
PrS
PaS
CA1
網状・分子層
歯状回
放線層
歯状回門
透明層
CA3
錐体細胞層
顆粒細胞層
上昇層
分子層

図5－7

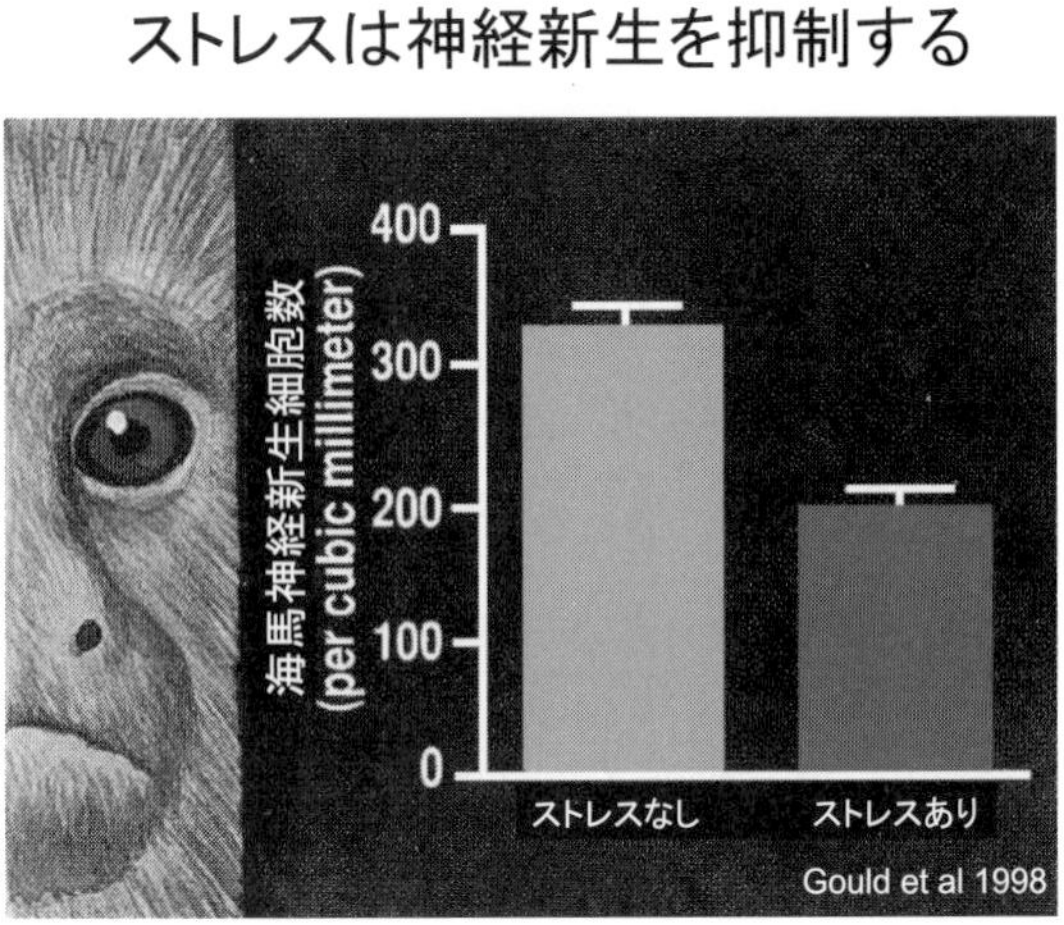

楯林義孝博士作

図5－8

内面は愉快になり、世界は肯定的に見えてくるだろうと考えています。

うつ病は今深刻な国民病になってきていますが、うつ病と海馬の関連を示唆する論文がいくつか出ています。脳の中枢神経細胞は生まれたときが一番多くて、後は減る一方だと教わったと思います。しかし、脳の神経細胞は成人した後も増えている場所があります。その代表的な場所が、海馬です。側頭葉の内側にあり、記憶などを司っている場所ですが、この部分の神経細胞が増えます（神経新生）（図5-7）。

サルで行った試験では、ストレスのない状態より、ストレスのある状態の方が海馬の神経細胞が減っています（図5-8）。ラットの実験では、何もないときの海馬の神経細胞の数に比べて、電気ショックや抗うつ薬などうつ病の治療

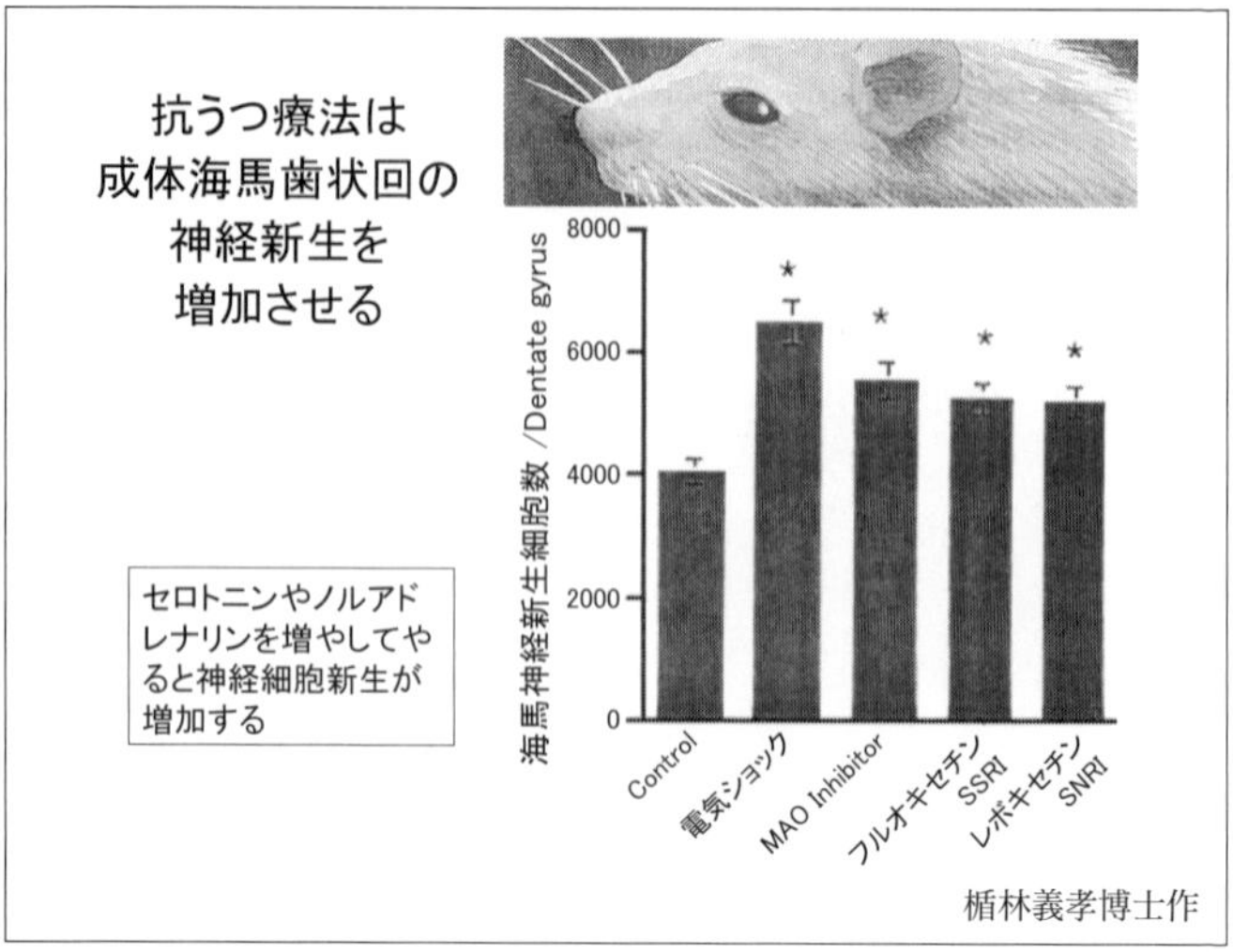

図5－9

法で、海馬の神経細胞が増えることが報告されています（図5－9）。ここから考えると、うつ病で海馬が小さくなるという報告もあります。ご紹介した実験で、ストレスで海馬の神経新生が低下する。抗うつ薬や電気ショックなどうつの治療に使われるもので、海馬の神経細胞が増加する。これらの結果から、海馬の神経細胞が減少することと、うつ病とが何らかの関連があるのではないかという見解もあります。ここから、私が個人的に考えたことですが、海馬の神経細胞を増やすような努力は、心の健康増進に役立つのではないだろうかと考えました。

土管とか輪回しなど遊具がいっぱい入っている豊かな環境で飼育されたマウスと、エサ箱だけが入ったケージで一匹で飼われたマウスと海馬の神経細胞の数を比較した研究があります（図5－

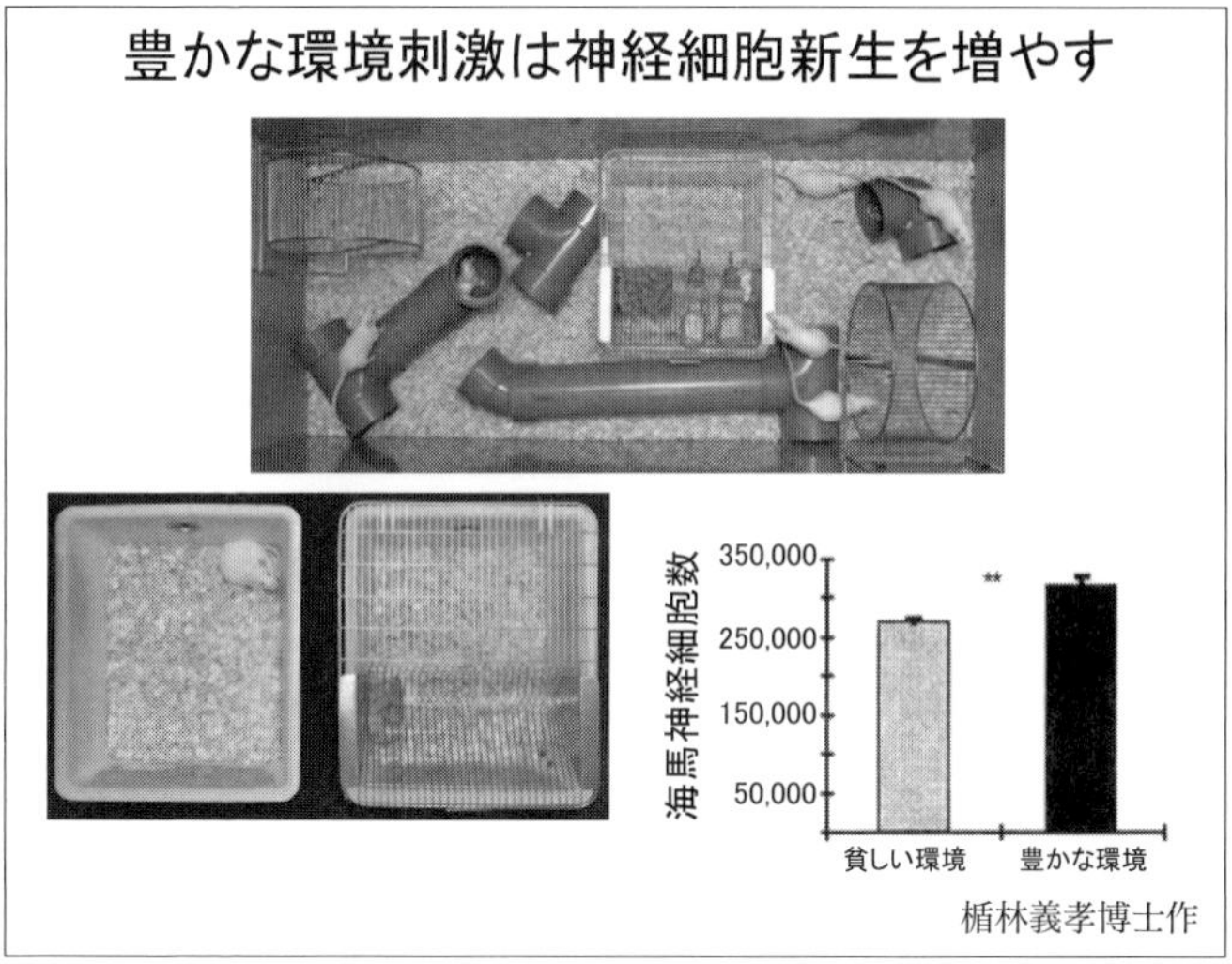

図5-10

10）。エサと水だけで飼われたマウスに比べ、土管や輪回しがある中で暮らしたマウスの方が、海馬の神経細胞の数が増えていました。

　次に、こうした二つの環境で飼育したマウスを用いて水迷路試験を行います。水迷路試験は水を入れた大きな器に水面から突き出したプラットフォームを用意します。マウスは水に濡れるのを嫌がりますので、水に入れると、プラットフォームまで泳ぎ着いて避難します。これを上からどのくらいの軌道を描いてプラットフォームまでたどり着いたのかカメラで記録します。より迷ったほど長い距離を泳いでいます。トレーニングを一日目、二日目、三日目と続けるに従って、水に入れてプラットフォームへたどり着く軌跡が徐々に短縮し直線的に着けるようになります。豊かな環境のマウスは海馬も大きい

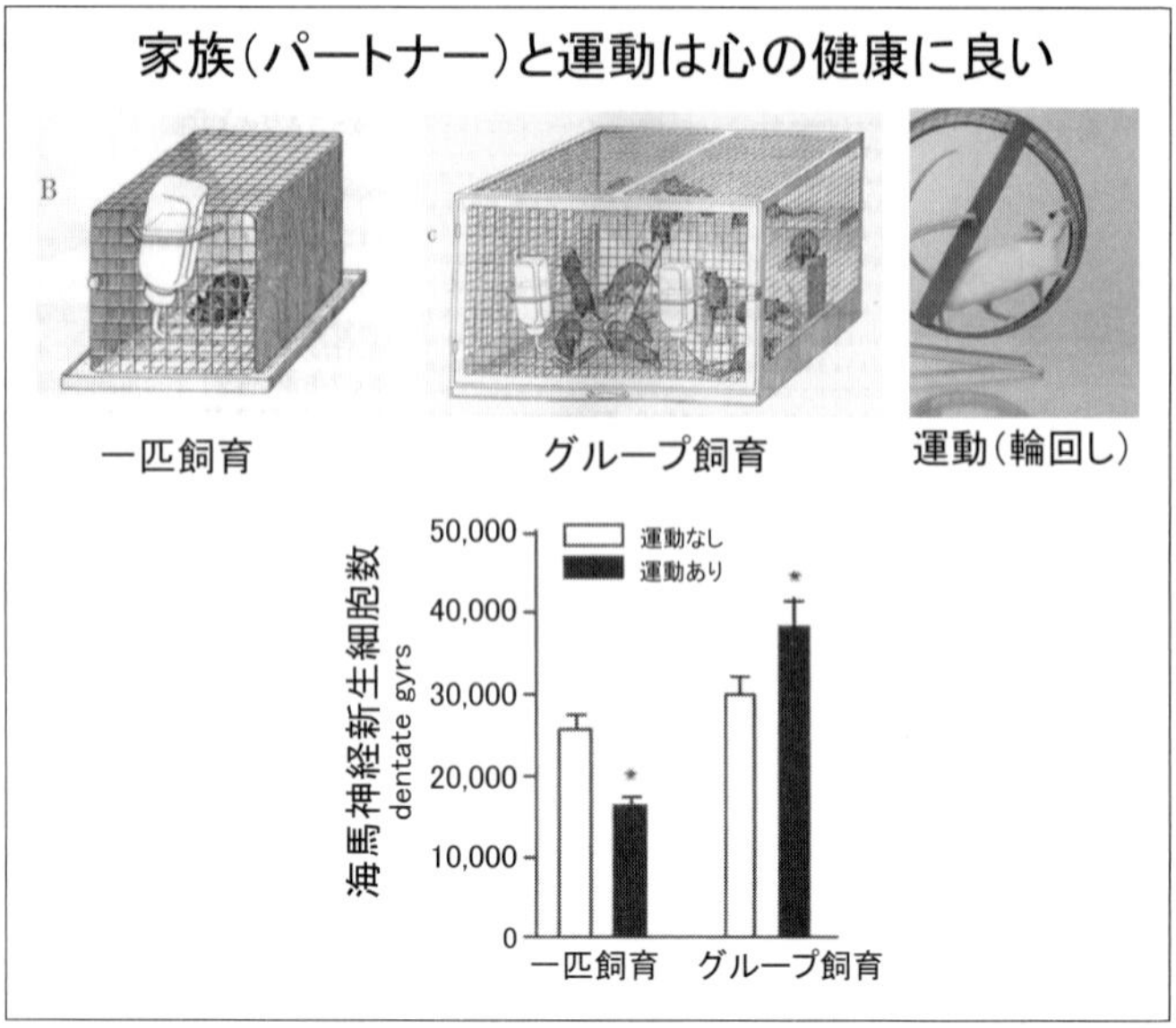

図5-11

ため、プラットフォームへ到達する距離がエサ箱のみで飼われた海馬の小さいマウスより短くなっていて、学習機能が向上していることが示されています。刺激のある豊かな環境は海馬の神経細胞を増やし、記憶力を増強させる可能性が示唆されているわけです。この実験結果から私が考えたことは、職場と家の往復だけではなく、多少寄り道したり、あるいは休日には音楽を聴いたり、絵画を観に行ったり、映画を観たりとか、刺激のある豊かな環境に触れる努力は、海馬の神経細胞を増やして、心の健康にいいのではないかという可能性です。

次に、パートナーや運動と、海馬の関連について実験した論文もあります（図5-11）。一匹だけで飼ったマウスと、グルー

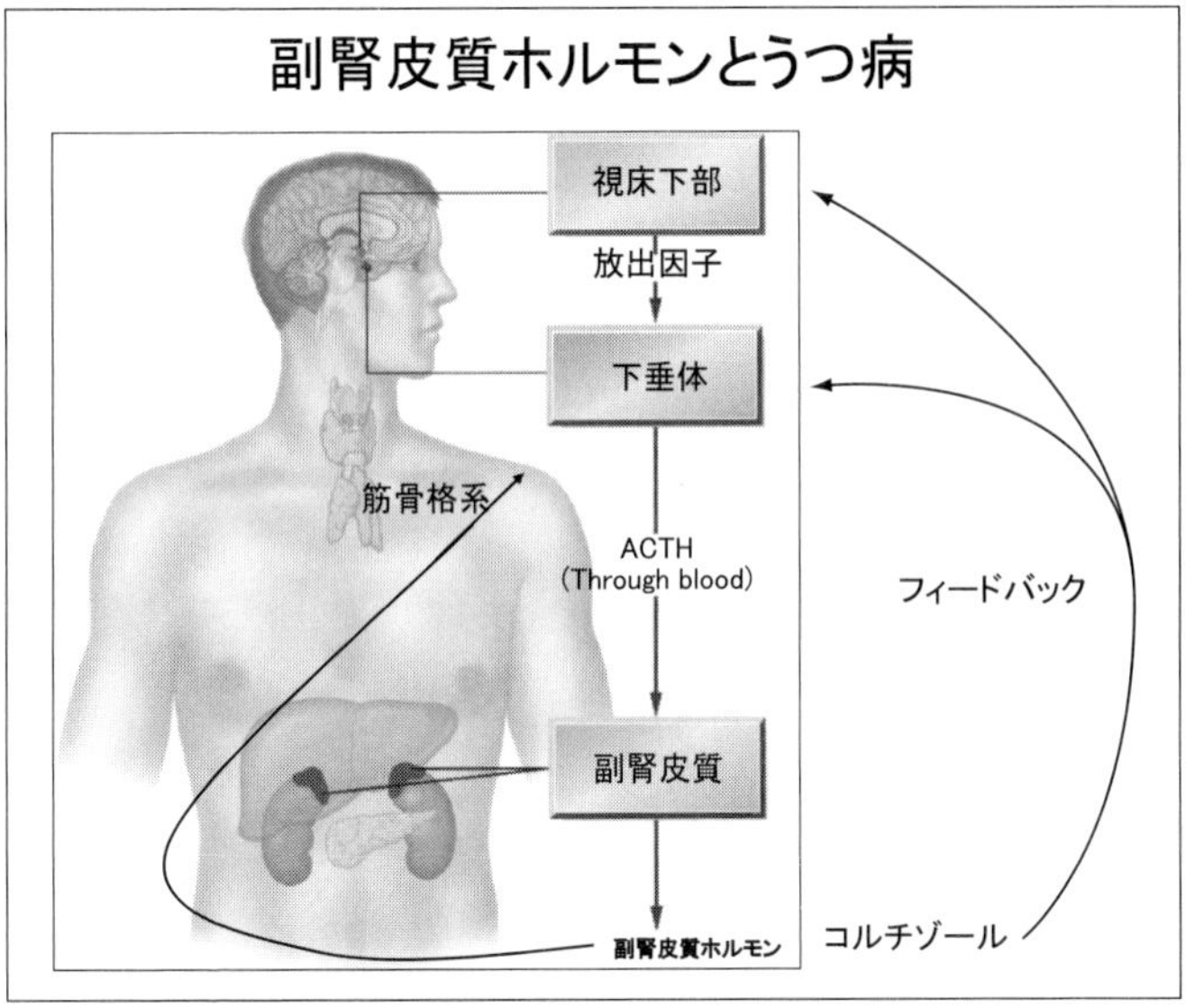

図5-12

プ飼育したマウス、それから輪回しを入れるか入れないかで実験をして、海馬の神経細胞の数を比較しています。グループ飼育しているマウスは、一匹飼いしたマウスよりも海馬の神経新生の細胞数が増えていて、なおかつ運動するとさらに海馬の神経細胞が増えています。このことは、一人暮らしで何も運動しないよりは、家族やパートナーがいて、多少運動している方が海馬の神経細胞が増えることを示唆しています。

副腎皮質ホルモンは、ストレスを感じたとき分泌されるホルモンです(図5-12)。血糖値を増やし、ストレスに対応するために、体の防御態勢を準備します。しかし、慢性的に高い濃度で副腎皮質ホルモンに曝露《ばくろ》されていると、海馬の神経細胞に障害をもたらします。

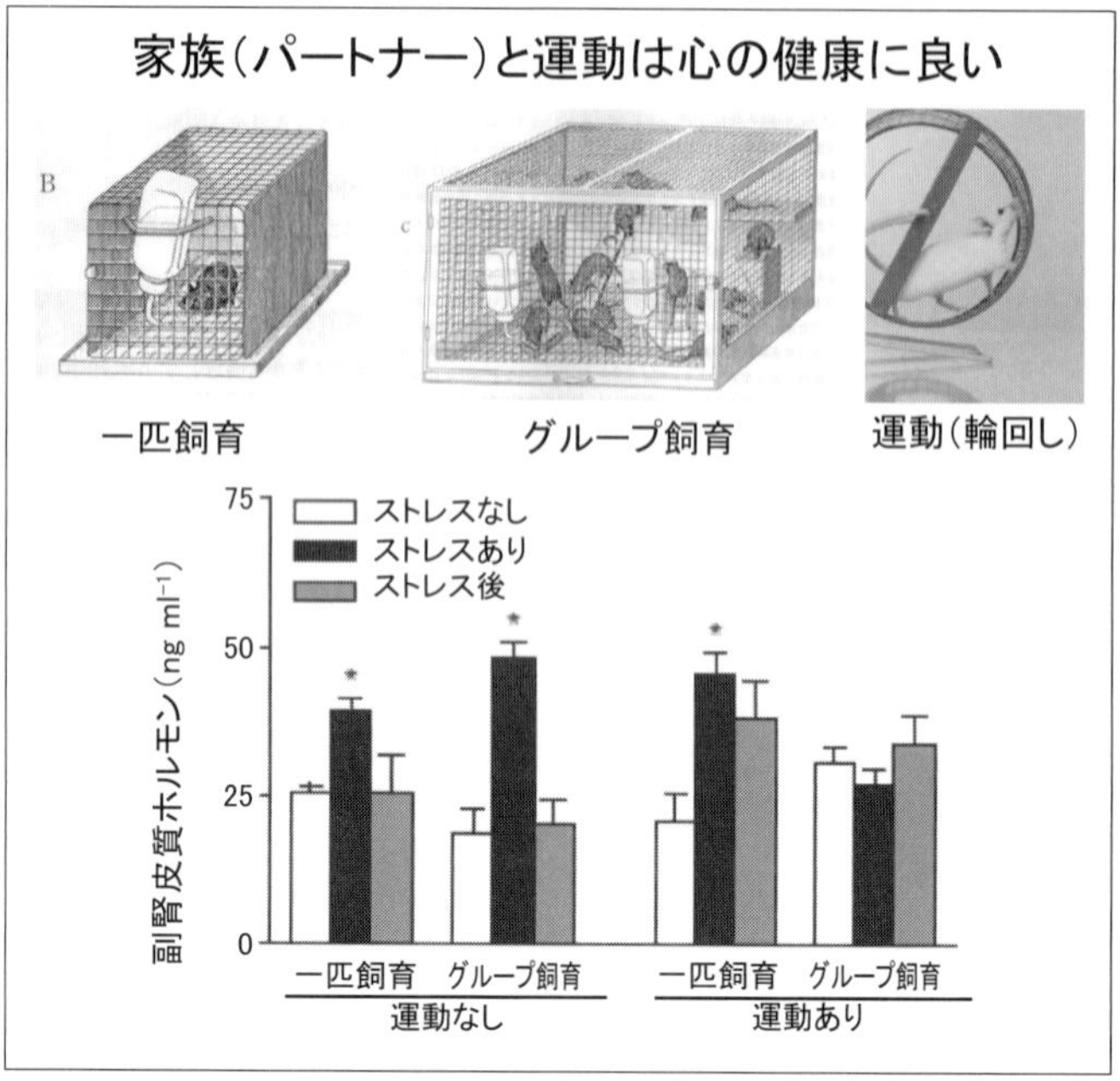

図5-13

先ほどのグループ飼育したものと単独飼育したもの、輪回しを入れたものと入れないもので、副腎皮質ホルモンの量を調べた結果があります（図5-13）。運動しない方では、ストレスをかけると副腎皮質ホルモンが増えて、ストレスを解除すると、副腎皮質ホルモンが減っています。運動していないマウスは、一匹飼いもグループ飼いも同じように副腎皮質ホルモンがストレスに運動して増えます。興味深いのは、運動したマウスでは、グループ飼育を見ると、ストレスをかけても副腎皮質ホルモンの上昇がないのです。この結果から、グループ飼育して、さらに運動をさせると、あまりストレスを感じ

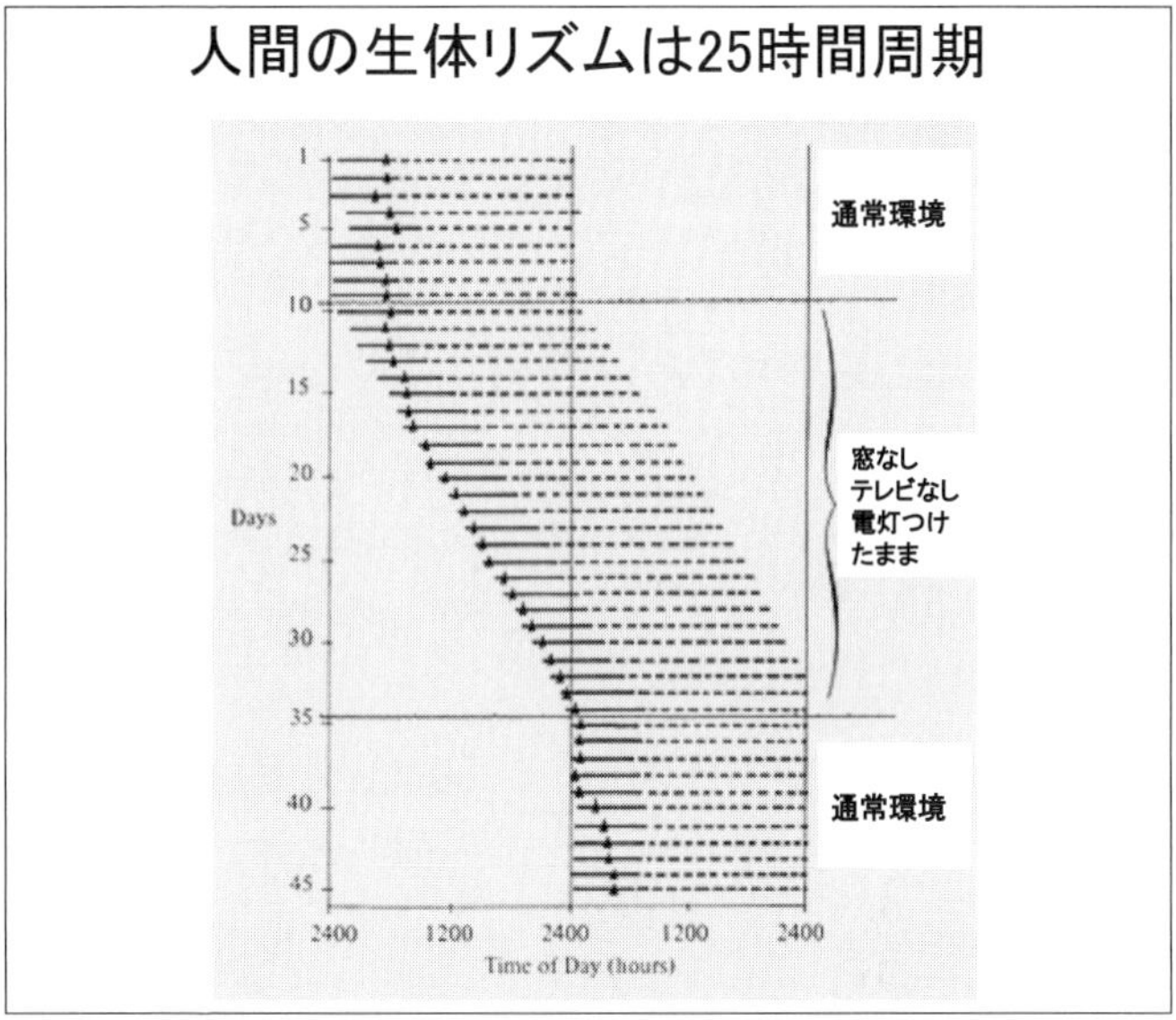

図5-14

なくなる可能性が示唆されます。このことを人にあてはめて考えられるのは、家族なりパートナーと一緒に暮らして、なおかつ適度な運動をすると、ストレスに対する耐性がつくのではないかと考えました。

人間の身体のリズムは生物学的に二十四時間周期より少し長めになっているようです。通常の環境で、窓から日が射したり、暗くなったりしている状況ですと、同じ時間に寝て同じ時間に起きています（図5-14）。ところが完全に窓も遮蔽《しゃへい》して、電気をつけっぱなしにしますと、眠る時間が毎日一時間ずつ遅くなって起きる時間も一時間ずつ遅くスライドしていきます。再び、窓から日が射す通常環境に戻しますと、同じ時間に寝て、同じ時間に起きるように戻ります。どうしてこういうことが起きるのかというと、メラトニンという物質が出ると、人間は眠くなりますが、目から入った光刺激でメラトニンは強く抑制を受け、強い光を浴びてから十五、六時間後にメラトニン分泌が始まるようリセットされるからです（図5-15）。つまり、強い光を朝見ることで、二十五時間周期を二十四時間にリセットしているらしいと言われています。強い光というのは二五〇〇ルクス以上で、十五分以上がメラトニンの分泌の抑制に必要です。ですから、朝しっかり明るい光を浴びるということが、夜ぐっすり寝るためには大事だということです。意外なのですが、パソコンが二五〇ルクス以上、蛍光灯が八〇〇〜一〇〇〇ルクスということで、最近よくコンビニと中学生の不眠の関連が言われていますが、パソコンでさえも夜浴びるのはあまりいいことではないだろうということです。

月曜の朝、憂鬱《ゆううつ》で仕事へ行きたくなくなることを、ブルーマンデーといいます。ひょっとすると、日曜に朝寝坊することが、朝光を浴びてメラトニンの抑制を受ける時間が後方にずれるために、日曜日の夜寝つきが悪くなって、月曜朝の寝起きが悪くなることが関連してブルーマンデーの要因になりはしないかと考えました。

なぜ日内リズムが大事かというと、先ほど述べたストレスホルモンの一つである副腎皮質ホルモンは日内リズムを描いています（図5-16）。睡眠層の後半から分泌量が上昇して、覚醒している間、ストレスホルモンが比較的高い濃度で保たれて、夜にまた落ちていきます。こういう副腎皮質ホル

人間は朝、強い光を浴びることで
25時間周期を24時間にリセット

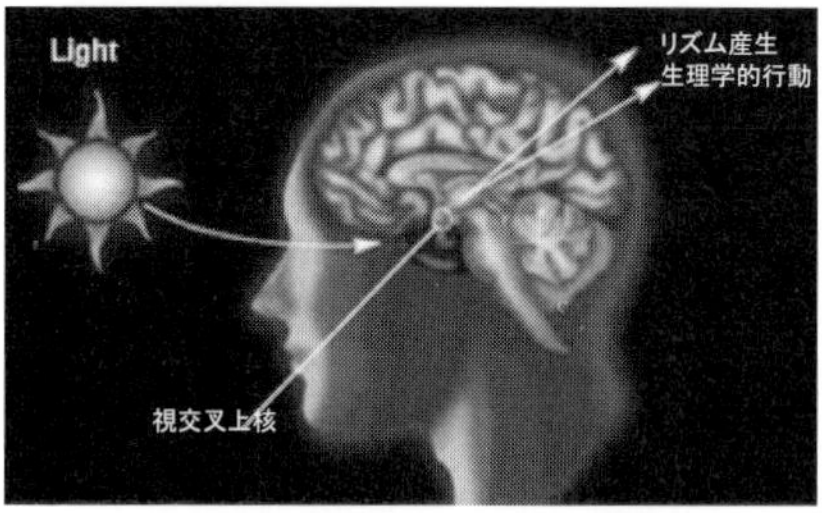

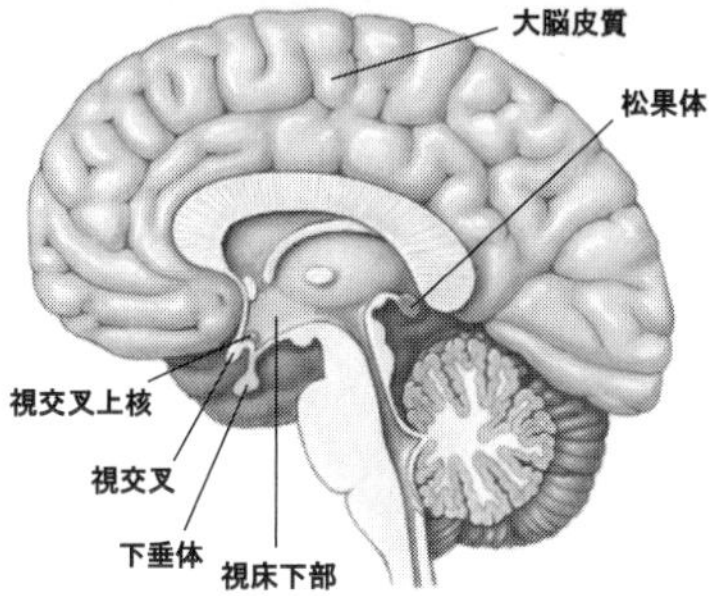

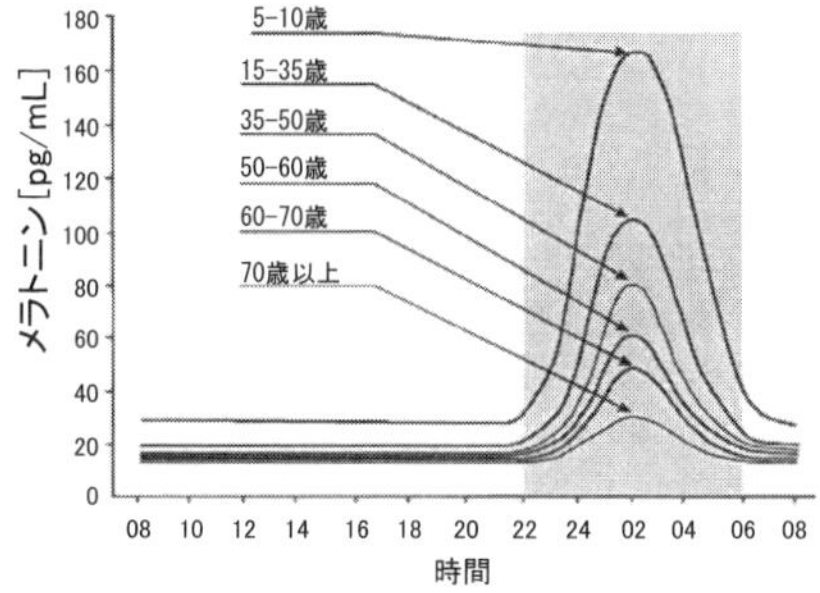

・強い光刺激（2500 ルクス以上 15 分以上）でメラトニンの分泌が抑制
・光刺激を受けてから 15-16 時間後にメラトニン分泌
・メラトニン分泌に影響しない光は 250 ルクス以下
・パソコン 250 ルクス以上、 蛍光灯 800-1000 ルクス（コンビニと中学生の不眠）。
・ブルーマンデー

図 5 -15

副腎皮質ホルモンも
睡眠覚醒リズムと同期する

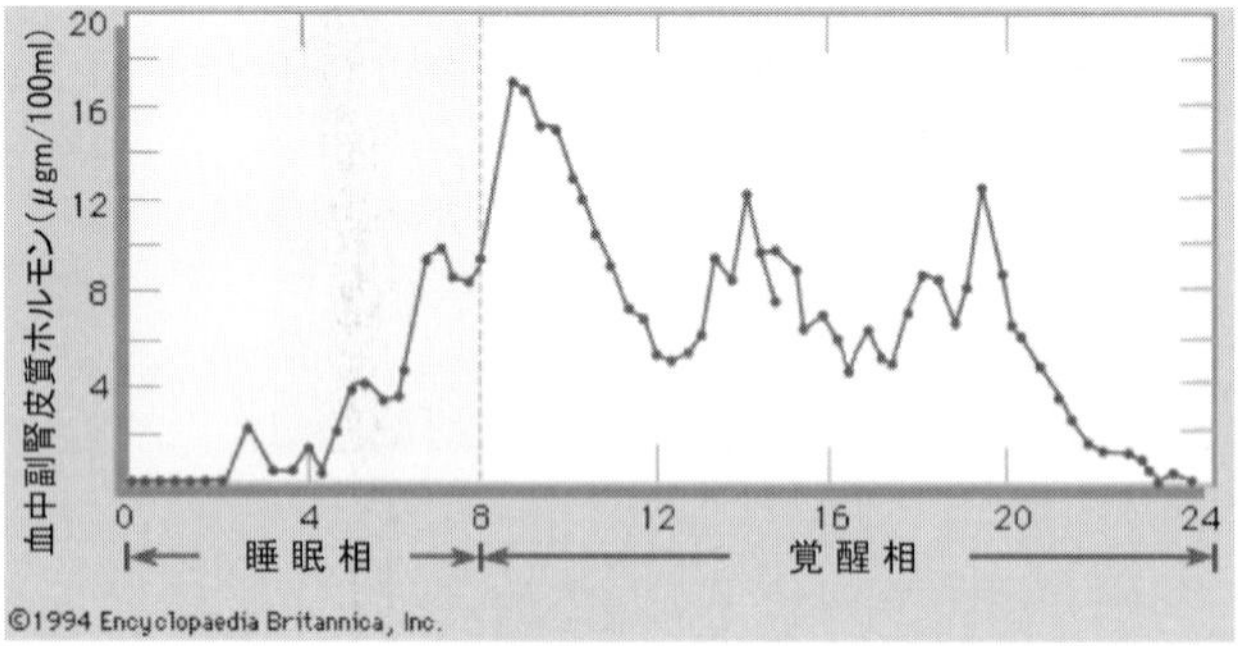

図5-16

モンの日内リズムが、明るい光を浴びて、メラトニンの規則的な分泌周期によって維持されると、副腎皮質ホルモンの同期が不規則になって過剰に曝露される危険から海馬を守ることにつながると思います。

二〇〇六年の『サイエンス』という科学雑誌に載った、「もし、もっとお金持ちだったら、あなたはもっとハッピーでしょうか？」というタイトルの論文にフォーカシング・イリュージョン（焦点化幻想）の研究結果が載りました（図5-17）。学生に「あなたの人生はハッピーですか？」という質問をして、その直後に「先月、何回デートしましたか？」という質問をしています。そうして、デートの回数と本人の幸福度のスコアをつけてもらいますと、特に相関関係はありませんでした。ところが、質問の順序を逆にしてみます。「先月何回デートしたか」ということを聞いて、その次に「人生がハッ

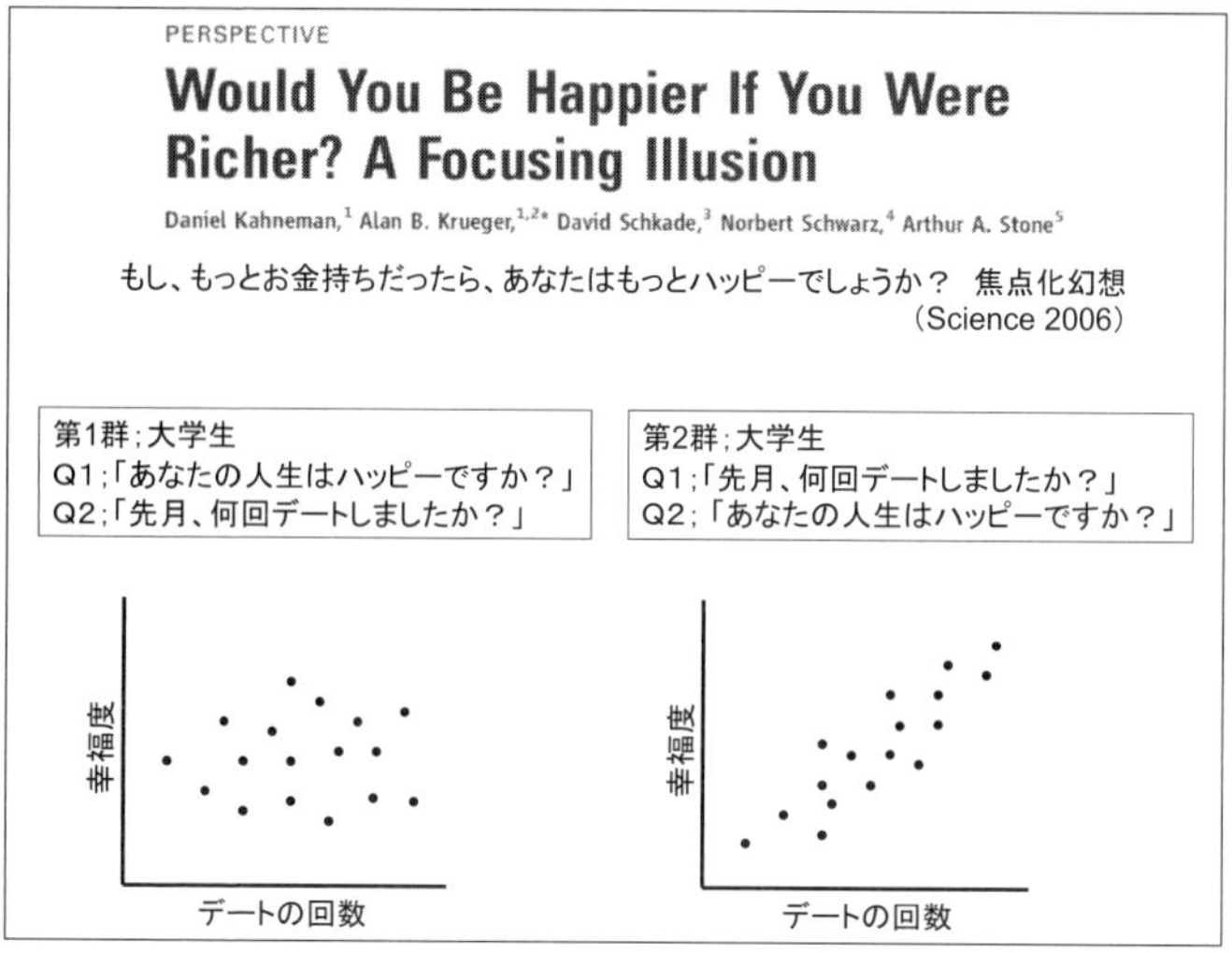
PERSPECTIVE
Would You Be Happier If You Were Richer? A Focusing Illusion
Daniel Kahneman,1 Alan B. Krueger,1,2* David Schkade,3 Norbert Schwarz,4 Arthur A. Stone5
もし、もっとお金持ちだったら、あなたはもっとハッピーでしょうか？　焦点化幻想
（Science 2006）
第1群；大学生
Q1；「あなたの人生はハッピーですか？」
Q2；「先月、何回デートしましたか？」
第2群；大学生
Q1；「先月、何回デートしましたか？」
Q2；「あなたの人生はハッピーですか？」
幸福度
デートの回数
幸福度
デートの回数

図5-17

ピーか」ということを聞くと、スコアがきれいに相関します。なぜこんなことが起きるのでしょうか。論文の中では、フォーカシング・イリュージョンが働くからだと説明されています。

　フォーカシング・イリュージョンとは、幸福感とか不幸な気分とかは、直前に意識したエピソードの影響を強く受ける現象をさします。我々は普段幸福に過ごすか、不幸に生きるかは、外的要因より自分のフォーカシング次第とも言えそうです。つまり、自分次第で幸福にも不幸にもなれるのだとも言えます。

　たとえば、まったく性別も年齢も年収も家族構成も同じだったとしても、不快な体験にフォーカスをするような習慣があったとすると、その人は不幸を感じやすくなります。逆に肯定的な現象にフォーカスする習慣を持っていると、その人は幸福を感じやすくなります。大人が一人前に仕事をして生きていくには、嫌なことやへこむようなことは避けられません。そんなとき嫌悪体験のフォーカシング・イリュージョンが慢性化しないために、気持ちの切り替えを習慣化することが大切だと考えています。逆に、楽しいことや嬉しかったことはフォーカシング・イリュージョンに活用するとよいと思います。私は人からいただいて嬉しかった手紙ですとか、自分の成功体験を記録した写真や書面などを、ファイルして普段から職場と自宅に置いています。職場で嫌なことがあると、嫌悪体験をフォーカシングしないために、こういうものをパラパラ見て、ハッピーになるようにしています。また、一日が終わって家へ帰って寝る前にこういうものを見て、楽しいことにフォーカシングしてハッピーな気分で眠りにつきます。

次も面白い研究で、『ブリティッシュ・メディカル・ジャーナル（British Medical Journal）』という医学雑誌に「大規模社会ネットワークにおける幸福感の力動的分布」という研究が載りました。フラミンガム健康研究で二十年以上にわたる長期解析の結果です。人間関係と幸福度を調べると幸福な人は幸福な人と関係し合い、不幸な人は不幸な人と関係し合う傾向が認められました。幸福な人の友達はまた幸福、不幸な人の友達はまた不幸という集団を作っていることがわかりました。この論文には、もしパートナーが幸福だった場合、何％自分の幸福度がアップするかといったデータも出ていて、近しい友人が幸福だった場合、自分の幸福度が二五％上がっていますが、遠く離れた友人が幸福でもあまり自分の幸福度に影響がありませんでした。物理的距離や友好関係の近さと幸福度の影響が関連するようです。こうした結果から、ハッピーな人の周りにはハッピーな人が群がる。あるいは不幸な人の周りにいると自分も不幸になるというような傾向が示唆されています。

「幸福の伝染」と勝手に名づけたのですが、すがすがしく楽しく日々を生きている人を見ていると、こちらまで元気になってきます。愚痴や人の悪口ばかり言っている人と一緒にいて幸福になれるはずがありません。意欲的で前向きに充実した日々を生きている幸福な友人を持つことが心の健康増進に大切であると、この文献を見て思いました。

ホルミーシス仮説とは、微量の毒素は体をかえって強くするという仮説です。たとえば、アルコールも適量だと心臓の冠動脈疾患のリスクを減らすことが報告されています。酸化ストレス自体は身体に悪いのですが、適度な有酸素運動は身体にいい。ジギタリス（強心配糖体）は、もともとは猛毒なのですが、微量だと心臓に対する増強作用があります。勝手な解釈ですが、ストレスも少量だったら健康を増すのではないでしょうか。まったく平坦な毎日というのは逆に人間を弱めてしまうのではないかと考えました。

心の健康増進や燃え尽き防止策を述べてきましたが、人生一寸先は闇です。仕事の帰りに交通事故に遭うかもしれません。あるいは、このように心がけていても、うつ病になってしまうかもしれません。そのような心配がよぎるときには、福島智《ふくしまさとし》先生の言葉を思い出すようにしています。福島先生は、生まれたときは目も見えて、耳も聴こえていたのですが、中学生、高校生と進むに連れて、光を失い、音を失った方です。そのようなつらい体験と障害を持ちながらも大変な努力を重ね、現在東京大学の教授にまでなられています。この人がある患者家族会の雑誌のインタビューに答えていた言葉が非常に印象に残りましたのでご紹介します。

強い人が乗り越えられない壁はないと言っても、普通の人は逃げていい。ときには人のせいや社会のせいにするという緊急避難も必要です。山登りでも途中までバスに乗ったり、遭難したらヘリで助けてもらっていい。人間は何年か生きて死ぬこと自体が役割です。社会の役に立つかどうかだけが役割を測る物差しではない。まず、生存するよう世界に出現するということが役割であって、それ自体が奇跡的なことです。一三七億光年の宇宙の中で、二千億の銀河系があって、それぞれの中に二千億の恒星があり、その一つである太陽の近くで地球という惑星が四六億年存在し、その中に人間として生を受けたということ自体が奇跡です。

NPO法人コンボ「こころの元気プラス」二〇一〇年三月号、六－七頁より

まさに福島先生ならではの言葉ではないかと思いました。もちろん、我々は援助職として、人の役に立ちたいと思っているからこそ、この職業を選んだわけです。自分が人の役に立とうと役割を強く意識して生きて、そして燃え尽きないために今述べたような内容のことを心がけて、自分自身

を健康にしようとしているわけです。でも、万が一それでも病気になってしまって、立ち直れないような事態に陥ったとしても、福島先生の言葉は貴重な意義を教えてくださいます。障害があろうと、もし寝たきりになろうとも、生きているということ自体が奇跡なのです。その人自体が生まれてそこに存在すること自体が意義ある奇跡だからそれでよいのだと励まされました。

以上、私の専門の研究と関係ない、聞きかじった論文などをかき集めまして、私自身が燃え尽きないために普段心がけていることを含めてご紹介しました。動物実験などは、ヒトではまだ実証されていないデータも含まれていることをご了承ください。

第六章
遺伝か環境か
――セロトニンとグルタミン酸

十年ほど前の仕事なのですが、統合失調症でグルタミン酸受容体遺伝子の解析をしたことがありました。

なぜ、グルタミン酸受容体に注目したのかご説明したいと思います。統合失調症の症状は大きく陽性症状と陰性症状に分けられます（図6-1）。陽性症状は幻覚や妄想などを中心とした症状です。陰性症状は感情の平板化や引きこもりとか、やる気が起きないといった慢性期まで遷延する症状です。陽性症状に対しては現在市販されている抗精神病薬が効果を発揮します。抗精神病薬はドーパミン受容体の遮断薬です。また、覚醒剤のようにドーパミンの神経終末から、ドーパミンの放出量を増やすようなお薬は幻覚や妄想を引き起こします。

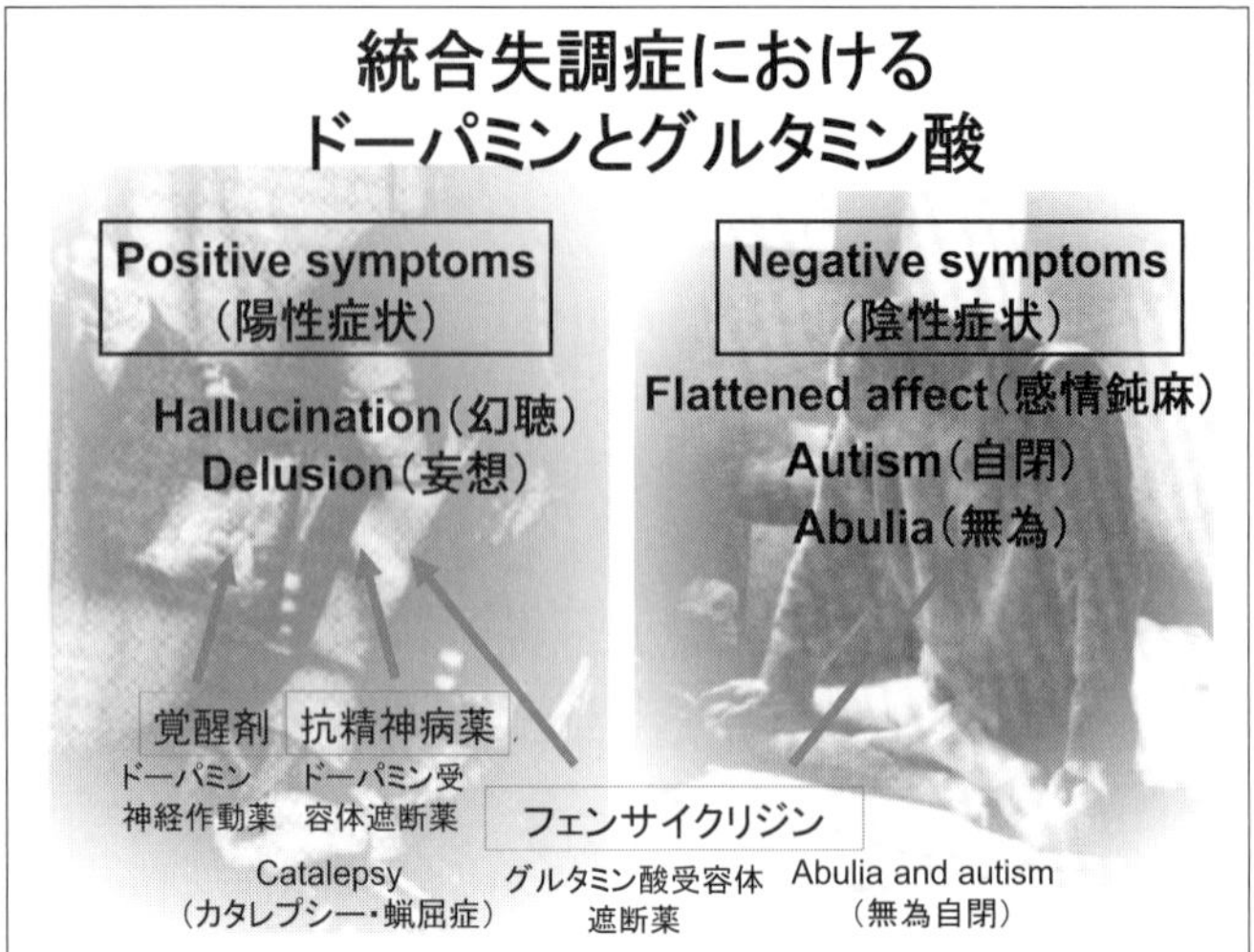

出典：西丸四方著『わかりやすい精神医学』

図６－１

そこで、ドーパミン神経を刺激をすると、陽性症状が出るし、ドーパミンの受容体にふたをしてあげると、幻覚や妄想が良くなるということで、統合失調症の脳ではドーパミンを中心とした神経系が過剰に興奮していると仮定したドーパミン仮説が提唱されました。ドーパミン仮説は一九七〇年代から長く信じられていました。しかし、陽性症状を中心とした仮説であるために、陰性症状についてはドーパミンではうまく説明がつかないという欠点がありました。

アメリカで開発されたフェンサイクリジンという麻酔薬には深刻な副作用がありました。それは統合失調症と非常に似た症状を引き起こすということです。幻覚や妄想だけではなく、感情の平板化や引きこもりなど陰性症状まで引き起こすということで、麻酔薬としての臨床応用はあきらめられました。フェンサイクリジンが脳のどこに働いているかを解明すれば陰性症状も含めて解明できる可能性があるため、ドーパミン仮説よりは統合失調症の脳の状態をより正確に言い当てられるモデルを設定できるのではないかという期待が高まりました。

やがて、フェンサイクリジンは、脳のグルタミン酸受容体を遮断していることが報告されました。グルタミン酸受容体にはいくつかのサブタイプがあり、大きくチャンネル型、代謝型に分けられます（図6-2）。神経細胞の膜を貫通するような形で受容体が形成していますが、そこにグルタミン酸が結合すると、カルシウムイオンが受容体を通り、細胞内へ流入して受容体のシグナルが伝達されます。フェンサイクリジンは、受容体にふたをするため、カルシウムが流入できず、グルタミン酸受容体の神経伝達が悪くなります。そこで、統合失調症にはどうやらフェンサイクリジンでふたをしたのと同じ状態、すなわち、グルタミン酸の神経伝達が低下しているのではという仮説が生まれました。

チャンネル型のグルタミン酸受容体であるＮＭＤＡ受容体は、Ｒ１というサブユニットと、Ｒ２というサブユニットが合体してチャンネルを作っています。Ｒ２の中には、Ａ～Ｄまでサブタイプがあり、それぞれのタイプが脳で発現している場所が違います。私はこのＲ２に注目して研究をしました。

フェンサイクリジンでＮＭＤＡ受容体にふたをすると、幻覚、妄想だけではなく陰性症状も出現

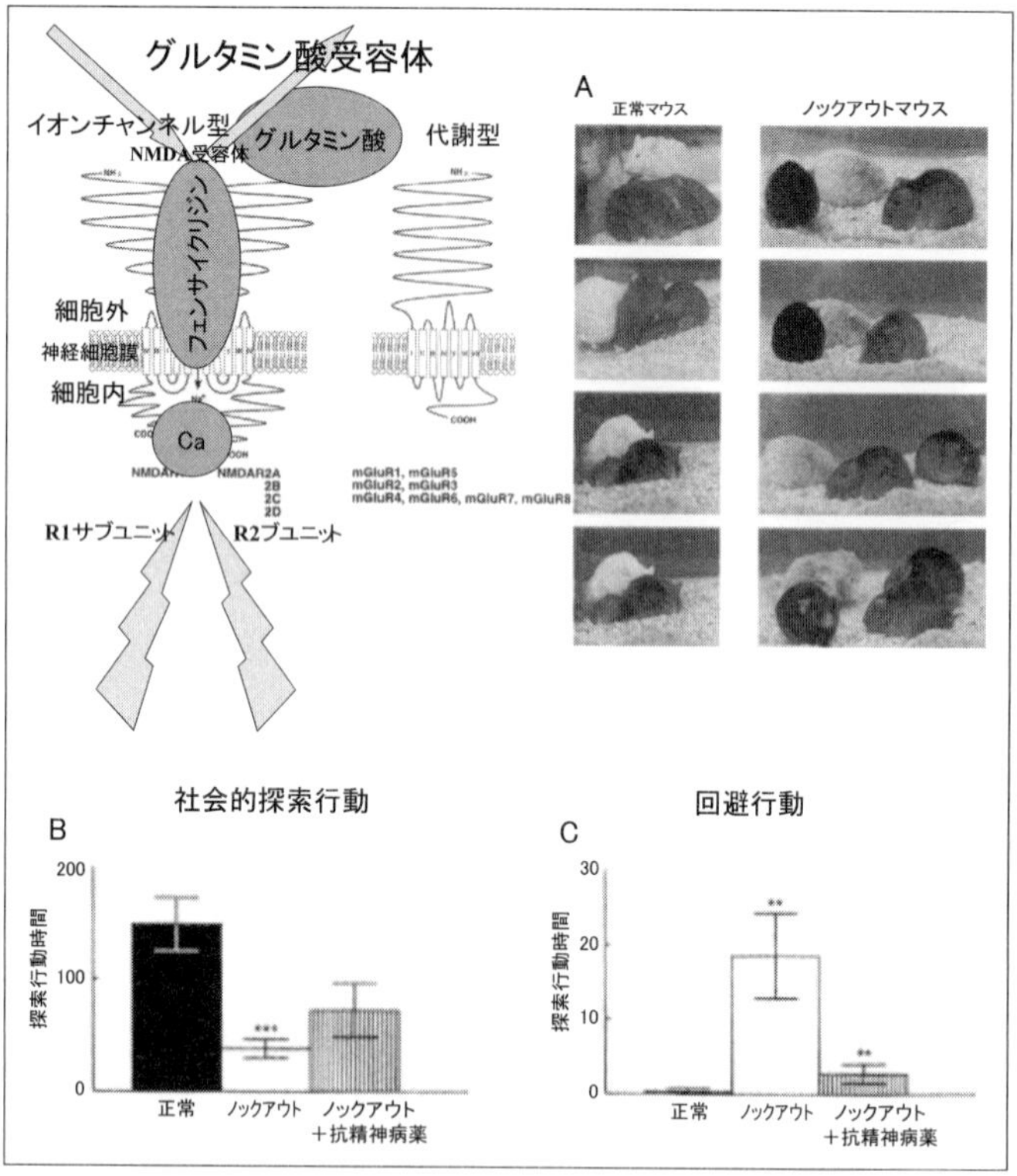

図6－2

します。そこで、フェンサイクリジンを飲んでいなくても、統合失調症の患者さんはＮＭＤＡ受容体がふたをされたように機能が低下しているという仮説、ＮＭＤＡ受容体機能低下仮説も提案されました。

　アメリカのグループが、ＮＭＤＡ受容体の量が少ないマウスを、遺伝子組み換え技術を使って作りました(図6-2)。マウスはお互いに体を接したり、においを嗅ぎ合ったりする社会行動を示します。ＮＭＤＡ受

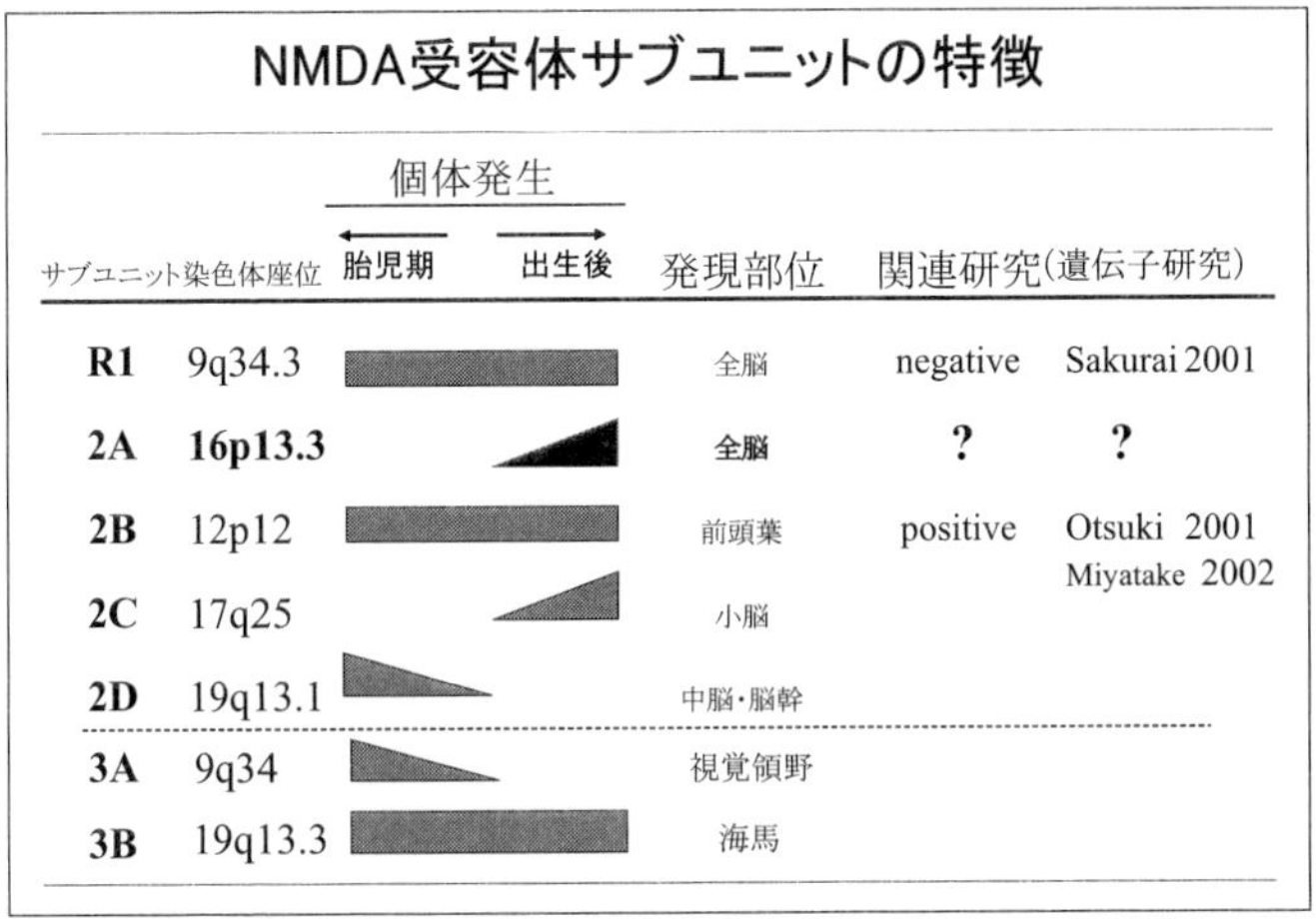

図6－3

容体を遺伝子操作で少なくしたマウスはお互いに離れて、社会行動をとりませんでした。これが引きこもりなどの陰性症状に該当するのではないかと考察されています。

今述べたような経緯から、統合失調症でNMDA受容体の遺伝子を解析してみようと思いました。NMDA受容体にはR1とR2があり、またR2の中にはたくさんサブタイプがあるということで、そのどれを解析しようかと考えました。DNAは一生変わりませんが、DNAを鋳型としてタンパク質が作られるときにはメッセンジャーRNAを介して、アミノ酸が作られます。RNAの量をみてみると、R1サブユニットは、お母さんのお腹の中にいるときから、生まれた後も一貫して発現しています（図6-3）。逆に、R2Dタイプは、生まれた後は発現していません。統合失調症は、思春期になってから発症する病気ですので、私たちは思春期に発現するサブタイプに注目しました。

2Aと2Cが生まれて以降、だんだんと発現して、思春期にたくさん発現するので、もしこういう遺伝子に患者さんで多くみられる違いがあれば、思春期になってその差がはっきりしてくるだろうと考え、2Aと2Cに注目しました。発現している場所を見ますと、2Cは小脳でしたので統合失調症は小脳との関係があまり疑われていないから、全脳に発現している2Aを解析してみようと思い立ちました。

2Bに関しては、すでに統合失調症と関連があるという報告がありましたが、2Aは当時誰もやっていなかったので、私は注目しました。

NMDA受容体の2Aサブユニットに機能を低下させるような遺伝子多型が統合失調症の方たちに存在していないだろうか。多型のせいでフェンサイクリジンを飲んでいなくても、思春期以降NMDA受容体の機能が低下して、幻覚、妄想だけでなく陰性症状も出るのではと仮定しました。

遺伝子には染色体の上にはアミノ酸をコードしている部分（エクソン）が飛び飛びにあります。2Aサブユニットは1番エクソンから14番エクソンまで十四カ所に分かれてNMDA受容体のアミノ酸をコードしていました（図6-4）。それぞれのエクソンとプロモーターを解析しました。RNAの発現の調節をしているのがプロモーター領域ですが、ここにGとTの繰り返し配列を同定しました。当時まだ未報告のものでした。

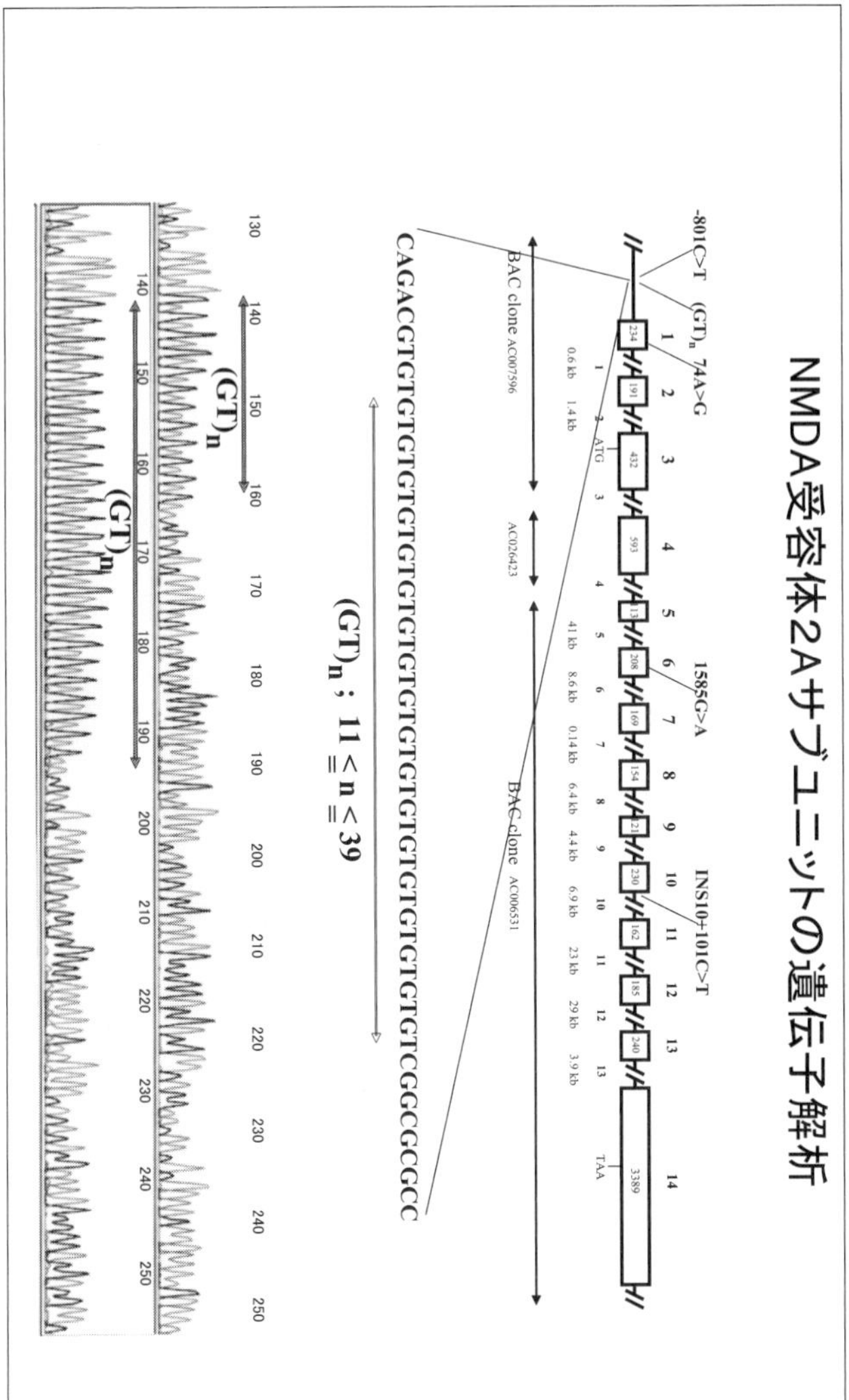

NMDA受容体2Aサブユニットの遺伝子解析
-801C>T
(GT)n
74A>G
1585G>A
INS10+101C>T
ATG
TAA
BAC clone AC007596
AC026423
BAC clone AC006531
CAGACGTGTGTGTGTGTGTGTGTGTGTGTGTGTGTGTGTGTGTCGGCGCGCC
(GT)n ; 11 ≦ n ≦ 39

図6-4

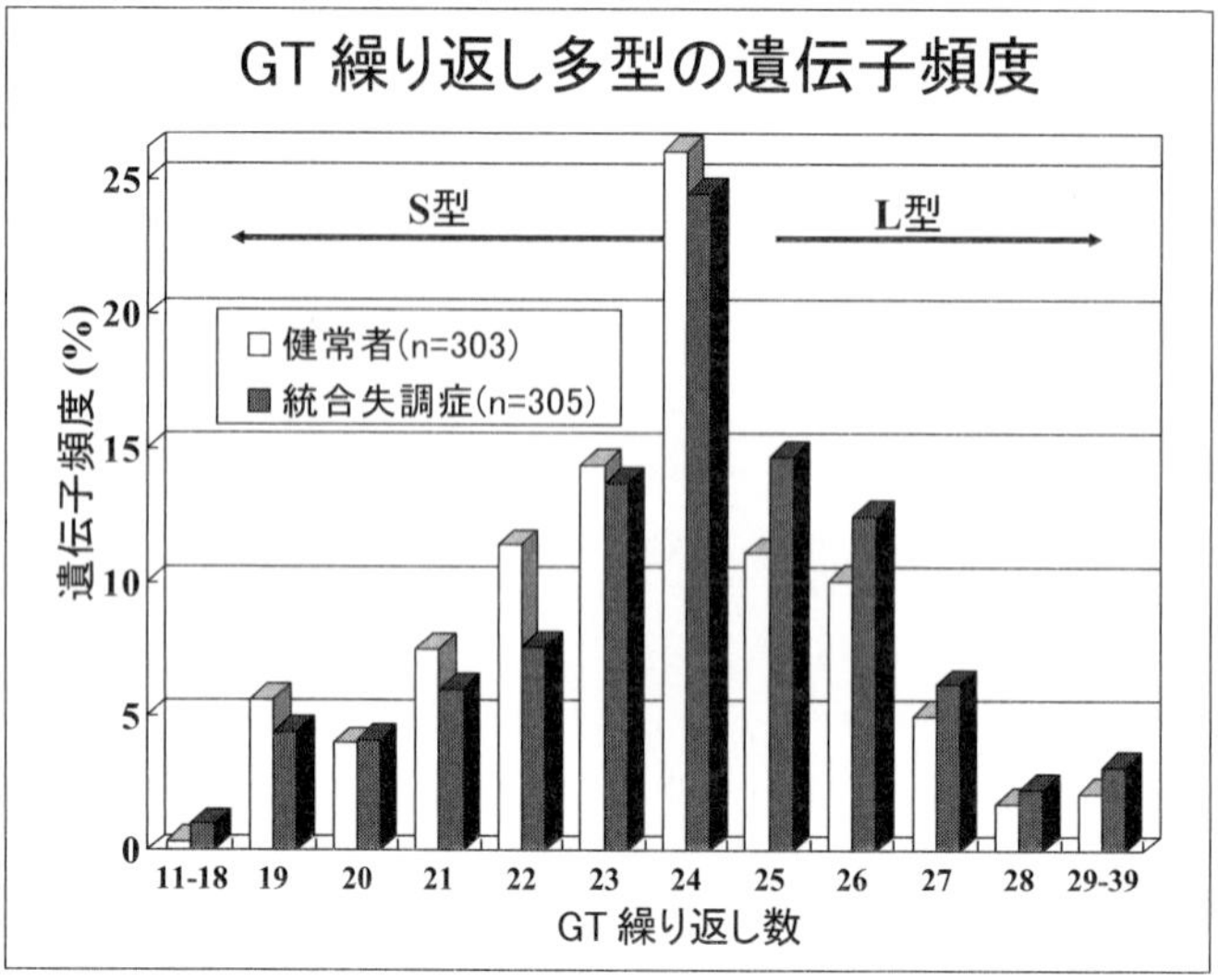

図6－5

GとTの繰り返しの回数は人によって違いました。患者さんと健康な人で、繰り返しの数に特徴的な違いがないか解析してみました。健常者の方三〇三人、年齢と性別が一致した三〇五人の統合失調症の患者さんで比較しました。健康な人では二十四回の繰り返しが、最も多くの人で見られました。あとは、二十四回より少ないもの、多いものが正規分布していました（図6-5）。

次に、三〇五人の統合失調症患者さんの頻度をみると、二十四回を超えて二十五回、二十六回、二十七回とG、T繰り返しが長い人が健常者より高い頻度で見られました。二十四回より短い繰り返しは逆に健常者で多く、長い繰り返しの人は主に患者さんで頻度が高い可能性が示唆されました。繰り返しが長い多型が統合失調

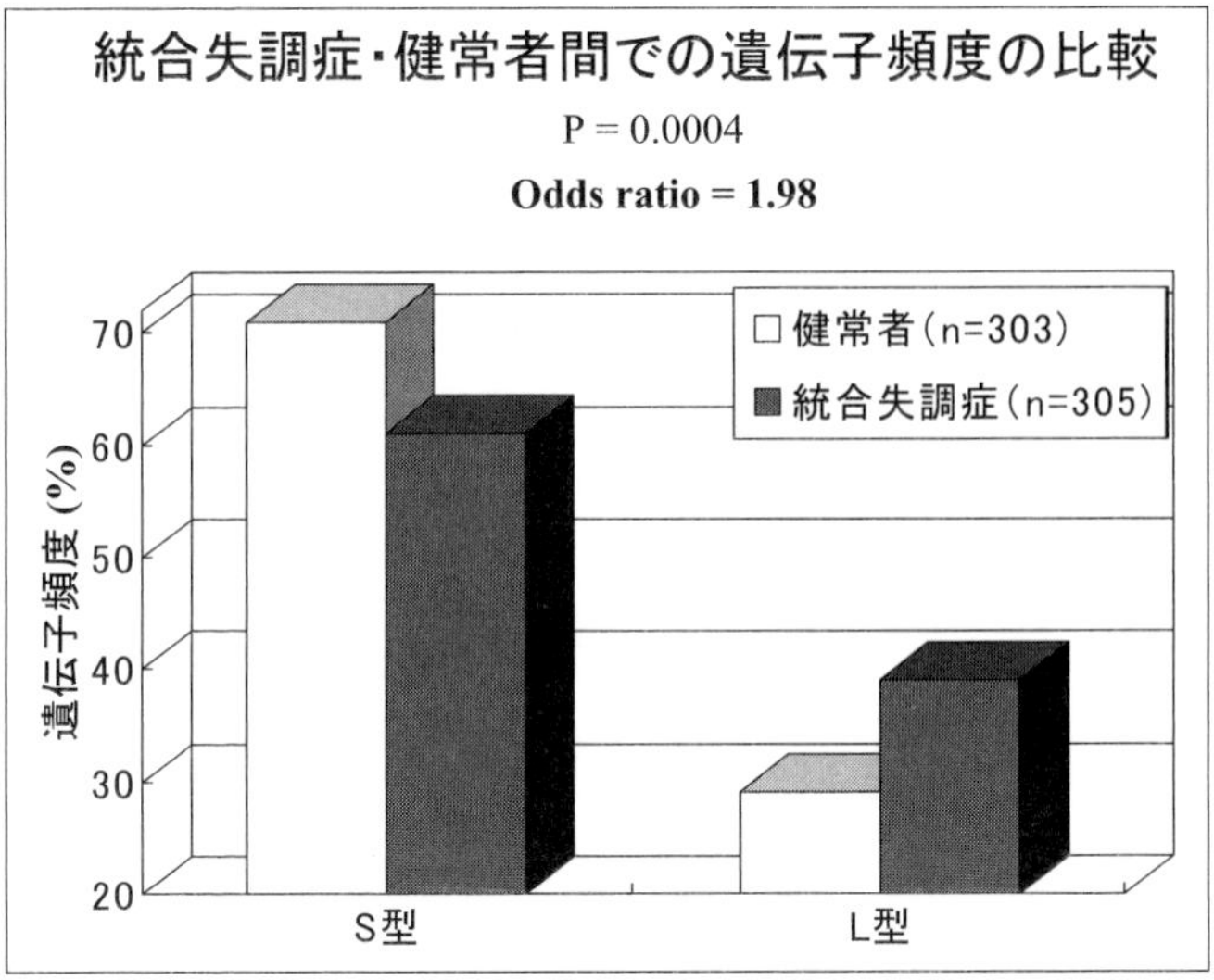

図6－6

症と関連しているように見えます。

　そこで、繰り返し数が二十四回より少ないものをショートタイプ（S型）、二十四回よりも繰り返しの多いものをロングタイプ（L型）と分類し、統計解析してみました。すると、やはりS型の人は患者さんよりも健常者で頻度が高く、L型は健常者よりも患者さんで頻度が有意に高いということがわかりました（図6-6）。統計的な有意差（P）は、ゼロの数が多いほど、偶然ではない確からしさを示しています。S型とL型の頻度を統計解析するとP＝〇・〇〇〇四だったので、この差は確実さが高いと考えました。

　L型を持っていたときに、S型を持っていた人よりもどれくらい統合失調症のリスクが上がるかをオッズ比で近似してみると、一・九八でしたので、約二倍統合失調症のリスクが上がると示唆されました。繰り返し配列はプロモーターという転写調節領域に位置しています。だとするならば、統合失調症患者さんで頻度が高く見られた二十四回以上の繰り返しのあるL型はS型に比べて、転写の活性（DNAを鋳型にしてタンパク質を合成しなさいという指令）に影響しているのではないかと考えました。

そこで人工的に繰り返しがないプロモーター、十二回、二十四回、三十九回G、Tが繰り返したプロモーターを作り、それを発現させる作用を持った人工遺伝子に組み込み、培養細胞に発現をさせて、転写活性（DNAからRNAに写し取り、NMDA受容体を作りなさいという指令）を測ってみました（図6-7）。

図6-7の縦軸がプロモーターの転写の活性です。転写の指令シグナルが強く出るほど、NMDA受容体がたくさん作られます。2Aサブユニットがお母さんのお腹の中にいるときにはプロモーター活性は低いためNMDA受容体は発現せず、生まれたあとからだんだん活性が増え、思春期に最大になります。人工的に作った全くG、Tの繰り返しを持たない配列のプロモーターの活性に比べて、十二回、二十四回、三十九回と、G、Tの繰り返しが長くなるほど、転写の活性が抑制されることがわかりました。つまり繰り返し配列が長いほどNMDA受容体を作りなさいという指令が弱まっていくことがわかりました。長いタイプほど患者さんで多かったわけですから、患者さんではNMDA受容体を作りなさいという指令が弱まってNMDA受容体が少ない可能性が示唆されま

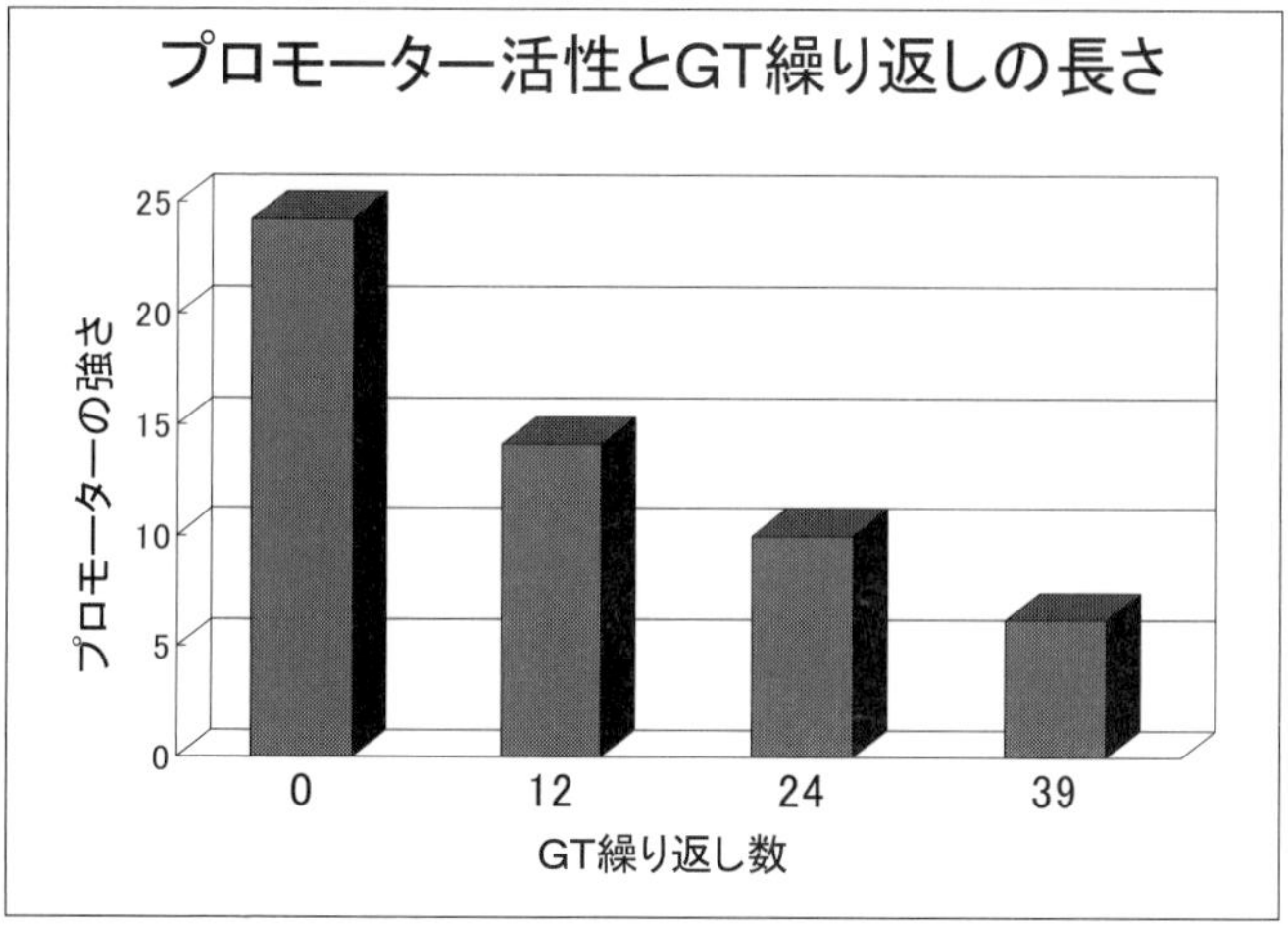

図6－7

した。

転写活性の実験データは、培養細胞で測った結果です。培養細胞では確かにG、Tの繰り返しが転写活性を抑制する可能性が示唆されたわけです。では、実際に人の身体の中でもG、Tの繰り返しが長いと、NMDA受容体の作られてくる量が低いだろうかという疑問がわきました。そこで、異なる繰り返し配列の死後脳を用いてNMDA受容体の脳内密度を比較しました。統合失調症十一例を含む死後脳二十一例で放射性物質で標識したMK801というNMDA受容体と結合する物質を使って、受容体密度を測りました。その結果、死後脳でも繰り返しが多くなるほど、NMDA受容体が少なくなる傾向が観察されました（図6－8）。

次に、NMDA受容体の少ないタイプの人と、多いタイプの人で、臨床症状に差があるか、検討して

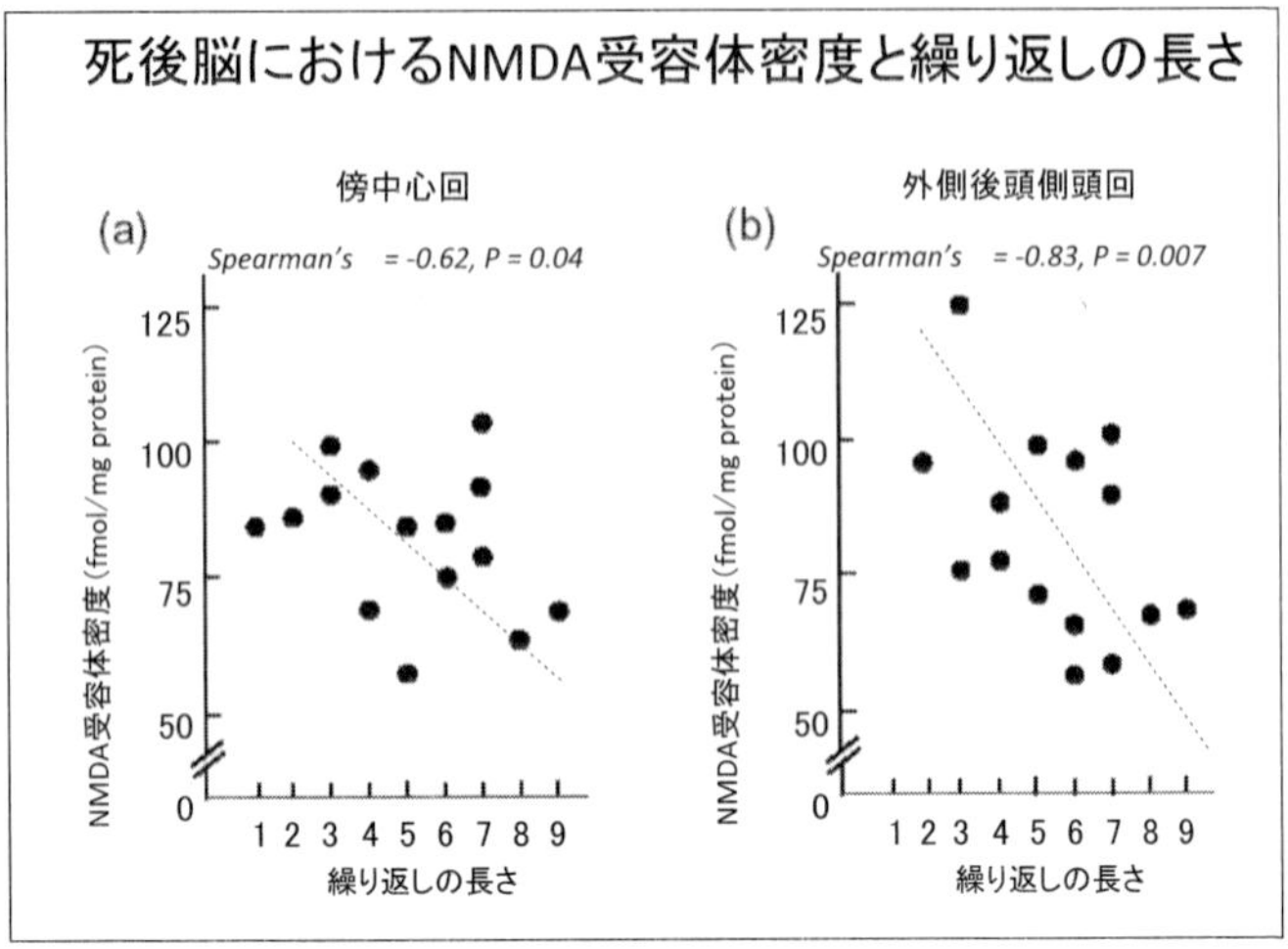

図６－８

みました。なぜなら、グルタミン酸仮説から考えると、ＮＭＤＡ受容体密度が少ないと、統合失調症の症状は悪化するのではないかと予測されたからです。Ｇ、Ｔの繰り返しが臨床症状に影響するかどうかを、陽性症状、陰性症状の評価スコア（ＰＡＮＳＳ）を使って評価してみました（図6-9）。ＰＡＮＳＳの総得点を見ると、Ｇ、Ｔの繰り返しの長い人ほど臨床症状が重症化しているということがわかりました。

ここまでの結果をまとめると、ＮＭＤＡ受容体の２Ａサブユニット遺伝子のプロモーター領域にＧ、Ｔの繰り返し配列の多型を同定しました。Ｌ型で、二十五回を超えるＧ、Ｔの繰り返しは健常者よりも統合失調症で有意に頻度が高く、Ｌ型のオッズ比は一・九八と約二倍統合失調症のリスクが上がるということが示唆されました。そして、培養細胞の実験ではＧ、Ｔの繰り返し配列は、繰り返しが多いほど、

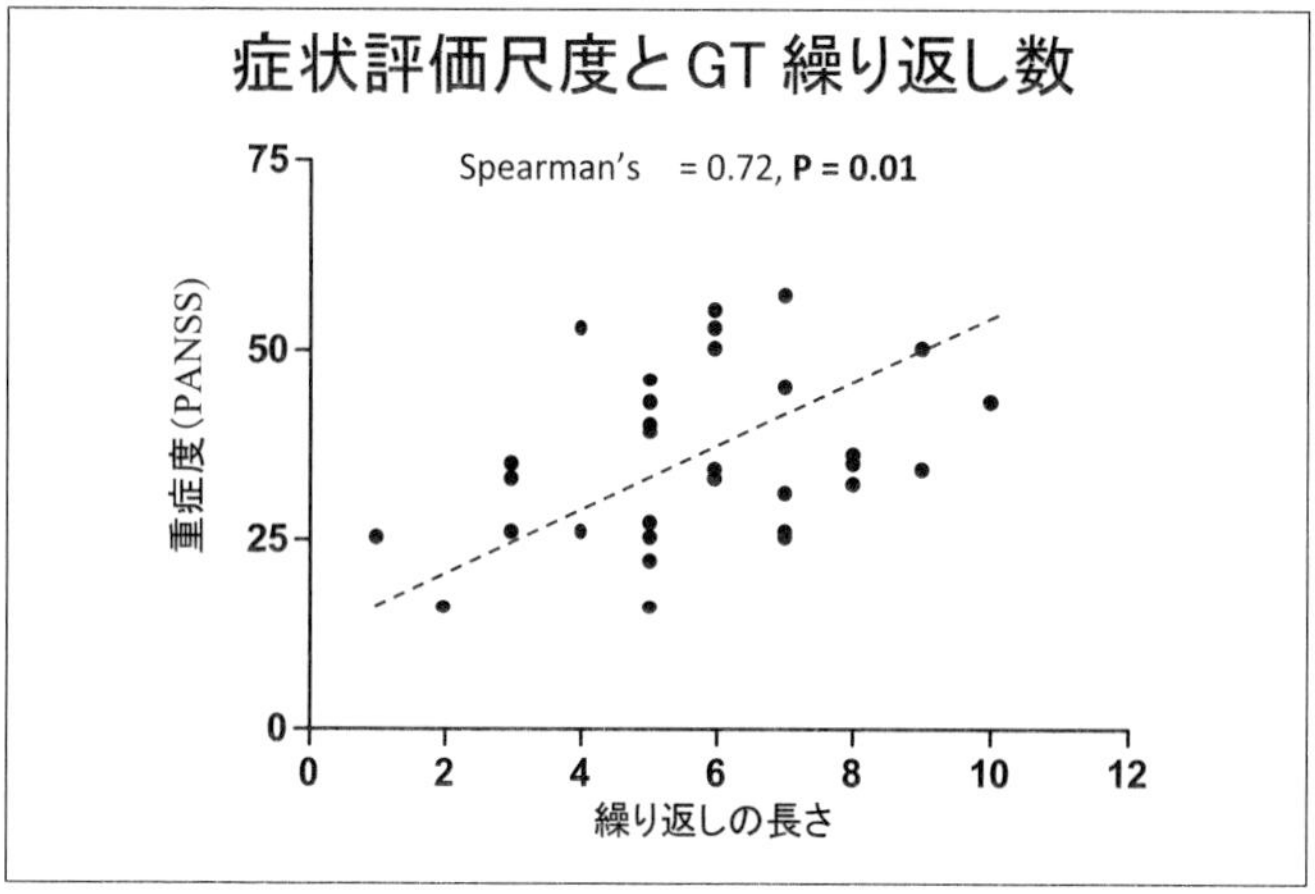

図6－9

転写活性を抑制していました。死後脳の解析をしたところ、ＮＭＤＡ受容体の密度は繰り返し数と負の相関が認められました。臨床症状の重症度は、Ｇ、Ｔの繰り返し数と相関しました。つまり、繰り返しの長い人は転写活性が低く、その結果ＮＭＤＡ受容体がより少なく、少ない人ほど臨床症状も重かったという結果が得られました。遺伝子の関連が、試験管、死後脳、臨床症状とつながりました。

　第三章でセロトニントランスポーター遺伝子の多型とうつ病の関係についてご紹介しました（79ページ図3-2参照）。

　この多型と生育歴を調べた研究もあります。幼児期の生育に問題がなかった人、多少幼児期の生育歴に問題があった人、生育歴に重大な問題があった人と三つに分けて解析しています（図6-10）。ＬＬ型の人（セロトニントランスポーターが十分にある人）は、生育

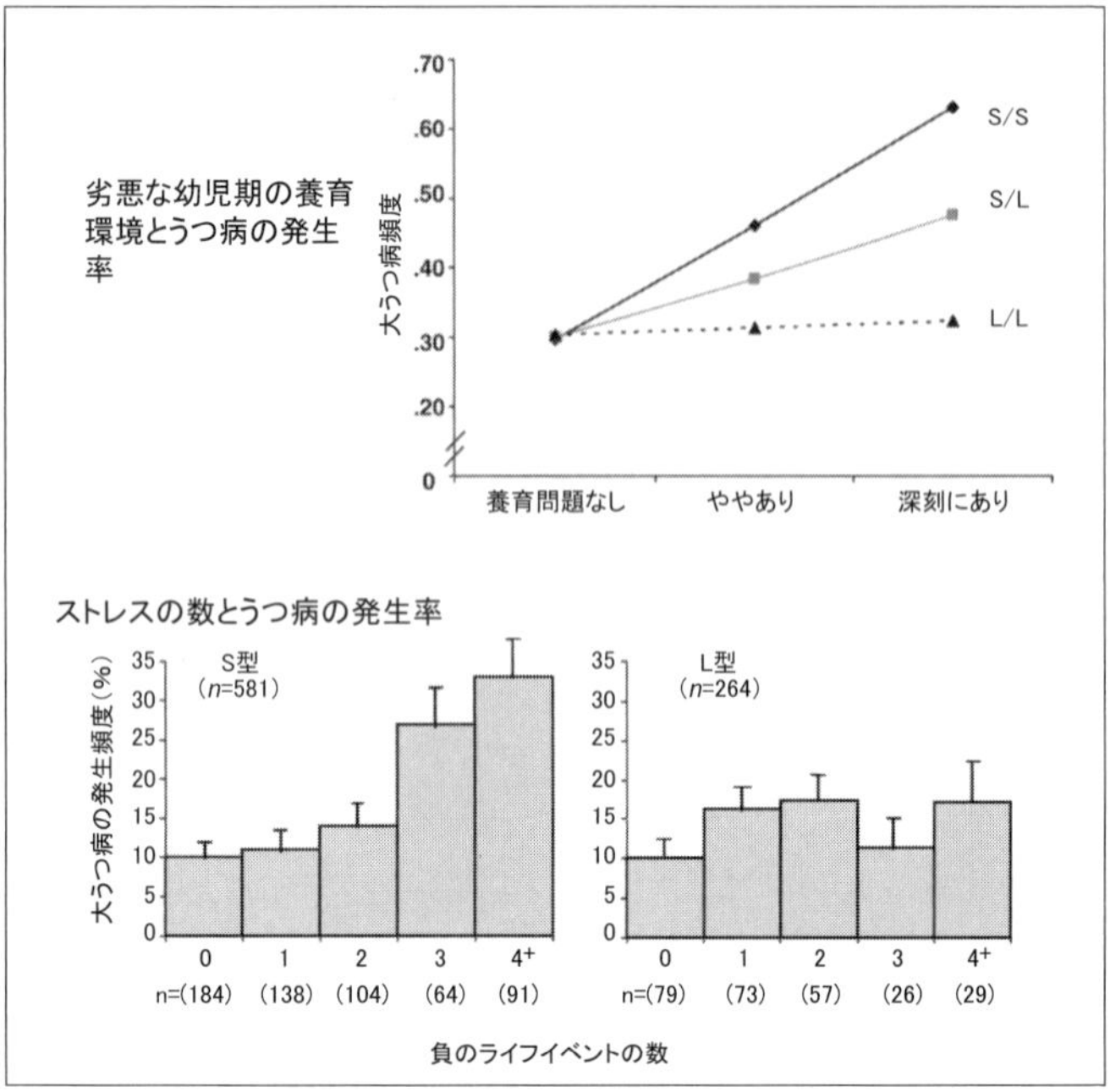

図6-10

歴の問題の重度にかかわらずうつ病の発生率に差がありませんでした。それに対して、両親からＳ型を引き継いだＳＳ型の人は、幼児期の体験の問題の重症度が増すにつれて、うつ病の発生率が上昇していました。片親からＳ型、片親からＬ型をもらったＳＬ型のヘテロのタイプの人はＳＳ型とＬＬ型の人たちの中間くらいのうつ病の発生率を示しました。セロトニントランスポーターをたくさん持っているか、足りないかによって、幼児期の体験がうつ病の発生率に影響した可能性を示しています。

幼児期の体験とうつ病の発生の関連に加え、成人期の体験との関連も研究されています。成人になってからのストレスの数、たとえば、離婚とか、会社の倒産といった、負のライフイベントの数が一つの人、まったくない人、二つ三つ四つと重なっていった人についても調査されました。S型（セロトニントランスポーターが十分量ない）の人は、ライフイベントの数が増えていくにつれて、うつ病の発生が増していました。それに対して、L型の人は、ライフイベントの数とうつ病の発生率はあまり関係していませんでした。

「精神疾患は遺伝ですか？　環境ですか？」という質問をよくいただきますが、こういった論文によれば、遺伝も環境も両方とも関係していることを示しています。また、幼児期の体験と成人以降の体験も、両方が関係していることも示されています。

環境がＤＮＡにも影響するという報告もあります。ＤＮＡの二重らせんが一本鎖に開かれると、メッセンジャーＲＮＡにＤＮＡの配列が写し取られ、アミノ酸が合成されます。

ＤＮＡの塩基配列は四種類（Ａ、Ｔ、Ｇ、Ｃ）ありますが、主にＣの部分にメチル基がつく（メチル化）と、ＤＮＡからＲＮＡに写し取られる行程が抑制されます。ＤＮＡが二重らせんの状態ではクロマチンというタンパクと固く結びついています。この状態ですと、ＤＮＡからＲＮＡが写し取られず、ＤＮＡの上に情報があっても、それはアミノ酸として合成されません。メチル化されていると、ＤＮＡとクロマチンの結びつきが維持されて、ＤＮＡの情報がＲＮＡに写し取られません。

一方、メチル化されないＤＮＡは、クロマチンとの結合がゆるいため二重らせんがほどけて、Ｒ

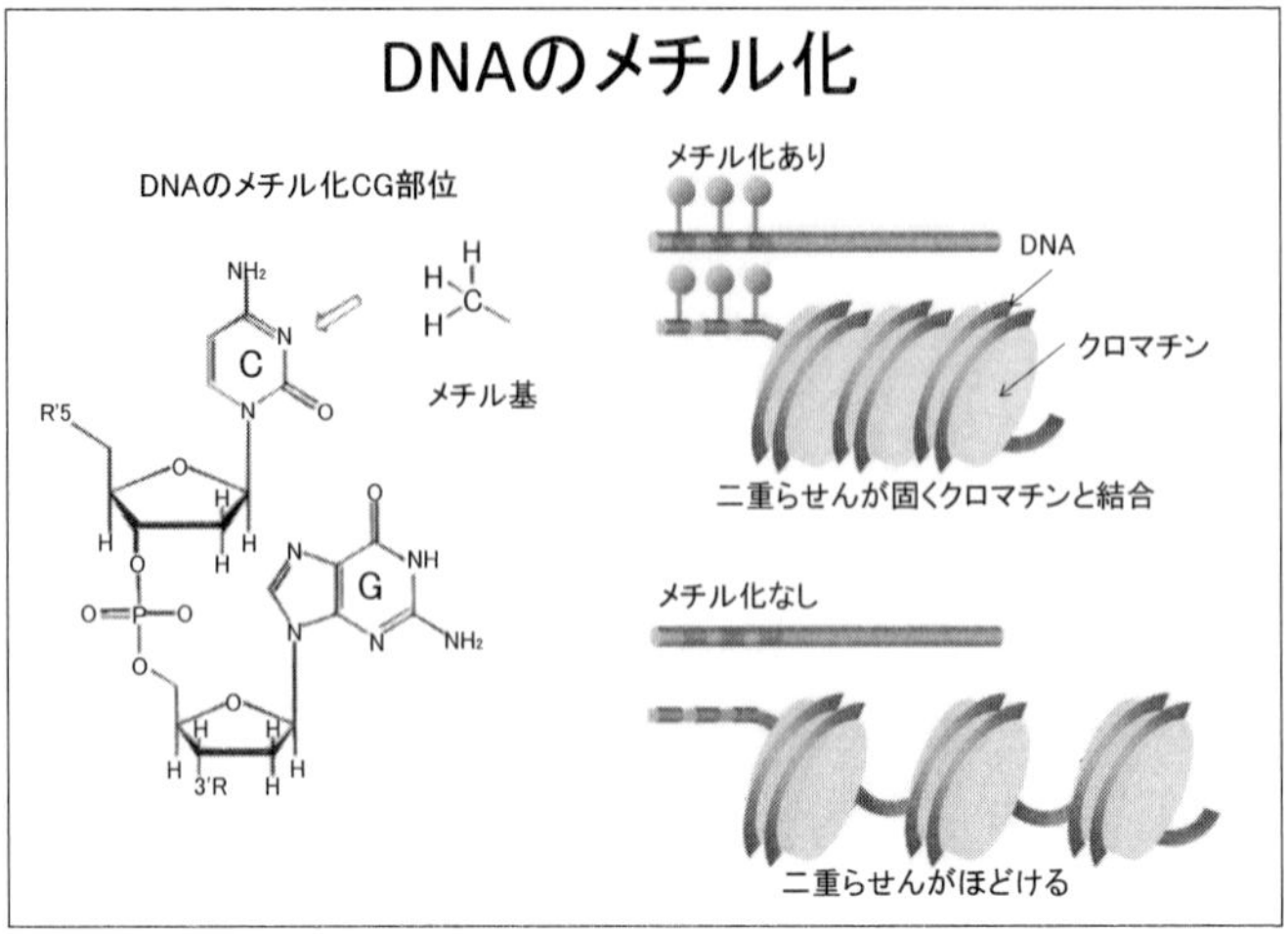

図6-11

NAを介してアミノ酸が合成されます。

子どものマウスに、なめたり毛づくろいをして子育てをよく行う親マウスと、子育てをあまりしない親マウスの比較をします。ストレスが加わったときのストレスホルモンとして、副腎皮質ホルモンがあります。副腎皮質ホルモンの受け手（受容体）の遺伝子にはCとGの配列が連続する領域があり、ここがメチル化を受けます。副腎皮質ホルモン受容体遺伝子には十五カ所メチル化を受ける場所があります（図6-12）。子育てをあまりしない親に育てられた子どもマウスの副腎皮質ホルモン受容体の遺伝子のメチル化と、子育てする親に育てられた子どもマウスのメチル化を調べます。その結果、子育てをしてもらわなかった子どもマウスは、子育てをしてもらったマウスに比べて、メチル化が多いことがわかりました。メチル化されると、クロマチンと固く結び

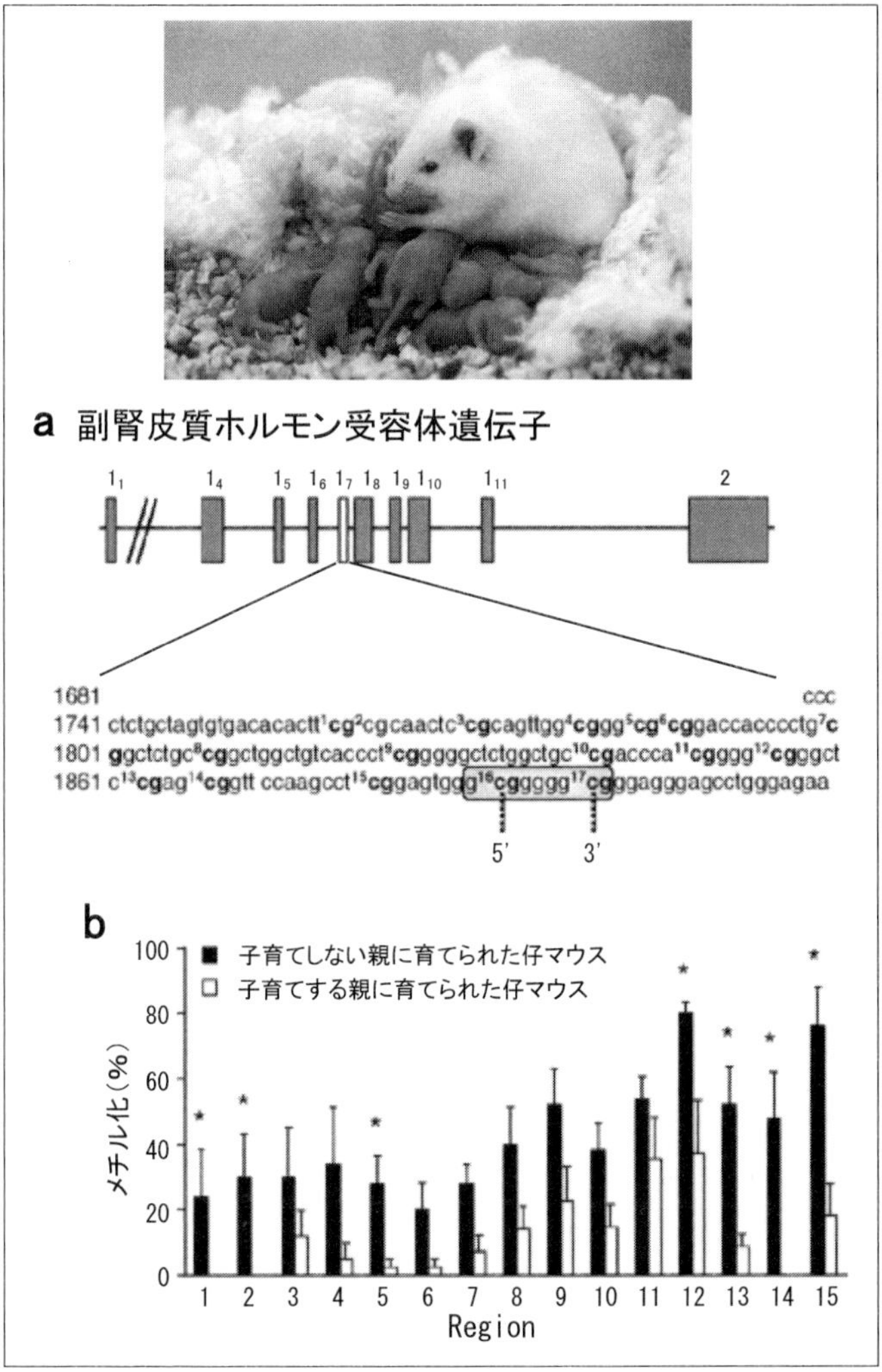
a 副腎皮質ホルモン受容体遺伝子
1₁ 1₄ 1₅ 1₆ 1₇ 1₈ 1₉ 1₁₀ 1₁₁ 2
1681 ccc
1741 ctctgctagtgtgacacactt1cg2cgcaactc3cgcagttgg4cggg5cg6cggaccacccctg7c
1801 ggctctgc8cggctggctgtcaccct9cggggctctggctgc10cgaccca11cgggg12cgggct
1861 c13cgag14cggtt ccaagcct15cggagtggg16cgggg17cgggagggagcctgggagaa
5′ 3′
b
子育てしない親に育てられた仔マウス
子育てする親に育てられた仔マウス
メチル化（%）
100
80
60
40
20
0
1 2 3 4 5 6 7 8 9 10 11 12 13 14 15
Region

図6-12

ついてDNA上の情報がRNAを介して受容体タンパクとして転写されません。その結果、子育てをしてもらわなかった子どもマウスに比べて、子育てをしてもらった子どもマウスは受容体がたくさん作られていました（図6-13）。子育てをしてもらわなかったマウスは、メチル化の影響で副腎皮質ホルモン受容体の量が少なくなっていました。

さらに、この子どもマウスが成長してから、ストレスをかけたときのストレスホルモンの量を測りました。二十分間ストレスをかけると、副腎皮質ホルモンが上昇します。ストレスを解除すると、ストレスホルモンが減っていきます（図6-14）。子育てをよくしてもらった子どもマウスは、ストレスをかけてもあまり副腎皮質ホルモンが上昇しませんでした。しかし、子育てをしてもらわなかったマウスは副腎皮質ホルモンが上昇しました。また、子育てをしてもらわなかったマウスに抗うつ薬を投与すると、ストレスをかけたときの副腎皮質ホルモンの量が子育てをしてもらったマウスの量まで低下していました。

劣悪な生育環境では、副腎皮質ホルモン受容体遺伝子がメチル化されて、将来受容体量が不足するということが、マウスの実験でわかりました。受容体量の少ないマウスは、ホルモンがたくさん来ても受容体のシグナルが少ないままなのでフィードバックがかかりにくく、ストレスで過剰な副腎皮質ホルモンが出るということがわかりました。過剰な副腎皮質ホルモンに慢性的に曝露《ばくろ》されるとうつ病にかかりやすくなるという報告もありますから、生育環境が遺伝子のメチル化を介して成

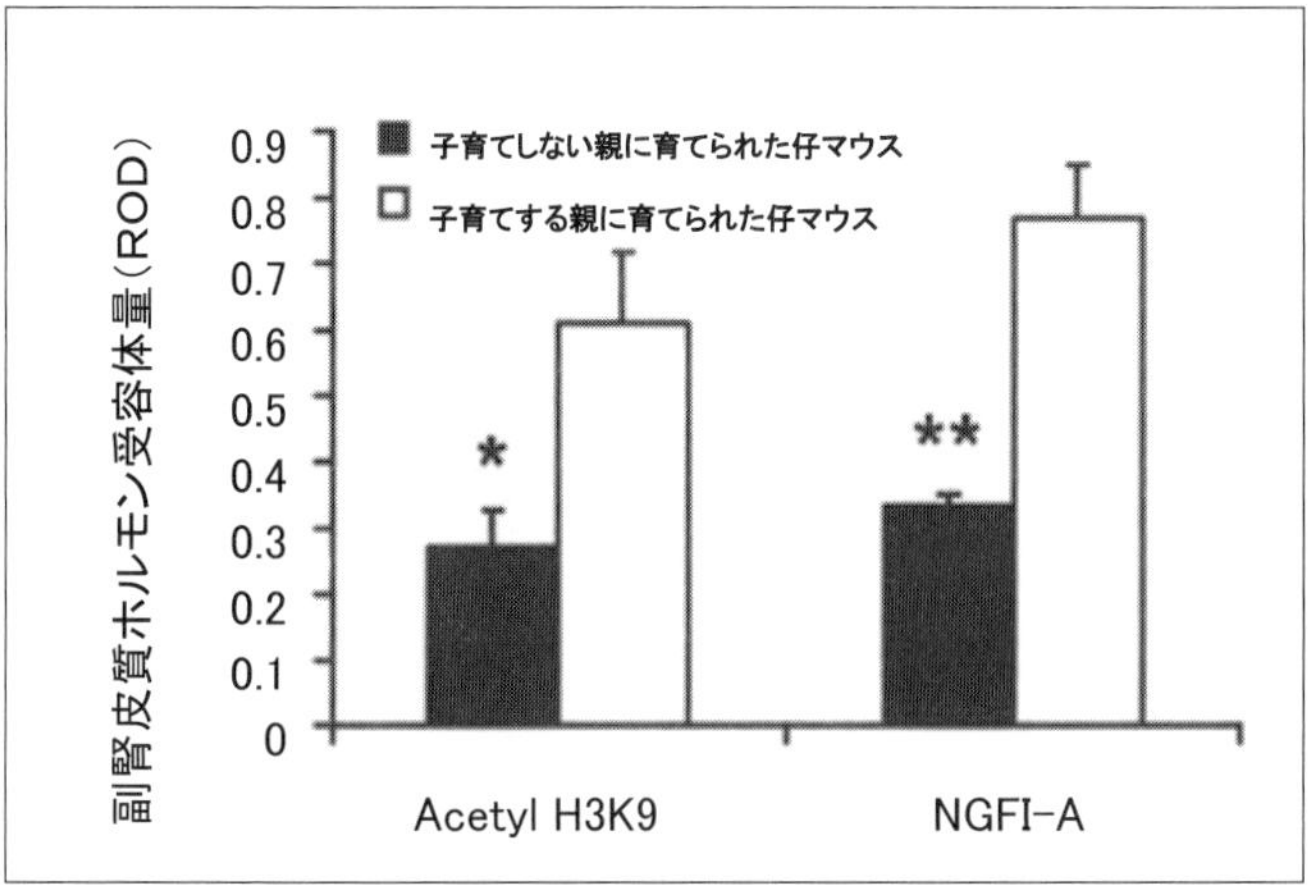

副腎皮質ホルモン受容体量（ROD）
0.9
0.8
0.7
0.6
0.5
0.4
0.3
0.2
0.1
0
子育てしない親に育てられた仔マウス
子育てする親に育てられた仔マウス
*
**
Acetyl H3K9
NGFI-A

図 6 -13

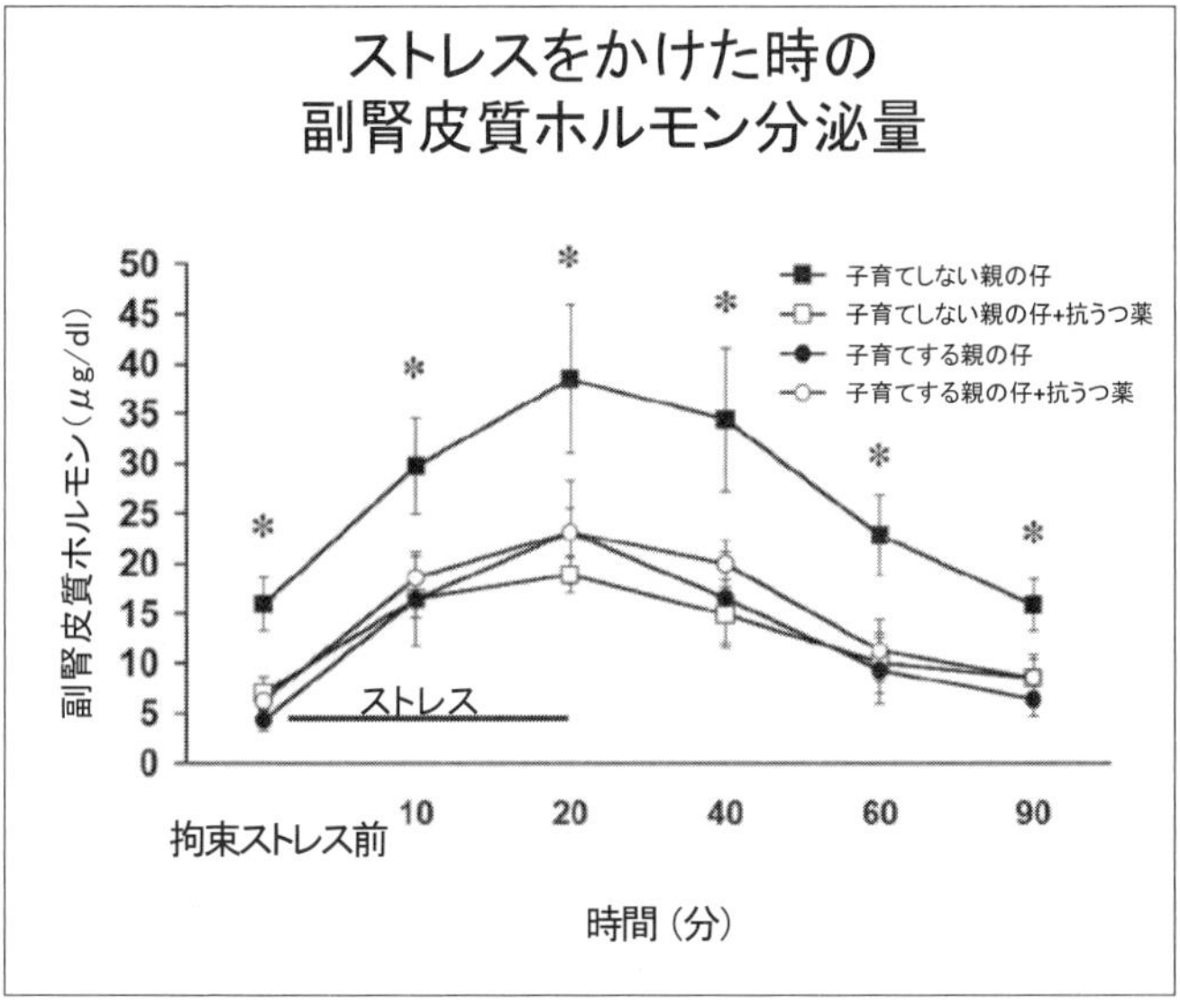

ストレスをかけた時の
副腎皮質ホルモン分泌量
副腎皮質ホルモン（μg/dl）
50
45
40
35
30
25
20
15
10
5
0
子育てしない親の仔
子育てしない親の仔+抗うつ薬
子育てする親の仔
子育てする親の仔+抗うつ薬
ストレス
拘束ストレス前
10
20
40
60
90
時間（分）

図 6 -14

人してからのうつ病のメカニズムに影響した可能性も考えられます。遺伝子と環境は、このように互いに影響し合っています。

第七章

アメリカ留学
──初めて外国人になってみて

私は、一九九七年〜一九九九年まで二年七カ月、アメリカに留学しました。私は医者になってから二十四年間、あるときは常勤で、またあるときは非常勤で、臨床と接点を維持するよう努力してきました。現在も週一日ではありますが、松沢病院で臨床をお手伝いさせていただいています。しかし、この二十四年の中で、留学中の二年七カ月だけは、臨床から離れてしまいました。アメリカで医療行為ができる試験があって、一応受けたのですが落ちてしまったために、アメリカでは一切医療行為はできませんでした。一定期間臨床から離れたことが、今から振り返ってみると良かったなと思えるようになりました。それは、医学部以外の基礎系の学部出身の人たちと同じ土俵で、二年七カ月どっぷり研究をしてみて、そこで自分の限界みたいなものもよく知ることができたからです。

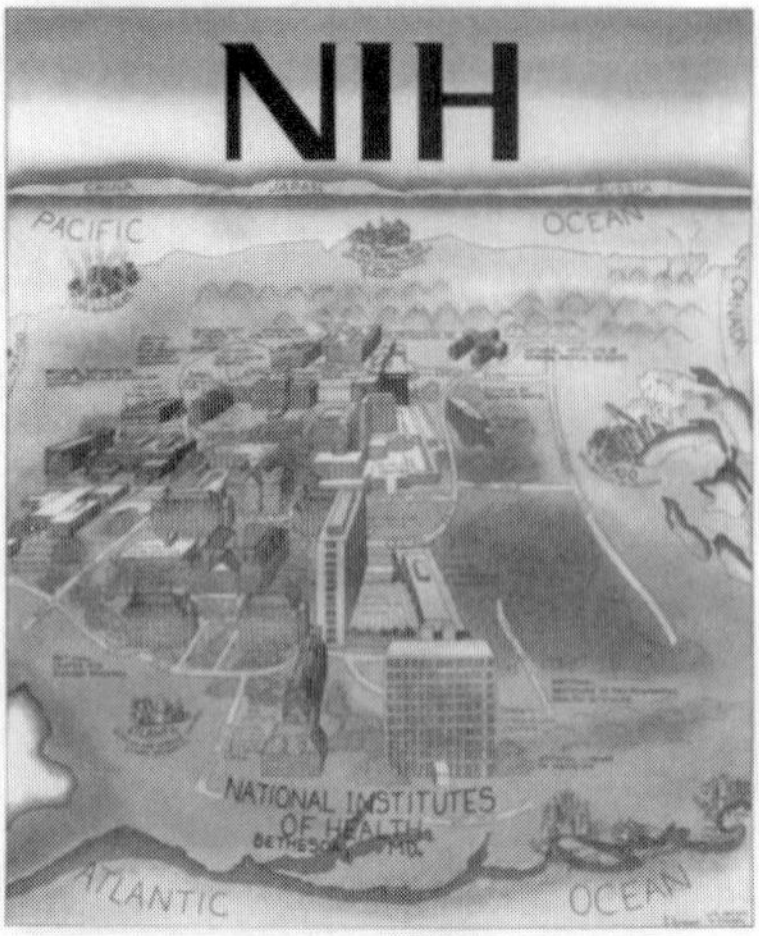
NIH
PACIFIC
OCEAN
NATIONAL INSTITUTES
OF HEALTH
ATLANTIC
OCEAN
米国立衛生研究所
東京ドーム25個分
(300エーカー)
ビル数75
科学者4500人

図7－1

その二年七カ月があったからこそ、帰国してから一層患者さんとのお付き合いを大事にするようになりました。たまたまご縁があって松沢病院の中の研究所に来たのですが、そこで豊富な臨床のフィールドを生かした研究を大切にしようと思いたったのは、アメリカでの生活があったからです。

留学した先は、ＮＩＨ（National Institutes of Health：米国立衛生研究所）です（図7－1）。アメリカ全体に科学予算を分配するようなアメリカのサイエンスで重要な役割を担った特別な研究所です。東京ドーム二十五個分（三百エーカー）の敷地があり、ビルが七十五棟、科学者が四五〇〇人という一大研究所です（図7－2）。

私は埼玉医科大学を出て、東京医科歯科大学の精神科に入局しました。私の妻は医大の同級生でした。私は精神科を選択して東京医科歯科大へ行

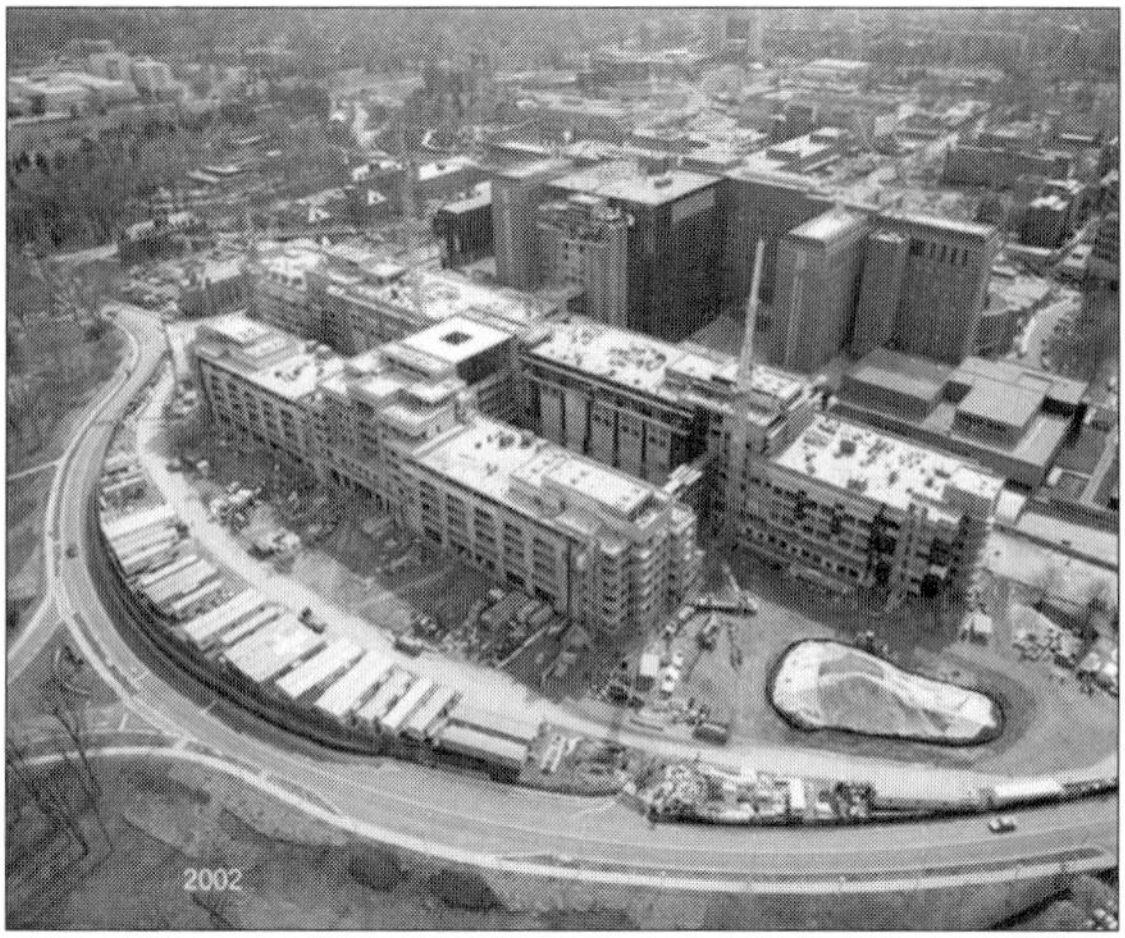

図7－2

き、妻は母校の神経内科を選択しました。

留学では一般的に旦那さんが先に渡航して、電話を引いたり、銀行の口座を開設したり、いろいろと立ち上げをするケースが多いようです。慣れない外国での立ち上げは大変なので、奥さんと子どもは日本に残って、旦那さんが足りないというものを送ったり、子どもの面倒をみて旦那さんが心配なく外国で働けるようにしているようでした。ところが、私の場合は大学の常勤として勤務している妻に内地での後方支援は期待できませんでした。妻は大学の助教を留学中休職扱いにしてもらっていたので、休職期間が始まるとすぐに、私といっしょに留学しました。

ＮＩＨは研究室の総合デパートですので、神経内科関連の研究室も、精神科系の研究室もあります。ビルが七十五棟もありますから建物は違うかもしれないけれど、同じアパートに住んで両方のビルに通勤することが可能だろうと考え、かなり早い段階からNIHの複数の研究室に留学を打診していました。結婚してすでに長男が生まれて子育てが大変なのところへ、私は筑波、医科歯科、東大と転勤が続き、妻も大学で臨床と研究と教育に携わっていましたので、家庭生活とは名ばかりのキャンプ暮らしのような毎日でした。留学中くらい職場近くに住んで日本にいるときよりもまともな生活をしようという期待もありました。

九六年にNIHのジョージ・ウール教授の面接を受けました。私はドーパミン受容体の研究をしていましたので、ドーパミン関連の研究をしている学者を調べて、その中でNIHにいる人をリストアップしました。アメリカで毎年行われる二万人以上のニューロ・サイエンティストが集まる北米神経科学学会という巨大な学会で、ウール博士が面接を提案されました。学会場で面接をして、翌年から来なさいということになりました。

ちょうどウール博士の研究室には、曽良《そら》一郎《いちろう》先生（現在は東北大学教授）がいらっしゃいました。彼は、アメリカに九年も留学していました。九年の後半をジョージ・ウール博士のところにいたので、学会場での面接のときも同席してくださいました。学会場のワシントンDCからウール博士の研究室があるボルチモアまで車で一時間くらいです。曽良先生の車に乗って、ボルチモアでアパートの下見を何カ所かさせていただき、アパートも決めておいて、翌九七年に留学しました。

NIHはワシントンDCにあります。分室がボルチモアにあり、その分室にジョージ・ウール博士の研究室がありました。事務的な手続きは車でワシントンDCの本部まで呼び出されることもありましたが、普段の研究と生活は主にボルチモアで送りました。

ジョンズホプキンス大学は、ボルチモアにある由緒ある大学です。分院が本院から車で十五分くらいのところにありますが、ウール博士の研究室は分院のベイビュー・キャンパスにありました。シャトルバスが本院と分院の間を二十分おきに往復していました。当時DNA配列の解読を本院でやってくれるサービスがあったので、DNAを分院の研究室で調整すると、シャトルバスに乗って本院まで出しに行っていました。分院は海が臨める丘の上にあったので、ボルチモア湾が眼下に広がってとても美しいところでした。キャンパス内にアドルフ・マイヤーという精神医学者のいた由緒ある精神科の病院もありました。マイヤーの研究室には、明治時代に長崎大学初代教授の石田昇《いしだのぼる》先生が留学されていましたが、ご自身が統合失調症になってしまいました。同僚のドイツ人を射殺してしまう痛ましい事件を起こしてしまいます。これは精神医学会では長く封印されていましたが、秋元波《あきもとは》留《る》夫《お》先生がご著書で詳しくお書きになり、広く知られるようになりました。私はマイヤーのいた病院を見て石田昇先生のことを想い、感慨深くベイビュー・キャンパスで過ごしました。

まず立ち上げでは、電話を引き、銀行口座を開設し、自動車や家具を購入しました。渡米前に半年くらい英語学校へ通いましたけど、いざ渡米してみると英語が思うように話せず大変でした。しかも、小さい子どもを連れて、慣れない英語を使いながら立ち上げをやるというのは大変なことだということを痛感しました。

九七年四月十八日、午後七時成田発の便で飛び立ちました。十三時間後、四月十九日、日付が変わってボルチモアに着きました。アナウンスがあって、窓から下を見ると旋回しながらボルチモアの街が見えてきて、とても興奮しました。さあ、ついにアメリカ大陸へやって来たぞ、一旗揚げてやるぞといった気分が高揚してきました。もちろん、不安がなかったと言えば嘘になります。英語をどうしようとか、二年間でまったく論文が出なかったらどうしようとか。考えたらきりがないことがいっぱいありました。

最近、若い人たちが留学しないという傾向が心配されています。おそらく、この傾向は精神論の問題ではないと思います。当時は、リスクを背負ってでも一回は外国生活にチャレンジしても、社会的に致命傷を負うような心配をしなくてもいい構造的な違いが存在したような気がします。私は政治家でも文科省の関係者でもないので、留学が可能となるような具体的処方箋を持ち合わせていません。ただ、私が留学で経験したことを、次の世代の人に伝えることで、精神論と別の次元で可能性を見出す人が出て、外国生活へ挑戦してくれたらいいなと思っています。

到着した日はボルチモアの空港に曽良先生が迎えに来てくださっていて、車でホテルまで送ってくださいました。ホテルは一週間くらい住むつもりで準備してきました。

翌二十日も曽良先生がホテルまで迎えに来てくださり、アパートの管理事務所へ行きました。曽良先生が前もって手続きをして、私が二十四日から入居できる仮契約をしてくれていました。ところが、管理事務所へ行ったら内装の工事が終わっていないので二十四日は無理だと言われました。ひどいなと思いながらも、私はホテルに籠城する覚悟を固めました。しかし、曽良先生は、黙って引き下がってホテル代を余分に浪費するなどという選択をされません。約束が違うではないか、手付金も払ってあるのだと、激しく抗議されました。日本人からすると、喧嘩をしているのかなと思うような議論に見えました。結局、事務所は二十三日に入れるようにすると約束して、なおかつ四月分の家賃を払わないでいいというところまで、曽良先生が交渉してくださいました。今から考えれば、アメリカではあたり前のことだったのかもしれませんが、議論をして、少しでも有利な交渉結果をもぎ取ってくるのは、到底渡米二日目の私にはできませんでした。九年もいた曽良先生だからできたのだろうと思います。

ソーシャル・セキュリティナンバー（ＳＳＮ）という国民背番号のようなものがアメリカにはあります。それがないと銀行の口座も作れないし、運転免許証も取れませんし、あらゆる公的手続きに必要になります。翌二十一日には、ＳＳＮを取得するために、曽良先生がまた役所まで車で連れて行ってくれました。ところが、私がビザを出し、パスポートを見せて、ソーシャル・セキュリティナンバーが欲しいというと、役所の窓口職員は大学へ行って証明書をもらって来いと言い始めるわけです。大学で証明書をもらう話は聞いていなかったので、どうしたらいいのだろうと、そこで詰まってしまいました。見かねた曽良先生がさっと割って入って、私のビザを見せながら早口で担当者と議論されました。私はJ1という就労のビザだったのですが、担当者の勘違いで、学生ビザと間違えていたことが判明しました。NIHが発行した就労に関する書類を曽良先生が提示しながら議論を進めると、ようやくソーシャル・セキュリティナンバーが下りました。

一日目と二日目だけで、私は先行き不安になってきました。この後家具を買いに行くと、配達すると言われた日に家具が来ないので、床にタオルを敷いて親子三人で寝るはめになりました。また、電話を引こうと事務所へ行くと、手付金を払いに行けと言われて、住所をもらって現場へ行ったら、支払所はなくマクドナルドが建っていたこともありました。渡米一週間くらいでヘトヘトになってしまいました。もちろん、私の英語力が不足していて、言われたことを取り違えたこともあったと思いますが、今考えても、それだけではなかったような気がしています。日本のように何事も規則通り、時間通りということがなくて、さまざまな対応が担当者によって変わったり、その場の条件で一貫性なく変えられていたりしたような気がします。

一週間で、これはすごいところに来てしまったと思いました。しかも息子は三歳ですから、私と妻がきりきり舞いしていると、雰囲気を察して完璧に赤ちゃん返りをしました。おむつはとれていたはずなのに、またおもらしを始めました。ごはんも自分で食べなくなってしまうので、スプーンを口へ運んで食べさせるようになってしまいました。

国際免許証を日本で取得していきましたが有効な期限は限られているので、メリーランド州の運転免許を取得する必要がありました。学科試験も全部英語ですから、その日本語訳したアンチョコを留学している日本人仲間からもらってきて妻と一生懸命覚えました。ウール博士からは、早く研究室へ出て来てプロジェクトの相談をしようと言われて、英語で頭が混乱しているところへ、ソーシャル・セキュリティナンバー取得で手間取ったり、電話が引けなかったり、家具が来なくて床で寝ていたりとか、大変な思いをしました。

なるほど、先輩たちが妻子を置いて自分一人でまず渡米するのはこういうことだったのかと思い知りました。精神的に余裕がなくなっていますから、子どもにもあたってしまうことさえあり、これは小さい子どもを連れて来るべきじゃなかったなと、そのとき思いました。

アメリカは多民族の国だと言われていながら、意外と住む場所によって特定の人種が固まっているような印象を持ちました。ボルチモアには、ボニーリッジという小さな町があります。ボニーリッジは日本人が固まって住んでいて、米国暮らしのために日本語で書かれたマニュアルがあったり、運転免許問題のアンチョコが出回っていました。また、ボニーリッジからジョンズホプキンスのお医者さんにかかるときには日本語の通訳がついてくれたという話も聞いたことがあります。

前の年に下見をしたときに、ボニーリッジも見に行きました。しかし、あまりにも日本人が多かったので、せっかく留学をするのなら冒険してやれと思って、ホワイトマーシューという、ボニーリッジから車で二十分くらい離れた東洋人がいない町にあった、アパートを契約したのです。

勇んでホワイトマーシューに住みましたが、結局日本人留学生にずいぶん助けられました。ジョンズホプキンスに、妻の医局の先輩が留学していて、私たちがタオルを敷いて寝ていると聞いて、布団一式持って訪ねてきてくれました。子どもを保育園に預けるためには、米国で定められた予防接種を小児科で受けなければならず診断書も必要となります。ところが、小児科へかかるために必要な保険がなかなか取得できず、子どもが預けられないので、私と妻が交互に家で子守をしていました。これでは仕事にならないと思っていたら、曽良先生の奥様が私たちの長男を預かってくれて、なんとか研究を始めることができました。

ジョージ・ウール教授のラボには二十人近い人が研究をしていましたが、アジア人が三分の二もいました。日本人は妻と私と曽良先生だけで、後は中国の人たちです。多くは天安門事件のときに、米国に逃げてきたという人で、高い学歴と、大陸の気質なのか、チャレンジ精神が旺盛でした。米国ではアジア人の顔を見るとなんとなくホッとしてしまうのですが、中国の人たちは非常にたくましく、同じアジア人でもだいぶ違うと思いました。SSNの取得やアパートの契約場面のように、おどおどしていると適当にあしらわれてしまうような場面でも、中国の人たちは絶対に引き下がりませんでした。

アメリカは日本のような国民皆保険はないので、民間会社の保険に入ります。しかし、その民間の保険会社は、余計なお金は払いたくないのではないかと思うくらい、不親切でした。子どもがいるので頻繁に小児科へかかります。そのたびに保険会社から身に覚えのない請求書が入っていたり、やっていない検査項目が請求されたりしました。保険会社に電話して、こういう検査をしていないというと、ものすごいスピードの英語で反論されて、ほとんど聞き取れませんでした。息子の学校の先生や、研究機器のサービスセンターなどは、外国人にもわかるようにゆっくりと話してくれましたので、保険会社の窓口は意図的に外国人に不親切だったような気がしてなりませんでした。大体私はうまく話が通じなくて、泣く泣く余計なお金を払わされたこともありました。しかし、中国の留学生は決して引き下がりませんでした。妻と一番仲が良かったシャオ・フェイという中国の女性が、保険会社から小児科の診療費で余計なお金を払わされそうになって、保険会社に電話をしているところを目にする機会がありました。どうも保険会社の対応は不誠実だったらしく、中国語のアクセントの英語で猛然とまくしたてていました。あなたでは解決しないから、ドクターと直接話をさせろと言い始めました。唖然として見ていると、保険会社はドクターが休暇中だと言い逃れたようで、それなら休暇先を教えろ、そこへ直接電話をかけるときっぱりとした口調で言っていました。結局、保険会社は折れたらしく、払わないで済んだようでした。二年半アメリカにいて、中国の友達がいっぱいできました。いま日本では、いろいろな報道で中国に関しては、さまざまな感情をお持ちの方がいらっしゃるかもしれません。そういった報道や加熱する議論などがおきても私は個人的に信頼関係を築けた親しい友人の顔を思い浮かべることで、感情的にならず冷静に事実関係を確認できているような気がします。

私は、ヴィー・チェンという中国男性と、二人三脚で同じテーマの実験をしていました。妻は医局の都合で先に帰国しました。米国に一人残った私はヴィー・チェンの家に泊めてもらって、留学生活の最後の何カ月かを二人で生活しました。彼と二人で生活して、互いにプライベートな話をしたり、人生観や価値観、理想など、夜を徹して話したこともありました。そうした経験のおかげで、少なくとも、大陸の人たちにもいろいろな意見の人がいることが、ある程度わかるようになった気がします。

留学すると、多少被害妄想みたいなものが出たこともありました。自分が、アジア人だからバカにされているのではないかとか、日本人だからそういうことをふっかけてくるのかなとか思うことがありました。もしかしたら、被害妄想ではなく一部は本当に人種差別的な事実もあったのかもしれません。試薬の発注のとき、白人が注文した場合と比べて、私や妻が注文したものがなかなか届かないことがありました。ラボ内で発注の窓口になっている白人女性に抗議をすると、当然それまで通じていた英語が、抗議のときだけ私の英語のアクセントが聞きとれないと言い始めるのです。スティーブ・キンゼイというテクニシャンの若い白人男性が、いつもITOKAWAの英語は俺にはよくわかると言って、その白人女性にオーダーをさせるようにしてくれました。

二番目の息子がアメリカで生まれました。アメリカで出生すると、アメリカ国籍をもらえるので、スティーブに許可を得て、ステファンというミドルネームを息子につけました。二男が少し大きくなってからスティーブおじさんだよと、彼に息子を見せました。彼が私の二男を抱っこしてくれたときには感無量でした。

ある特定の民族に好ましからぬ情報が流れることがあったとしても、その民族に一人でも親しい友人がいると、情報のバイアスに気づけたり、全員がそうではないということを信じることができるような気がします。白人からひどいことをされたと述べましたけれど、同じ白人のスティーブがこれだけ誠実だったから、白人にもいろいろな人がいるのだなと考えることができます。留学すると妙に国粋主義的になる人もいますが、いろいろな人と接するチャンスが大切だと思います。いろいろな人種がいて、日本人にも外国人にも不親切な人がいるのと同じように、白人の中にも不親切な人も、そしてスティーブのように親切な人もいると考えることができる、そういう多様性をある程度認めることができたというのはいい経験でした。

ホワイトマーシューのアパートのリビングは、十五畳くらいの広さがあったと思います。米国では、子ども一人につきベッドルームを一つ多くしなくてはいけないという法律があります。うちは息子がいたので、ベッドルームが二つ必要でした。この十五畳のリビング以外に、日本からは想像もできないような十畳くらいのベッドルームが二部屋もついて、大きい食器洗い機や、家具も全部備え付けで、家賃は八百ドル（約八万円）です。ボルチモアの市街まで車で十五分くらいですから、東京で言えば、成増とか、赤羽あたりでしょうか。それを八万円で借りられて驚きました。

日系二世のジム・サカモトという知り合いがいました。私は母が病弱だったので、父の姉が私の面倒をよく見てくれました。伯母は横田の空軍基地に勤めていて、そのときの上司がジム・サカモトでした。彼はアメリカ兵として日本に駐留しました。私は小さい頃は伯母に連れられてよくベースキャンプに遊びに行きました。日系二世ですから、アメリカ人のアクセントは多少ありますが、日本語が話せます。小さい頃かわいがってもらったので、私は留学したときにジム・サカモトを訪ねました。娘のスザンヌさんがボルチモアに住んでいたので、ジム・サカモトが時々ボルチモアへ来られていました。スザンヌさんの旦那さんは空軍の将校でした。ちょうどクリントン政権が、アフガニスタンにトマホークミサイルを撃ち込んで戦闘状態になっていたときです。ジム・サカモトのお嬢さんのご夫婦の家に遊びに行って、食事をしていたら、現役の空軍の将校であるスザンヌさんの夫が、この戦争はおかしいと、公然とクリントン大統領を批判し始めるので、私はびっくりしました。まさに米国は戦時下なわけです。現職の空軍の将校がその軍事作戦を外国人の私に向かって、おかしいと言うことができることに驚きました。

当時、モニカ・レヴィンスキー事件もありました。国の研修生（レヴィンスキー）とクリントン大統領が執務室で不倫関係にあったというので、野党がものすごく追及していました。最後は大陪審で証言までしなくてはならないということになった事件です。クリントン大統領がトマホークミサイルを発射させた日が、その大陪審の証言の前日だったのです。朝、テレビをつけたら、ブレイキング・ニュース（緊急放送）と大きな字幕が出ていて、それまで毎日クリントンとモニカ・レヴィンスキーの不倫関係を放送していたテレビは戦争一色の報道になりました。それを見た瞬間に、アメリカは怖い国だなと思いました。この国は、大統領が自分の追及を逃れるために戦争を起こすことさえありうるのかと思ったのです。ところが、翌日には『ＵＳＡトゥデイ』に今回のトマホークの空爆に関して、「大統領が国民の目先をかわすためにやったと思いますか？」というアンケートの結果が一面に大きく出ているのです。こちらの常識では考えられないような国でした。現役の空軍将校が戦争を批判したり、クリントンが大陪審の前日にトマホークミサイルを撃ったかと思うと、それをわざとやったと思いますかというアンケートが新聞にでかでかと載ったり、いまだにアメリカという国はよくわかりません。とても日本とは違う国であるということはよくわかりました。

イエローストーンという国立公園があります。自然がきれいで、しかも安く泊まれました。バッファローの群れを車で横切ったり。大きなトナカイが水浴びしているのも見ました。国立公園内の宿泊施設を車で移動して自然を楽しみました。アメリカでは、車でボルチモアから数十分も走ると、小さな手つかずの自然を楽しめました。

アメリカでは子どもの誕生日をなぜかボウリング場でお祝いする習慣がありました。郷に入っては郷に従えで、私も息子のために、ボウリング場まで出かけて行って「子どものバースデーを祝いたいのだが」と言うと、店員は慣れたもので、ちゃんと予約してくれました。どういうお作法か現地で聞きながら、招待状をクラスで配ると、みんなが来てくれてお祝いをしてくれました。慣れないことを一生懸命やりましたが、毎日が充実していました。

ジョージ・ウール教授は、毎月、研究室の中の誰かの誕生日をみんなでお祝いしました。妻の誕生日もお祝いしてもらいました。こういうささやかな手作りのお祝いもアメリカらしいなと思いました。

アメリカには、B型肝炎など子どもに義務づけられたワクチンがいろいろありました。生まれてから一カ月、二カ月、四カ月、六カ月、十二カ月でどこからどこまでにどれをやらなくてはいけないかというのが決められた一覧が手に入ります。アメリカでは右手に打って、左手に打って、足に打って、口からポリオのワクチンを飲ませてと、いっぺんにやられて驚いたことがあります。当時の日本ではそんなに一度に予防接種をしないので驚きました。

保険は民間の保険がたくさんあって、保険ごとに細かく条件が異なります。どの検査を受けたら何ドル払うのか、保険ごとにどういうサービスを受けられると、一つ一つ細かい条件を書いた説明書をもらいました。ワシントンDCのNIHの本部まで行って、NIHで契約する保険の説明を受けました。渡米して二週間目くらいのときでした。英語がほとんど聞き取れない人間が、この細かい保険ごとの条件を記載した書類を前に、事細かに説明されてもよくわかりませんでした。結局、曽良先生が入っているのはどれかを聞いて、それに加入してしまいました。

グレード・ボルチモア・メディカル・センターというりっぱな病院がありました。二番目の子どもを妻はこの病院で出産しました。待合室にグランドピアノがあって、自動演奏していたり、床はふかふかのじゅうたんが敷いてあり、噴水が中庭にあって、きれいでびっくりしました。ただ、保険にすべての人が入れるわけではないのと、保険の掛け金が高額なものもあるので、誰もがこの病院に行けるわけではありません。医者も契約する保険を選ぶそうで、聞いた話では医者によっては高い掛け金の保険と契約することで富裕層を選んで診療する人もいるそうです。誰もが同じ医療を受けられ、どの医者もすべての患者を診療する日本と大分違うと思いました。グレード・ボルチモア・メディカル・センターへ入院が決まると、分厚い冊子を渡されました。冊子には、センターと契約している医者が顔写真付きで一覧になっており、専門や、医者が普段センター外のクリニックで外来診療をするらしいのですが、そのクリニックの連絡先とか、クリニックが何カ所かある場合には何曜日にはどこにいるかなどが書いてありました（図7-3）。

妻は子どもを産むので、産科のガイドというものも渡されました（図7-4）。なかには、麻酔、母乳の与え方、遺伝のカウンセリング、分娩、ＮＩＣＵ（新生児集中治療室）についてなど、いろいろなことが解説されていました。

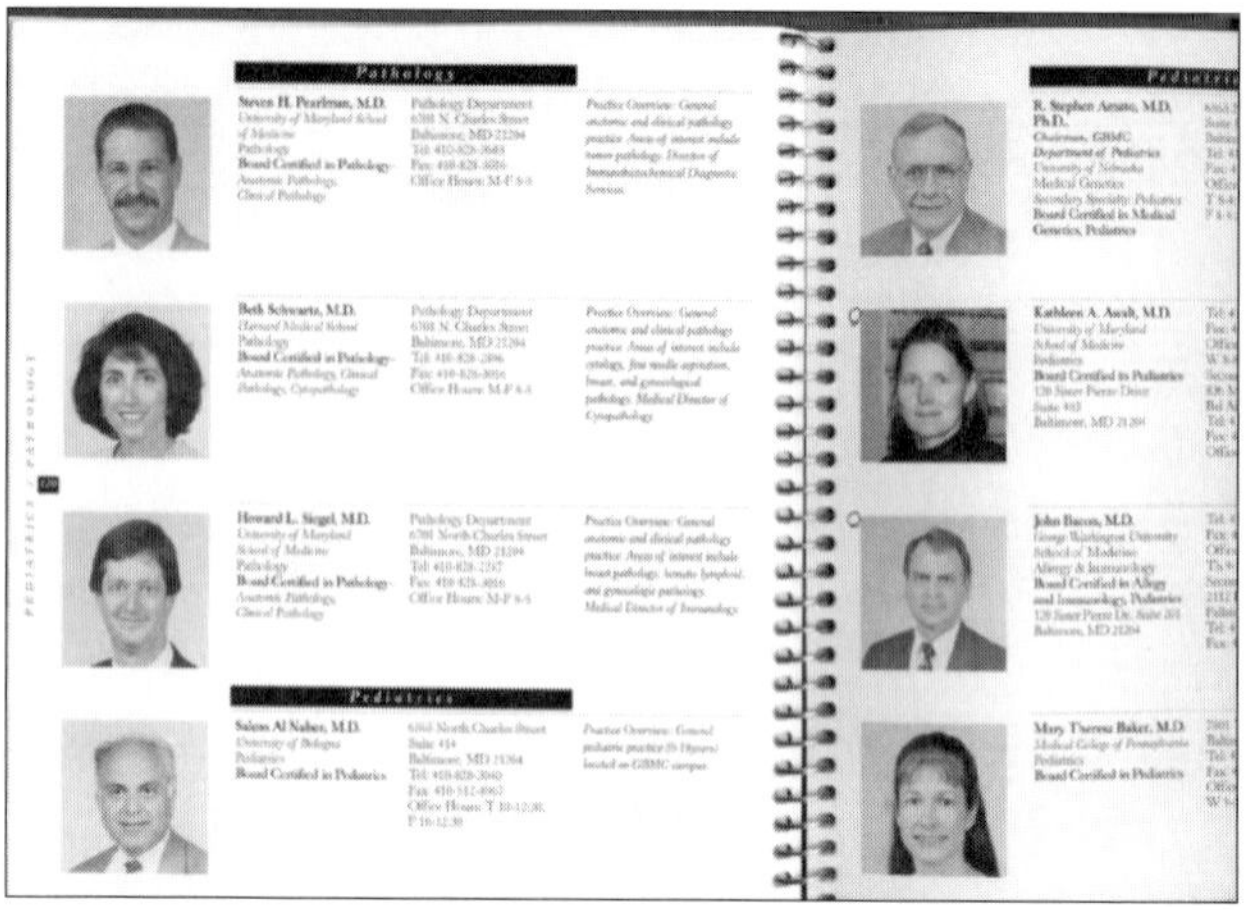
Pathology
Pediatrics

図7－3

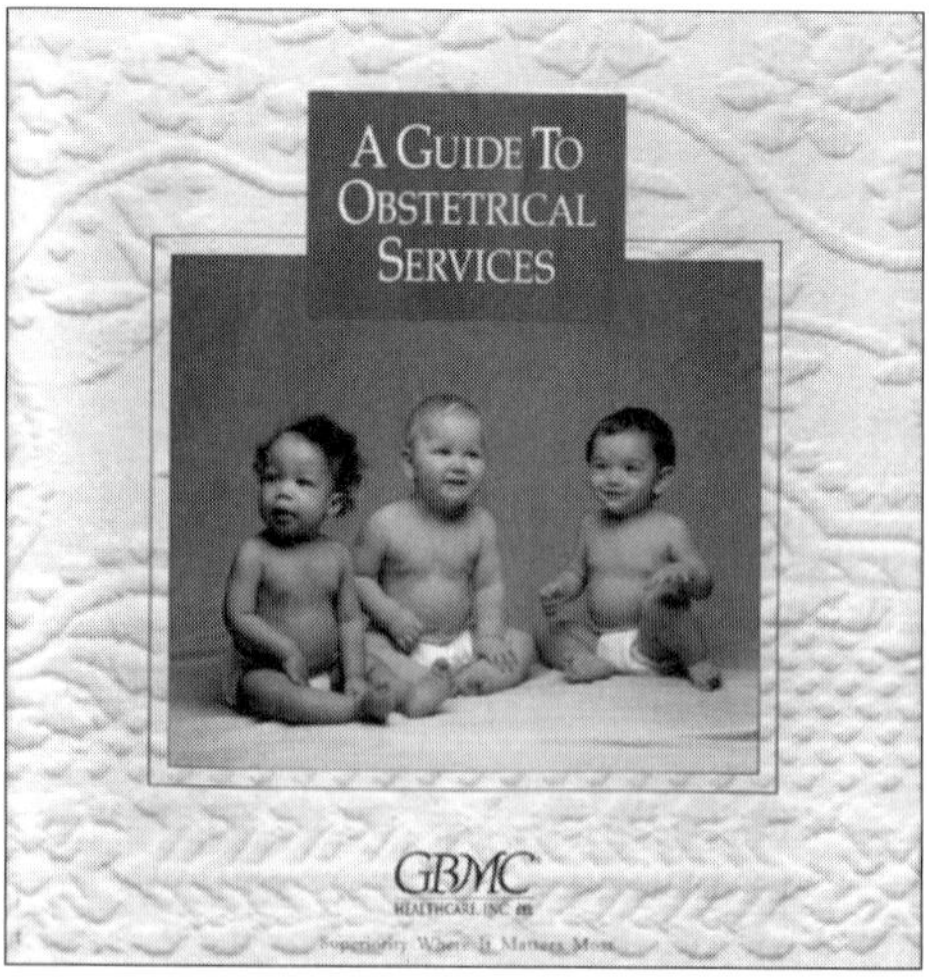
A GUIDE TO
OBSTETRICAL
SERVICES
GBMC
HEALTHCARE, INC.

図7－4

病室はホテルみたいに明るく広い個室でした。米国民ならだれもがこういうところにかかれるわけではなく、ＮＩＨで国から安定した給料をもらっていたから、こういう病院と契約している保険に入れて、その結果、こういう病院にかかれたのだろうと思います。

お医者さんによって加入している保険に違いがありました。だから、患者が加入している保険から、同じ保険と契約している医者を選んで診療をしてもらうことになります。道でお腹が痛くなったから、目の前にある医者に駆け込むということができない国だということを初めて理解しました。

日本では募金をしてもらって、日本で手術できない子どもが、アメリカに行って手術をしてもらって助かるニュースをしょっちゅう聞いていたので、アメリカはさぞかし医療先進国なのだろうと思って行ってみたら、それは一面でしかないことを知りました。中国人の友達に日本のシステムを話すと、日本は中国以上に成功した社会主義国家だと言われました。アメリカにいると本当にそうかもしれないなと思いました。

妻が通った産科クリニックの中は高額な機器がありませんでした。診察台と、血圧計みたいなものが少しあるくらいです。採血とかレントゲンは、それらを専門に行うセンターがありました。その地域のクリニックが契約していて、採血のオーダーをしてもらうと、車を運転してそこまで行って血を採ってもらいました。レントゲンはまた別のところまで運転していって、レントゲンを撮ってもらいました。また、日本では、妊娠中、毎月超音波で子どもの心拍を確認し、成長を測ったり

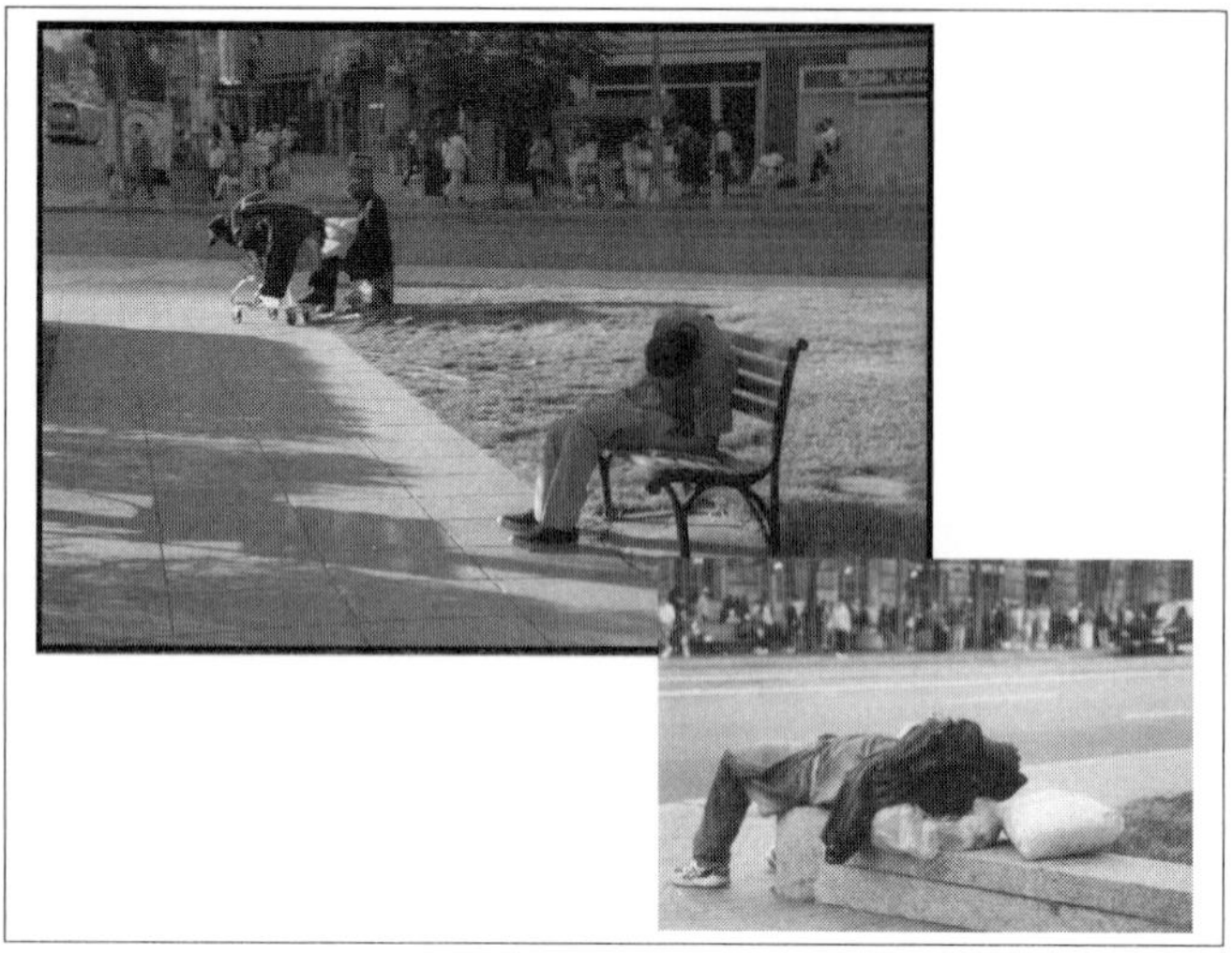

図7－5

しますが、アメリカでは妊娠期間中一回しか超音波はやってくれませんでした。民間保険ですので、コストを削って最低限の検査に絞っていたようです。

病院はどこも完全予約制ですから、急病でも飛び込みで行くということはありませんでした。たまたま研究室のある中国人が、全身に発疹が出て相談されました。数日前に山歩きをしたというので、リケッチア感染症だったらいけないから、医者にかかったほうがいいと勧めました。ところが、彼が契約しているドクターに連絡をすると緊急では診てくれないというので、彼はERに行きました。私は彼と一緒に初めてERに行きました。非常に広いところに窓がいっぱいあり、人がごったがえしていました。彼は夕方五時くらいにERに行ったのですが、医者に診てもらえたのは夜の十

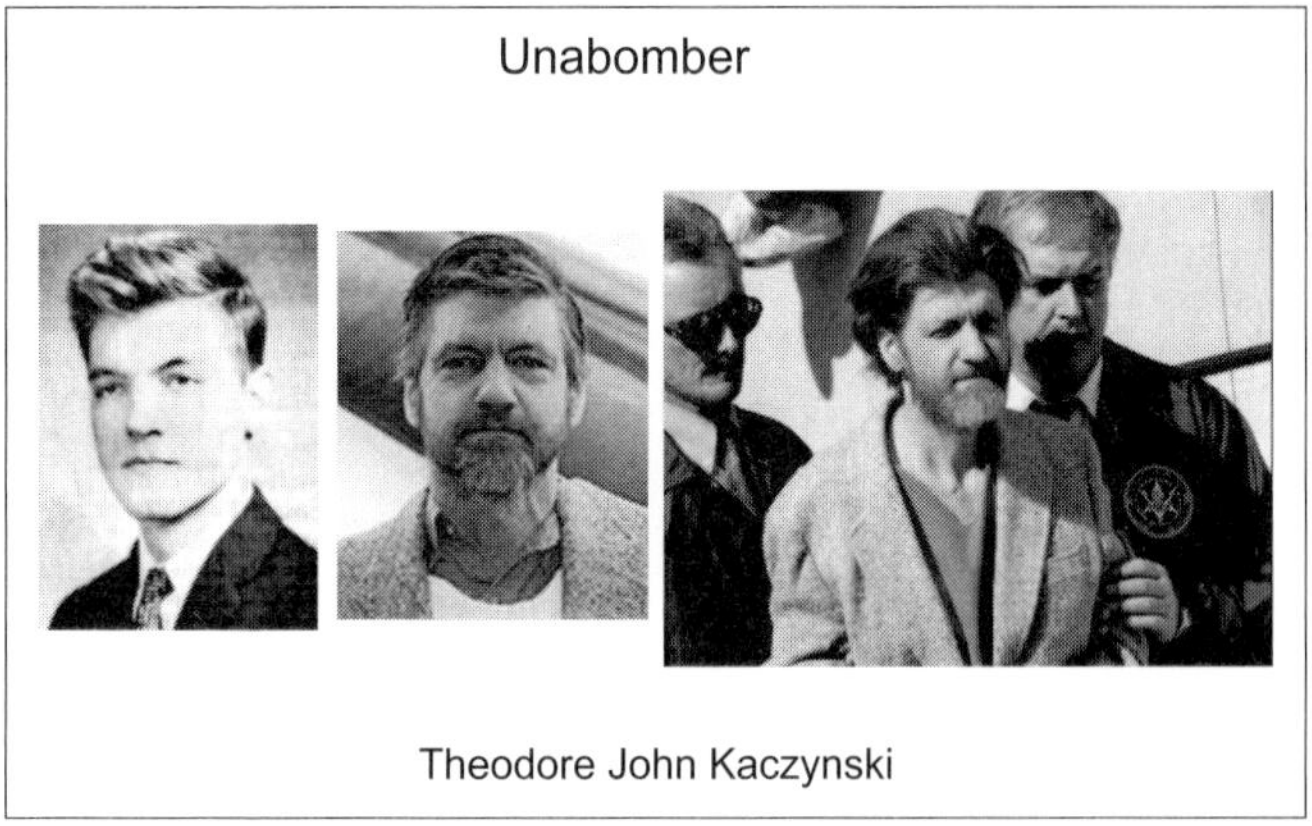

図7－6

一時過ぎでした。薬も二日分か三日分しか出してくれません。渡米前にイメージしていた先進医療と異なる現実を目の当たりにして驚きました。

アメリカは大都市に行きますと、道端にたくさんのホームレスを目にします。その多くは、無保険の貧困層やメンタルな問題を抱えた人たちだと聞きました。

カジンスキーという人が起こしたユナボマー事件というものがあります。ウィキペディアには、「七八年～九五年にかけて全米各地の大学と航空業界および金融関係者に爆発物を送りつけ、三人が死亡、二十九人以上が重軽傷を負った「ユナボナー」の名で呼ばれる。後にカジンスキーから『ニューヨーク・タイムズ』と『ワシントン・ポスト』に送られた犯行声明により、これら一連の事件の目的が明らかとなる」とあります。ハーバード大学を出た秀才だったのですが、おそらく精神に疾患を抱えていたのだろうなと思います。民間保険の制約から十分な期間の医療を受けられず精神的な問題が解決されず社会問題を引き起こすニュースを留学中少なからず聞きました。

近くにKマートという大きなスーパーマーケットがあります。行くとショーケースにモデルガンが飾ってありました。スーパーマーケットでモデルガンを売っているのだと思ってよく見たら、本物の銃なのです。これでは、乱射事件が起きてもしようがないかなと思うくらい、そこいら中に銃があふれている印象を持ちました。

ホワイトマーシューはアジア人の少ない地区だったので、私の子どももアジア人の少ない学校に通いました。息子は三歳で渡米して、小学校一年の途中で帰国しました。リタイヤされた方だと思うのですが、外国人向けに英語の先生が配置されていました。週何時間か外国人ばかりを集めて英語のレッスンをしてくれました。息子の他に三人の外国の子どもを教えてくれていました。そこですごく印象に残っているのは、英語の最初の授業のことでした。これから英語を教えるにあたって、まず母国の国旗を描きなさいと息子たちに言われたそうです。息子は日本の国旗を描きました。すると、あなたたちに英語を教えるのだけれども、あなたのホームカントリー（母国）をとても大事にしなさい。それからあなたの国の言葉を大切にしなさいと先生から言われたそうなのです。外国人が普通に来る移民の国なので、いろいろな人種の難しい問題もあって、ある意味英語が押しつけにならないような配慮が働いていたようです。あなたたちの米国での生活のために英語を教えるが、あなたたちの国を粗末に思っているわけではないということを伝えるためにまず国旗を描かせて、それぞれの国に敬意を示すことから授業に入ったようです。息子からこの話を聞いて、人種のるつぼと呼ばれる米国は、なるほど外国からの来訪者や移民との間に、さまざまな経緯があった国なのだなと感じました。

チャイルドケアセンターという、保育園へ息子は入所しましたが、すぐ見つかりました。日本でなかなか保育園が見つからなかった経験をしていたので、アメリカは外国人でも子どもを育てやすい国だなと思いました。朝六時から預かってくれて、朝ごはんも食べさせてくれました。私が朝早く六時に子どもをチャイルドケアセンターに預けに行くと、息子はそこで朝食を食べて、小学校までスクールバスが送り迎えをしてくれました。私は六時過ぎに研究室へ行って研究をする。その代わり、帰りは私が早く帰って息子をケアセンターから引き取って家に早めに帰ってきます。妻は夕方五時ぎりぎりまで仕事をして、ゆっくり帰ってきて、三人で食事を取ってから、私は早く帰ってきた分を、もう一度研究室に戻って、夜中まで仕事をしてから帰りました。車で十五分で職場まで往復できますので、ものすごく楽でした。一生で一番、子育てと仕事の両立が楽な時期でした。

私はこの二十年間遠距離通勤の常連でしたので、いわきへ行ったり、今も埼玉から世田谷の研究所まで往復百キロの通勤をしています。そう考えると、二十年間で米国での二年七カ月だけは、職住接近して、少なくとも共働きの人間にとって暮らしやすい環境でした。

朝六時に子どもを預けに行って、夕方五時に帰ってくるために、息子は日本語を話している時間の方が英語環境におかれた時間より圧倒的に少なくなります。三歳からこういう環境におかれていますので、だんだん日本語が壊れてきました。「パパ、ウィッグって、日本語で何ていうの?」「カツラというんだよ」などといった会話がしょっちゅうでした。三歳ですから日本語より英語を先に覚えてくるようにもなります。そのうち日本語と英語が混じった奇妙な日本語をしゃべるようになりました。これは大変だと思い、家の中では努めて妻と私と子どもときれいな標準語を使って日本語を話すように心がけました。

帰国が決まったときに、チャイルドケアセンターのミス・サーニャという担任の先生が、手作りの本をくれました。「ハヤアキ、あなたがアメリカのメリーランド州にあるチルドレンズコーナーと呼ばれた小さな学校で過ごした時を思い出してもらうために、この本を贈ります」と書かれた表紙をめくるとガーデアン・イーグルといってサーニャ先生自身をかたどっているらしい絵が掲げられています(図7-7)。手作りの本は息子を主人公にした一つのおとぎ話になっていました。

ハヤアキへ

昔々あるところに小さなドラゴンがいました。彼は子どものパンダやワシやドラゴンたちもいる小さな学校にやってきました。ワシの先生(ご自身、ガーデアン・イーグルのことをいっ

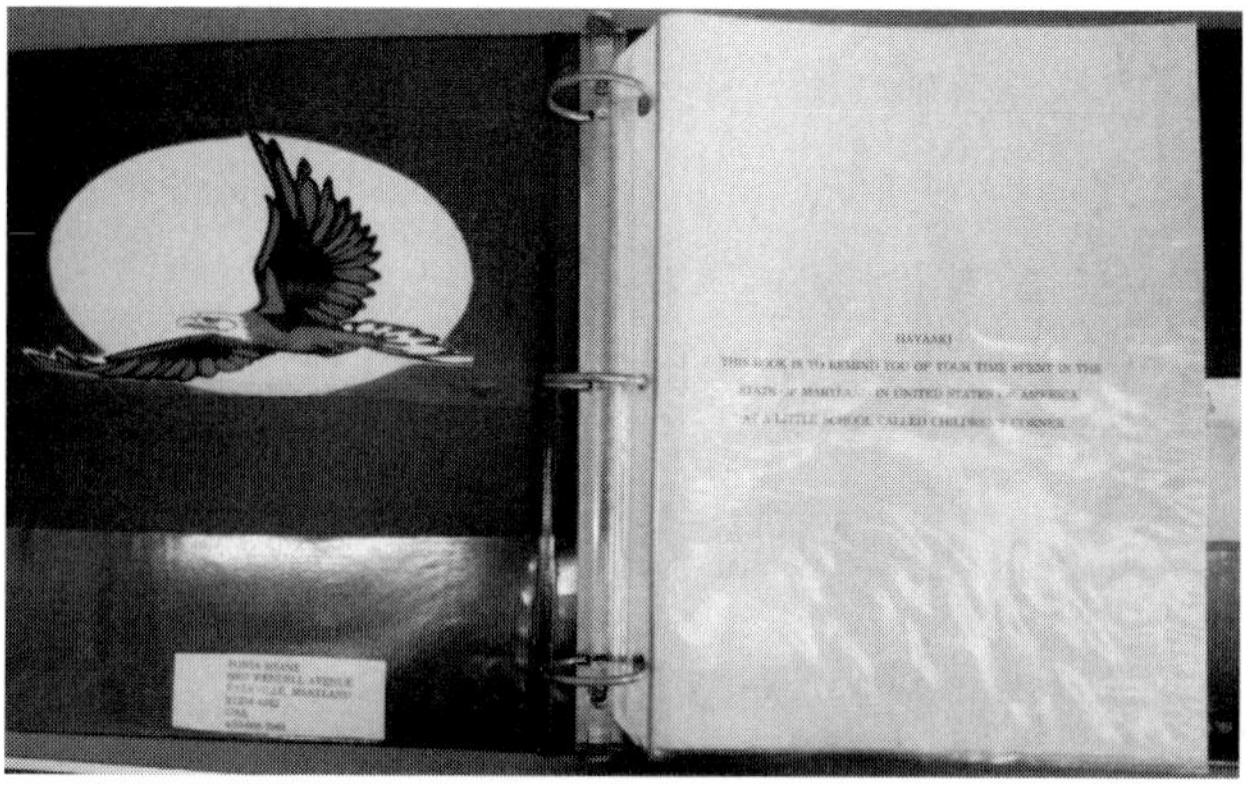

ハヤアキ、あなたがアメリカのメリーランド州にあるChildren's Cornerと呼ばれた小さな学校で過ごした時を思い出してもらうために、この本を贈ります。

図7－7

ています）は、小さなドラゴンを一目見て、彼が特別なドラゴンだとわかりました。何年か、彼女は彼を見ていると、小さなドラゴンは賢くて素晴らしいドラゴンに成長しました。でも、彼はこの小さな学校を去らなくてはなりません。ワシの先生は、胸が張り裂けそうです。でも彼には素晴らしい家族がいるので、安心しています。ただ、ワシの先生は、小さなドラゴンをどんな愛していたのかだけはわかってほしかったのです。そこで彼女は彼と内緒のフライトをしました。いつの日か彼が一人で飛び立てるように、ワシの先生は彼のことを決して忘れません。May all dreams come true little dragon, love always guardian eagle.

Miss. Sanya

こういうおとぎ話を書いて、チャイルドケアセンターや友達、アメリカで生まれたばかりの二番目の息子などとの思い出の写真を飾った本を贈ってくれました。手作りの非常に心のこもった贈り物でした。

ベビーシャワーといって、アメリカでは、職場で妊婦さんが出ると、サプライジングでお祝いをしました。私たちラボの全員には、会議室に集まれと事前にベビーシャワーが知らされていました。妻だけはミーティングがあるとだけ時間もみんなより遅めに言われていたので、みんなの予定時刻より遅れてくるのです。そうすると、おめでとうということで、サプライズのお祝いをしてくれて、バギーなど贈り物ももらいました。いざ出産が済むと翌日には「It's a boy（男の子が生まれました）」、と大きく書かれたポスターが研究室の掲示板に掲げられていて驚きました。ポスターには「九九年一月十二日八時十五分。ヒロアキ・ステファン・イトカワ　6 pound 10.2 ounce. 19.5 inch. Congratulation, KAORU & ITO」と書いてあります。アメリカ人のこういう洒落たお祝いも楽しみました。

研究のことについて言えば、当時は完全に基礎的な研究をやっていました。遺伝子操作をして、ドーパミンのトランスポーターにあっちこっち変異を作って、構造と機能がどのように関係しているのか研究しました。自分が精神科医であるということは何の役にも立たない研究でした。周りには国籍の違ういろいろな人たちが一旗揚げてやろうという野心を持って熱中して実験をしていました。確かに、アメリカ人はきちっと休暇を取るとか、夏休みを二週間くらい取るとか、その通りでした。しかし、それを支える外国人がいっぱいいたように思います。特に、ユダヤ人と日本人と中国人がよく働きました。アメリカでは土日はきっちり休むと聞いていたのに、やはり休みになってもラボへ出てくるのは、そういう外国人だったような気がします。アメリカという大国を支える外国人と、その国自体の人間たちの思い出を今思い返してみても、トマホークの攻撃でのさまざまな体験を含め、あの国はどういう国なのか、いまだに一言で言い表せません。たかだか一人の精神科医がボルチモアという一都市に二年七カ月いただけのお話です。南部や西海岸にいたら全然別の経験だったかもしれません。個人的な経験で一般論は語れませんが、ただ臨床家が研究をするというテーマをご紹介するなかでは、唯一自分が臨床を離れた二年七カ月という経験が、逆に自分が臨床家であるという原点に立ち返るためには役に立ったような気がします。

第八章

臨床医が研究する意義
——新研修制度前の大学の日常から

二〇〇四年に、医師の新しい研修制度が始まり研修医の日常は大きく変わりました。その制度になる前の一九八九年に私は医者になりました。その頃大学病院がどのような状況だったかを少しご紹介してみようと思います。

医学部を出て研究者になった人は、純粋な基礎科学を研究テーマにする人がいる一方で、私のように、統合失調症の原因を解明しよう、という臨床的な研究をしている人もいます。私の印象では、基礎科学を研究する医学部出身者は、臨床から離れている人がほとんどのような気がします。医学部で教育は受けたが医師免許を一回も行使したことがない、患者さんを診たことがないという研究者もたくさんいます。研究の目標における臨床医科学的特性度が強まるほど、私のように患者さんと接していたいという希望を持っている人が多くなるような気がします。

私は非常勤ではありますが、今でも病院で臨床に関わっています。それは、私の研究の目的が病気の研究だからです。細胞分裂のメカニズムを解明するとか、ゲノムの複製機序を解明するといった、自然界の真理への関心が深い基礎研究とは異なります。病気そのものに興味があるのだから、まず臨床的な視点が大事だろうと思い、臨床に関わり続けてきたのだろうと思います。

私が医者になった八九年ですが、当時は今みたいな医学生が卒業後の研修先と全国的にお見合いするマッチングも多数の一般科のローテーションを義務付けた国の制度もありませんでした。医学部を卒業して、医師国家試験に合格すると、その年に何科の医師になるか決めてしまいました。これは賛否両論がありますが、新制度そのものへの賛否をコメントしようというのではなく、昔、どういう状況の中で私たちが医師として育てられたかをご紹介しようと思っているだけです。

国立大学は法人化される前でしたので、国からの補助金は今よりは潤沢にありました。そのため、国立大学病院は今ほど忙しくなく研究に割く時間がありました。学位を取る人も今より多かったです。東京医科歯科大精神科で私と同期の医師を見ると、約七割は博士号を取っています。博士号を取るために大学院に入りますが、入らなくても、論文博士という制度もありました。過程博士というのは、大学院に入学して四年で学位を取るのですが、論文博士というのは、関連病院（大学病院から医師を派遣したり交流する市中病院）、あるいは開業医の先生などが学位を取るために、大学へ毎週何曜日か決めて通って研究をし、論文を書いて審査を受けて取る学位のことです。

当時の医局には論文博士を取りたい外病院の先生がいっぱいいました。だから、当時の大学病院は大勢の人であふれていて、毎日医局でさまざまな雑談を聞くことができました。五年前十年前に大学で研修を終えて、関連病院に出られている先生や、年配の開業医の先生が来て、医局で大学の中の先生と話をしているのを、研修医の私たちは耳をそばだてて聞いていました。どこそこ病院はこういういいことがあるとか、あの先輩は今こういう仕事をしているとか。あるいは、こういう難しい症例があって困ったとか、それにはこうしたらいいよという臨床的な雑談に交じって、研究の話が医局で聞けました。今この開業医の先生はこんな研究をやっているのか、あるいはこういう研究をやってみたら、臨床的にはこういう面白い展開があるんだなといった感想を感じることができて、研究と臨床が今よりずっと近い距離に感じました。

夕方五時を過ぎると、外来や病棟から、先輩のお医者さんたちが診療を終えて続々と研究室に集まってきて実験を始めました。だいたい九時十時まで実験をします。大学病院では、実験は昼間できませんので、夜やったのです。当時は五時を過ぎると、医局でお酒を飲んでいる人もいて、当直でもないのに夜遅くまで十人くらいが研究や臨床や将来のことなど雑談をしていました。そこで、研究の話と臨床の話がごった煮でされていました。そうした雑談から、研修医は耳学問でいろいろな症例の難しい治療場面の解決の仕方を学ぶこともありましたし、研究の内容なども自然と興味を持ったものでした。

融道男《とおるみちお》教授は統合失調症の死後脳の研究では世界的な業績を持っておられました。一流の研究者でしたが、大変臨床がお好きで、研究者気質を反映したような、理論的な処方をされました。どの薬はどの受容体に親和性があるので、この手の難しい症状にはこういったニューロトランスミッターをブロックした方がいいのでこの薬剤を選択した、というように精緻な処方箋を書かれました。私たちはこの教授から臨床も勉強させていただきましたし、一方で世界的な研究業績にも触れました。いい研究者はいい臨床家にはなれないというような噂話があったのですが、融先生はまさにその生きた反証で、臨床の腕も良く、なおかつ研究も一流でした。

大学紛争以降、いろいろな大学の医局で教授の管理と影響を拒んだ教室の自主運営が行われました。その後、ほとんどの大学は教授の指揮下に戻りましたが、東京医科歯科大学は平成元年に私が入局したとき、まだ自主管理状態でした。助手は精神科に六人いたのですが、教授の人事権によらず、精神科医の会という医局と関連病院の同門医師たちによる選挙で決めていました。選挙の日になると、続々と外病院からも同門の先生たちが集まって、侃々諤々《かんかんがくがく》議論を重ねた後、みんなで投票をしました。

医科歯科大の精神科には、三つの研究グループがありました。ドーパミンなど神経伝達物質や遺伝子を研究する「神経化学グループ」。今でいえば画像研究でしょうけれど、当時は脳波とか眼球運動を研究する「神経生理学グループ」。それから現象学など哲学的な観点から精神疾患を検討したり、精神療法などを研究している「精神病理学グループ」です。この三グループで、きれいに二人ずつ助手を振り分けていました。これは、誰かが命令したのではなく、伝統的に自然と調整が働いていていました。たとえば、病理グループの助手が一名どこか外病院に栄転されたとする。すると、病理グループが抜けた助手の欠員選挙で、同門の先生たちが投票すると、ちゃんと病理グループの立候補者に票が集まって、病理グループの欠員を埋めるようになっていました。当時の医科歯科大学ではこのバランスが崩れないように自主的に調整が働いて、二人ずつ三つのグループから均等に助手が出るという時代が続きました。

私が、自分の将来をどう考えたかというと、自分の五年くらい先に入局した先輩の後ろ姿を見ていたような気がします。その先輩が外病院でどういうことをやっているか。あるいは大学院に入って研究しながら、臨床をやっているか。あるいは留学を目指して語学の勉強をしているか。そんな先輩を見て五年後はああなっていたいなというふうに思って自分の進路を決めていました。

五年経ってみると、またさらにその五年先の先輩の背中を見ていました。とにかく、当時の大学病院には外病院を含めて人が大勢集まっていたので、比較的に自分に近い未来像、あるいは自分が望むようなモデルになる五年先の先輩を見つけるのは難しくありませんでした。神経生理学、神経化学、精神病理学の三つのグループの間口は広く、敷居は低かったのも特徴でした。常に、三つのグループでいろいろな勉強会が大学の中で開かれていました。別に出欠を取るわけでもありませんし、事前の登録もいりません。フラッと行って聴いてかまいませんでした。私も精神病理学や神経生理学グループの勉強会に出たり、神経化学グループの勉強会へ出ているうちに、ドーパミンとか遺伝子に興味がだんだんと出てきたのです。そのうち、「お前これやってみるか」などと言われて、真似事で試験管を振ったりしているうちに、いつのまにか研究の道に引きこまれていくというのが、当時の普通のパターンでした。

もちろん、卒業して二、三年目になると、四年で学位を取りたいという人は、試験を受けて大学院に入りました。私は試験もあまり受けたくなかったこともあって、論文博士の道を選びました。ですから、私は学位を取るまでに八年かかってしまいました。ただ、その分だけ大学院の規則に縛られないで、筑波大学へ行ったり、東大へ行ったり、自由にいろいろなところに出入りさせてもらえました。

当時、卒後五〜十年目くらいまでの間、臨床をやりながら研究をする同期の人がたくさんいました。その中に、一割弱くらいの少数派でしたけれども、自力で、または教授からの紹介という形で、専門の研究所へ武者修行に出る人がいました。私もその部類だったわけです。筑波大学の基礎医学系遺伝医学教室に研究生として三年ほど研究をしに行きました。その後一年ほど東京医科歯科大病院へ戻ってから、今度は東大の脳研究施設生化学部門へ研究生として行きました。これも融先生が脳研の芳賀達也《はがたつや》教授と知り合いということで紹介されました。こういった本格的な基礎科学系の研究室へ行きますと、大学病院の研究室のような多様性というか、雑多な環境とはきわめて異なっていました。大学病院の研究室には外病院の先生たちがゾロゾロ来て、みんなバラバラに実験をしていて、病棟から呼び出されればいなくなってしまうし、研修医が覗き見に来たりといった、出入り自由という感じでした。

一方、基礎系の研究所では、きちっとした統制がとれて精緻で堅い研究スタイルでした。東大脳研の生化学部門には、医学部の出身者は、ほとんどいませんでしたから、自分が医師免許を持っているとか、臨床をしていることは全く評価されませんでした。むしろ、誰もが研究の腕一本で勝負しているので、臨床を持ち出すことは違和感を感じました。

九三年に筑波大学から東京医科歯科大へ戻ってきました。戻った当初は、『ランセット（Lancet）』に論文が出て、神経化学の研究室のみんなからお祝いもされて古巣に凱旋したような気分でした。ところが、いざ大学病院で勤務が始まると、肉体的にかなり無理を強いる生活が続くことに気づきました。妻も埼玉医大病院の神経内科で多忙でしたから、二人で東京に住むことはできませんでした。生まれたばかりの息子を育てるために、二人の勤務地の中間地点より若干妻に配慮した川越に住みました。結果的に、遠距離の通勤をして、子どもも生まれて、大学では臨床と教育と研究が忙しく、疲弊してきました。一年ほどで、融先生も見かねて、いったん大学を離れて東大の脳研に行きなさいと言われて、芳賀達也教授のところへ弟子入りすることになりました。

脳研へ移っても臨床を続けるために、八王子の精神科の病院に月曜と火曜日に勤めました。月曜の朝、早く起きてまず脳研に行って、培養細胞の世話をして、六時に電車に飛び乗って八王子まで行って、月曜日一日勤務をして、月曜の夜、そのまま当直をして、火曜日に外来をやって、火曜日の夜、外来が終わると、脳研に帰ってきて、夜ちょっと実験をして、水・木・金・土と四日間研究をするというような生活をしていました。

細胞内移行において、D_2受容体では患者さんから見つかったシステイン型の方が健常者で多いセリン型より細胞内への移行が悪いという研究をやったのが脳研でした。三年弱の研究結果を論文にまとめて、『モレキュラー・ファーマコロジー（Molecular Pharmacology）』に投稿し九六年に発表して、この論文で九七年に学位を取って、アメリカへ留学しました。

九七年〜九九年まで留学していましたが、とても基礎的な研究をやりました。ドーパミントランスポーターといって、ドーパミンをシナプスから再取り込みする場所があります。トランスポーターのいろいろな場所に人工的に変異を作ってアミノ酸を入れ替えると、それがドーパミンの取り込み効率にどれくらい影響するかという基礎的な研究をしていました。変異は六十種類近く作って、来る日も来る日も取り込み効率を計測する実験を黙々と続けました。

この米国での二年七カ月が私の二十年間で、唯一の医者としての臨床を離れた時期です。この臨床を自分から取り去って何が残ったのかじっくり見つめた経験があったからこそ、臨床の大切さに気づき、帰国してからまた臨床との接点を求めました。帰国後すぐに、理化学研究所で吉川武男《よしかわたけお》先生という東京医科歯科大精神科の先輩がラボを持たれたので、私は研究員として入れていただきました。帰国したとき、融先生は大学を定年退官されて、クリニックを開業されていました。そこで、毎週土曜日、私は融先生の外来をお手伝いしに行っていました。

理化学研究所では、グルタミン酸の2A受容体に繰り返し配列があって、繰り返し数の長い人ほど、グルタミン酸受容体を作らせる遺伝子シグナルが弱いために、死後脳で調べてみると、繰り返し配列が長い人ほど受容体の数が減って、かつ臨床症状が重かったという仕事をまとめて論文発表しました。

そして、二〇〇一年に理化学研究所から松沢病院の中にある東京都精神医学総合研究所に移ってきました。二〇一一年四月に精神医学研究所が四十年の歴史に幕を閉じ、新しい東京都医学総合研究所に移転統合されました。新研究所も松沢病院の隣に建っていますので、今でも週に一日は松沢病院の臨床のお手伝いさせていただきながら、研究をしています。

松沢病院では看護師さんの勉強会や、サマーセミナーといって医学部の学生さんや若い看護師さん、レジデントなどを集めた精神医学のセミナーも毎年お手伝いをさせていただいています。そういった形で松沢病院と切っても切れない縁の中でいろいろな研究をしてきました。

特別な合併症を持った症例というのが、疾患研究では大事な発見のきっかけとなることがあります。先天性と思われる大きな嚢胞《のうほう》のために脳が大きく欠損した患者さんがいて、この方からも同意を得て研究をさせていただきました。また、ある症例で、非定型な症例でなかなか診断がつかないで困っていたのですが、調べていくと、クラインフェルター症候群（男性の性染色体にX染色体が一つ以上多い）だということもありました。

家族の中で、二人が特有の精神症状を呈していて、二人から共通して染色体異常を同定し、今FISH法を使って染色体切断点にどういう遺伝子があるかを調べているところです。

家族性に神経変性疾患と精神疾患を合併されたごきょうだいとか、眼科疾患と統合失調症を併発されたご家族にも同意を得て、血液をいただき現在研究をさせていただいています。

このようにベッドサイドで何か気づいたことをきっかけとして、それを拾ってきて、研究室で水をまいて、花を咲かせるというような研究をコツコツと続けています。

基礎的に大切なところを掘り下げるのと同時に、臨床との接点で常に症例にフィードバックできるような発見を目指して研究をするというのも、臨床家が研究をする意義なのではないかと考えています。

臨床の結びついた遺伝子の話として、PMX2Bという耳慣れない遺伝子の解析をご紹介します。ベッドサイドでおやっと思うことが大事だということが発端です。ある目の障害を持たれた患者さ

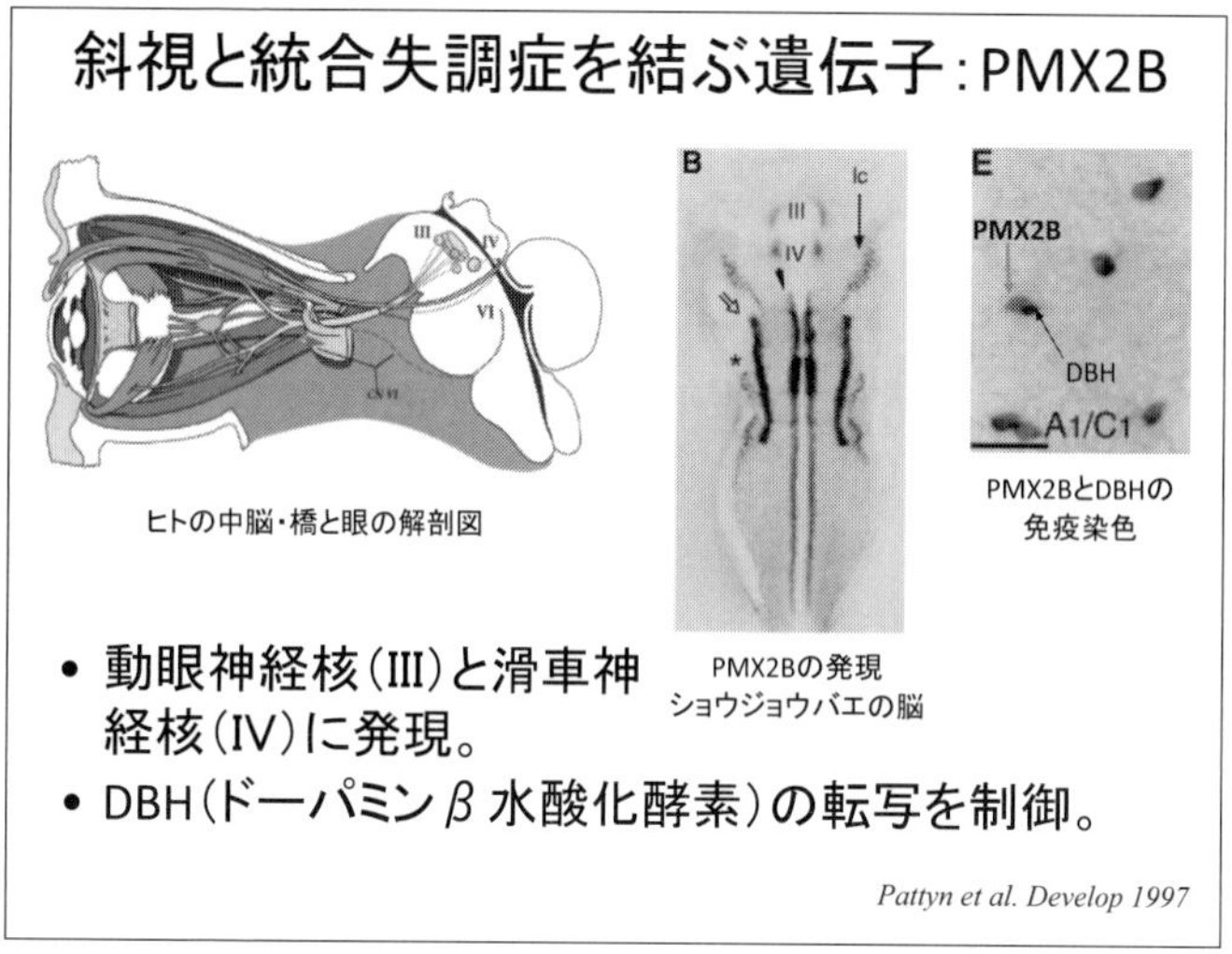

図8-1

んたちをたくさん診る機会がありました。これは統合失調症とある種の目の障害は何らかの関係があるのではないかと思いました。目の障害と統合失調症を結ぶ遺伝子はないだろうかと探しましたところ、ＰＭＸ２Ｂが出てきました。

パティという学者が、ショウジョウバエを調べて、目の動きを司る動眼神経核と滑車神経核で、ＰＭＸ２Ｂの遺伝子が発現していることを発見しました（図8-1）。パティらは、ドーパミンの代謝酵素の発現と、ＰＭＸ２Ｂの発現する細胞が同じであることも見いだしました。そこで、ＰＭＸ２Ｂは、目とドーパミンの両方に関係するのではないかと考え、私たちはこのＰＭＸ２Ｂに注目しました。

染色体の上に遺伝情報は飛び飛びにありますが（エクソン）、このＰＭＸ２Ｂは三カ所に分散して

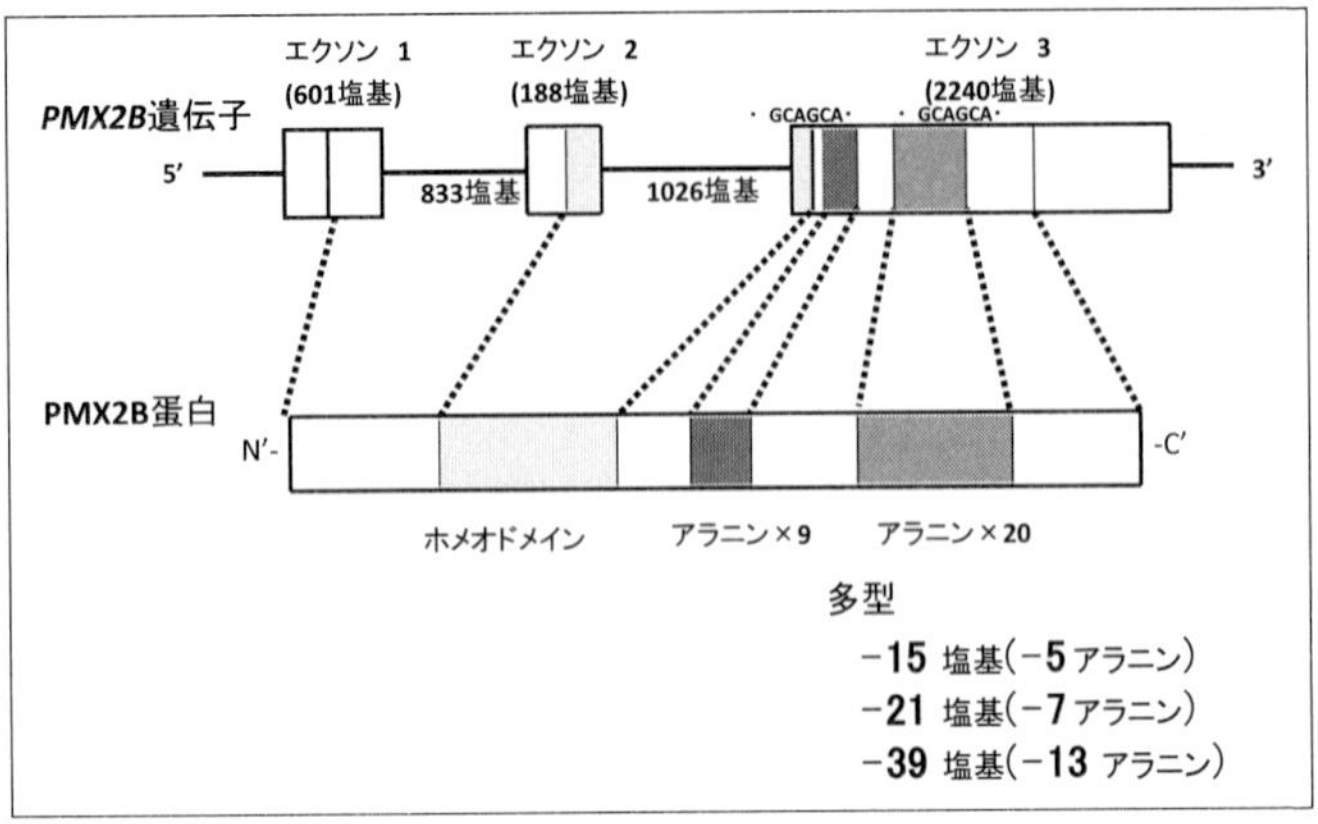

図8－2

アミノ酸をコードしていました（図8-2）。形態形成に関与するホメオドメインという特別な遺伝子配列がＰＭＸ２Ｂにはあります。エクソン3にアラニンというアミノ酸が九回連続する遺伝子の繰り返し配列があります。さらに、遺伝子の尻尾に近いところにアラニンが二十回繰り返す遺伝子配列があります。この繰り返し配列に興味を持って調べてみました。そうしますと、この二十回繰り返すアラニンは、遺伝的な個人差（多型）があり、人によってアラニンが十五個の人や、十三個の人や、七個しかない人などがいました。

三二四例の統合失調症と、五一五例の健常対象者で、このアラニンの二十回繰り返す数を調べてみました。すると、患者では繰り返しの少ないタイプが多い傾向がありました（図8-3）。

次に、目の障害のある人とない人について分けて解析してみると、三二四人の統合失調症で目の障害を持った人が

アラニン20多型の患者・対照研究

	遺伝子型分布（頻度%）					
	0/0	0/−15	−15/−15	0/−21	0/+6	P
統合失調症（n=324）	283 (87)	38 (12)	0 (0)	1 (0.3)	2 (0.6)	0.012
目の障害なし（n=300）	266 (87)	32 (11)	0 (0)	1 (0.3)	1 (0.3)	
目の障害あり（n=24）	17 (71)	6 (25)	0 (0)	0 (0)	1 (4.2)	0.004
健常対照（n=515）	472 (92)	33 (6.4)	3 (0.6)	6 (1.2)	1 (0.2)	
目の障害なし（n=515）	472 (92)	33 (6.4)	3 (0.6)	6 (1.2)	1 (0.2)	
目の障害あり（n=2）	2 (100)	0	0	0	0	

Toyota T. et al. Hum. Mol. Genet. 13:551-561, 2004

図８－３

二四人いました。その中でアラニンの繰り返しの少ない頻度を見ていきますと、目の障害のある統合失調症はさらにアラニンの少ない多型頻度が高いということがわかりました。アラニンの少ないタイプの人は、統合失調症と関連がありそうで、なおかつ統合失調症の中でも目の障害を持った統合失調症と強く関連する可能性が示唆されました。健常者では、目の障害を持っている人は五〇〇人中二人しかいませんでした。

次に、患者さんで頻度が高かったＰＭＸ２Ｂでアラニンの繰り返しが少ない多型は、ドーパミンの代謝酵素の転写（ＤＮＡ情報をもとにアミノ酸が合成される）が低いのではないだろうかと予想しました。なぜなら、代謝酵素の転写が低ければドーパミンが代謝されずにたまる可能性が考えられたので、ドーパミン仮説から考えて統合失調症のリスクになると思ったからです。アラニンが二十個あるタイプと、いろいろなアラニンの数に遺伝子の繰り返し配列を減らしたものを人工的に作り、これを培養細胞に移し込んで、ドーパミン代謝酵素のプロモーター（転写調節をする遺伝子領域）に蛍光を

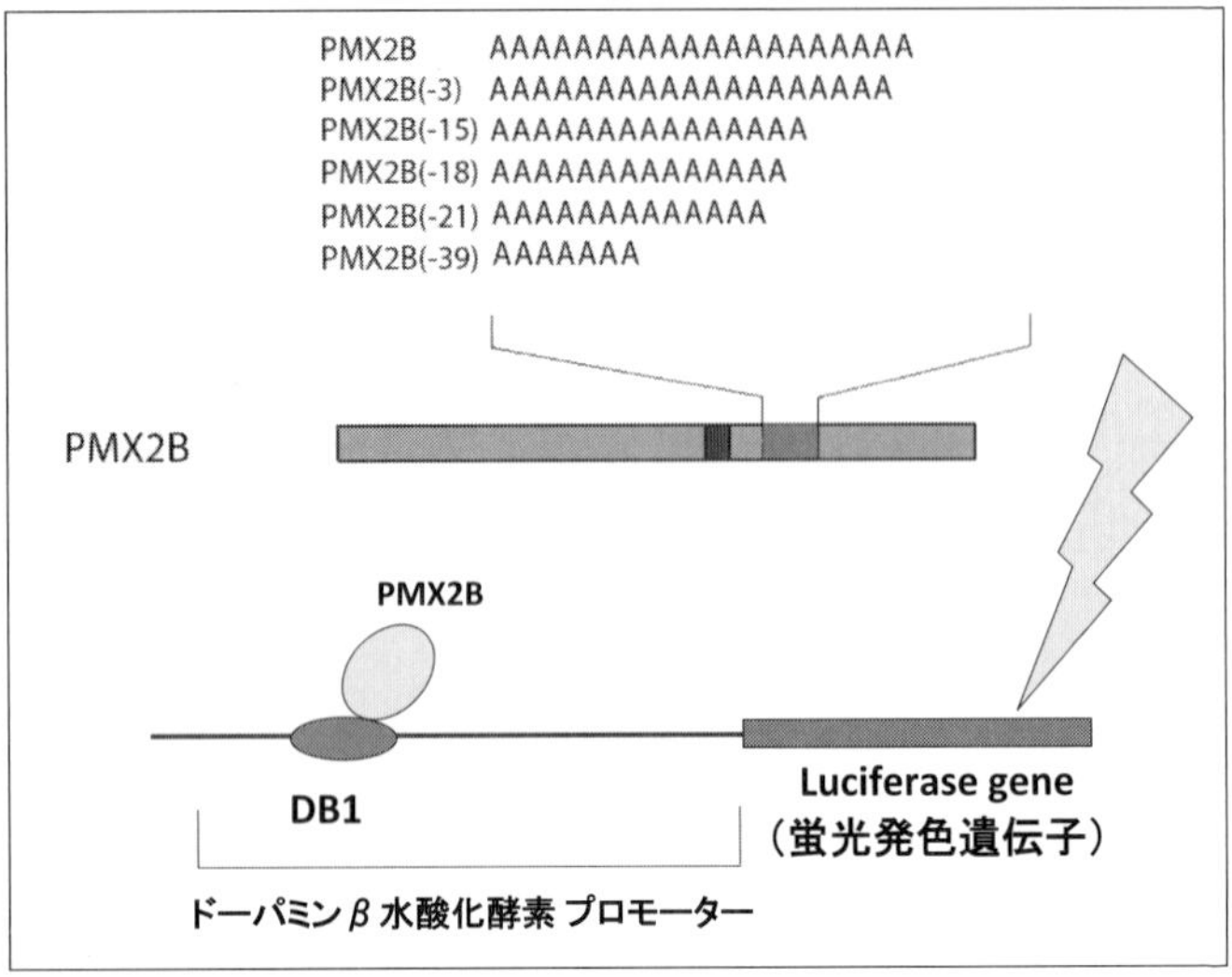

図8－4

発色するような細工をして、実験をしました（図8－4）。ドーパミン代謝酵素と、いろいろな長さを持ったPMX2Bを試験管で混ぜたときに、試験管内の蛍光色が強く光ればプロモーターの活性が強いことがわかります。弱い光しか発しなければ、プロモーターの力が弱いということです。

その結果、アラニンの繰り返しが少ないとドーパミン代謝酵素の転写活性はアラニンが二十個あるときより蛍光が弱くなりました（図8－5）。つまり、患者さんで多く見られたアラニンが少ない遺伝子では、ドーパミン代謝酵素を作りなさいというシグナルが弱くなるということが示唆されました。

まとめますと、PMX2Bのアラニンが欠けて繰り返しが短くなっている人が統合失調症と

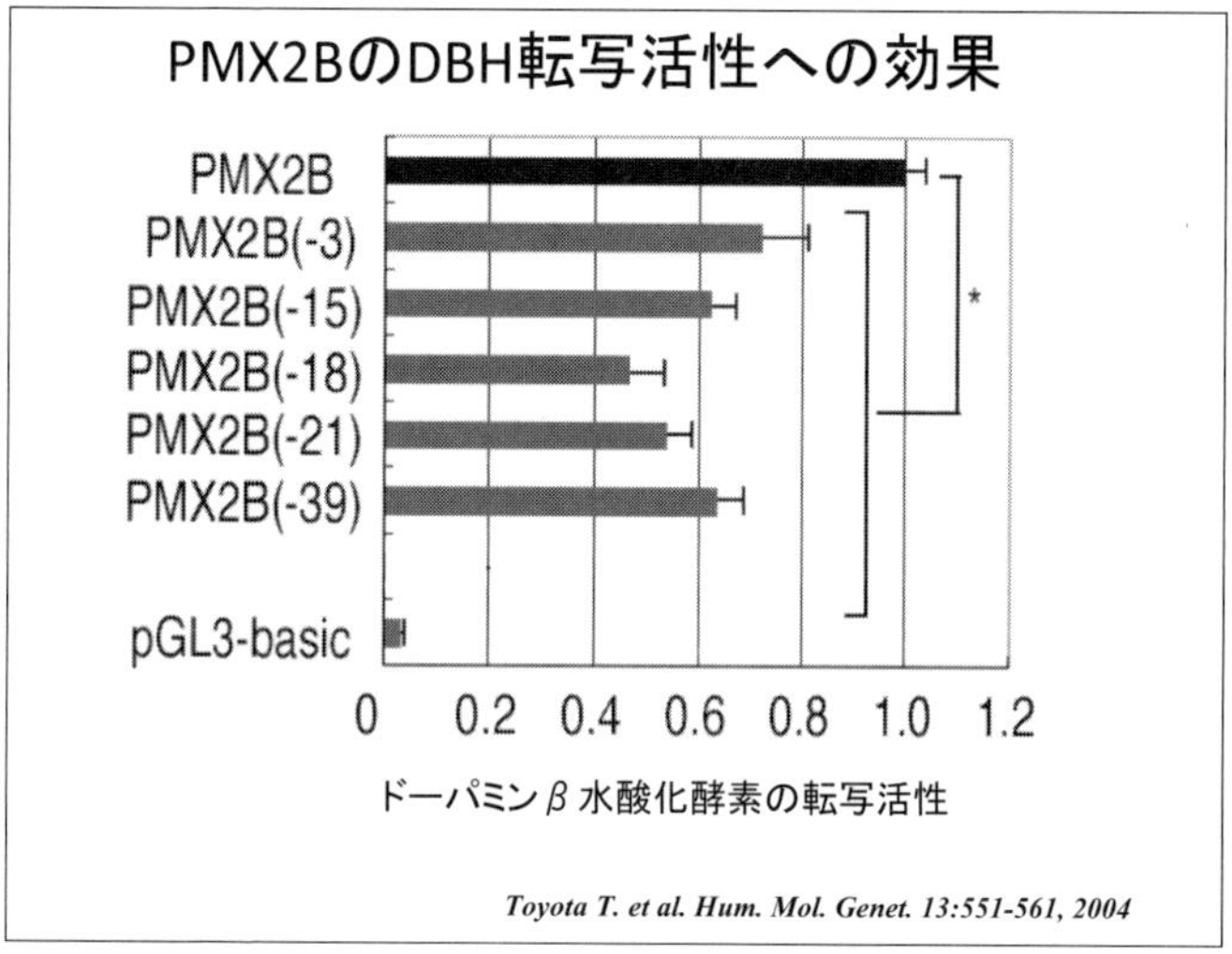

図８－５

有意に相関していました。ＰＭＸ２Ｂのアラニンが欠けていることは、統合失調症の中でも目の障害を持っている人と相関を示しました。ＰＭＸ２Ｂ遺伝子のアラニンが欠けていると、ドーパミン代謝酵素を作りなさいというシグナル（転写活性）が低下しているということがわかりました。

　チロシンから、チロシン水酸化酵素を介して、ドーパができて、ドーパがドーパミンに合成されて、ドーパミンがドーパミン代謝酵素の作用でノルアドレナリン、アドレナリンと変わってきます（図８－６）。ですから、アラニンの繰り返しが短い多型をもったためにドーパミン代謝酵素が少ししかできないと、ドーパミンがノルアドレナリンに転換される効率が落ちるので、転換されずに残ったドーパミンがたまると考えました。動眼神経や滑車神経に発現しているドーパミン代謝酵素が

まとめ

- PMX2B遺伝子のアラニン欠失は、統合失調症と有意に相関していた。
- PMX2B遺伝子のアラニン欠失は、目の障害をもつ統合失調症と特に強い相関を示した。
- PMX2B遺伝子のアラニン欠失は、DBHの転写活性を低下させていた。

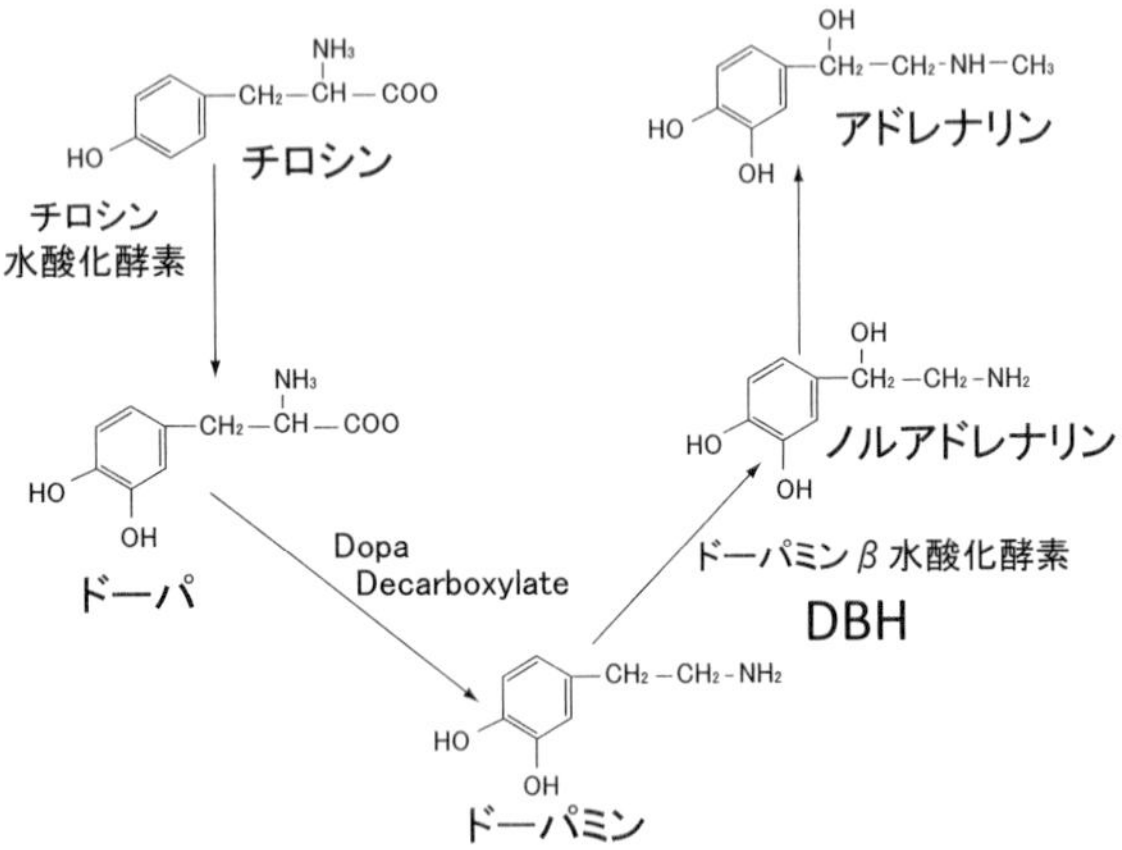

図8－6

少なくなるようなアラニンの短いＰＭＸ２Ｂが統合失調症と関連していました。たまたま、目の障害を持った患者さんをたくさん診る機会があったので、ドーパミン仮説と目の神経の接点にあったＰＭＸ２Ｂの関連を見つけることができました。

第九章

論文の書き方
——臨床家が研究の視点を持つとき

　臨床研究では、ベッドサイドでの注意深い観察と分析が出発点になります。その結果、ひょっとしてこういうことが関係しているのではないかという仮説が自分なりに生まれます。あくまでも仮説ですので、これが真実かどうかを検証する必要があります。その仮説を論文の形で提示して第三者の批判を受けるのもひとつの検証の仕方です。

　日本人しか読まない論文よりは、世界で読まれる可能性のある英語の論文で書いた方が、より広く検証してもらえるので、科学的に正しく検証される確率が高まります。しかし、私を含めて日本人は、英語が不得手です。特に、忙しい臨床の合間に英語の論文を書くのは大変です。しかも、査読者が英語の論文の場合、厳しい要求をしてくることがあります。採択される可能性の高くないものに、精力を割くのは臨床家にとって効率が悪いので、まずは日本語の論文を書いてみるのが大事ではないかと思います。

川崎病という小児科の病気があります。皮膚と循環器の症状を持つのですが、これは川崎富作《かわさきとみさく》先生という小児科の先生が発見した病気です。この先生の川崎病が世界で認知されるまでの過程をたどっていくと、臨床家が論文を書くことがどういった意義を持つのか理解できます。

一九六二年にある皮膚症状を持った特徴的な小児の患者さんに川崎先生は気がつきます。今までに見たことのない皮膚症状だったので、これは新しい病気ではないかと思い、同じような症状を持った七例を集めて千葉県の地方会で報告をしました。新しい病気かもしれないという川崎先生の仮説を検証するために、まず地方会で皆の意見を問うたわけです。その五年後に、もう少し症例を増やして、今度は東京の地方会で発表しました。さらに同じ年に五十例を集めて、日本語の『アレルギー』という雑誌に、今までに見たこともない皮膚症状を持った小児科の新しい疾患として論文を発表しました。

東京地方会や『アレルギー』で、批判を受け、川崎先生の中で疾患概念が徐々に変わってきています。川崎先生は当初、良性の疾患だろうと言っていたのですが、批判や意見をもらうことによって、より致命度の高い冠動脈の病変についても注目するようになり、川崎病としての概念が洗練されてきました。七四年に、最初の報告から十二年を経過して、初めて英語の論文として『ペディアトリクス（Pediatrics）』に報告をされました。

二〇〇一年、英文の雑誌に、三十年前に『アレルギー』に川崎先生が日本語で書かれた論文が全文英訳されて載りました。三十年も前の川崎先生の日本語の論文が極めて独創性が高いと評価され、川崎病という新しい病気を発見したことに功績があるということで、全文英訳されました。

私たち臨床家はまず症例報告から始めてみることが、大事なことではないかと思います。私も症例報告をしたことがありますし、また日本語でも論文を書いたこともあります。そして、まず日本語の論文を発表し、次により厳しい英語の雑誌へと挑戦していくのは、手順としていいように思います。

論文には投稿規定というものがあります。雑誌のホームページに載っています。どんなジャンルがあって、どれくらいの文字数があるか。そういう規定などが細かく載っています。そして、その条件に合うように論文を書いていくわけです。

たとえば、精神科で購読者が多い雑誌に、『精神神経学雑誌』があります。ここでは、原書や臨床報告は四百字詰で四十枚以内。症例報告の場合二十枚以内。速報は二十枚以内という枚数制限があります。英文雑誌には何ワード以下とか、フルアーティクル、レター、ショートコミュニケーションなど、いろいろなジャンルがあります。その規定に合うような形で論文を作っていきます。

論文の構成は、要約である要旨と、序論、対象と方法、結果、最後に考察という決まりになっています。要旨というのは、字数制限があり、短い要約ですが、そこを読んだだけで論文全体がわかるようにエッセンスを書きます。序論の部分は、どうしてこの研究をやろうと思ったか。これまでどういうことがわかっていて、逆にどういうことがわかっていないかといった内容を紹介します。このへんはわかっていないので、わかろうと思って研究したらこういう発見をしたので、ここに報告をしますといった表現です。対象では、患者さんが何例で健康な人何例とか、年齢や性別など記載します。方法では、どういう解析方法を使ったとか、統計はどの方法で行ったかなどを説明します。そして、結果の部分に、実際に自分が研究した結果、あるいは報告したい症例の詳細などを載せていきます。最後の部分で考察を書くわけです。

ただ、実際に論文を書くときはこの順番に書くとは限りません。要旨というのが一番エッセンスですので、論文の他の部分をすべて書き終えた後に書くと書きやすいことがあります。対象と方法から書き始めて結果を書いて、考察を書いてから、最後に全体を敷衍《ふえん》して序論を書いて要旨にまとめるという順番で、私は論文を書いています。

方法と対象の大切さというのは、同じ研究を追試してくれようとした人が、ここを読んで同じことをやるわけですので、追試できるように丁寧に書く必要があります。論文発表の目的は、自分の立てた仮説を検証してもらうことですから、できれば同じ結果が出てほしいので、方法論の間違いで違う結果が出ないように、ここを読んだだけで同じ実験ができるように丁寧に書きます。

結果は、やった実験の結果を全部書きたくなるのですが、読む方がわかりにくくなる場合があります。自分の仮説を提示したいのですが、全部を詰め込んだ文章では論旨にノイズが多くなる傾向があります。書きたいことをどれくらい抑制するかが、意外と大切になります。

考察を書くときは、最初にこういう考察ができると考えた内容を箇条書きにメモします。そして、箇条書きの数だけ、段落を作ります。各段落には必ず自分のデータが入るようにします。ある段落には、自分のデータがまったくなく、アメリカではこういうことが言われている、あるいは先行研究ではこういうことが言われているということを延々と書くと、それは原著論文ではなくて、総説になってしまいます。ですから、原著論文の考察というのは、自分のデータが必ず論じられた段落に入れるようにします。

考察に入る前に、考察の一行目から、論文全体を要約するような文を載せます。それは、読者が最初から読みすすんできて、結果を読み終えて、いよいよ考察を読む前に、論文の全体に視点を戻す効果があります。

投稿するには、投稿の承諾書とか、著作権の譲渡書などを用意します。カバーレターが意外と大事になります。カバーレターとは、投稿するとき編集者へ向けて論文につける手紙のことです。投稿数の多い雑誌の編集者ですと、膨大な数の論文をあつかうので、カバーレターを読んだだけで編集者にはねられて査読者まで回らないこともあります。ですから、私たちは今回こういう発見をして、これはとても大事な発見なので、ぜひこの雑誌社に投稿したいのですということを、カバーレターには上手に書くことが大事です。

受理まではいくつかの段階がありますが、査読者まで回らないというのが、一番評価が低かった場合です。査読に回す価値がないと思われてしまうと、査読者まで回らずに、すぐ答えが来ます。私も一流と言われる『ネイチャー（Nature）』とか『サイエンス（Science）』に投稿したことがあるのですが、大体二日で返ってきてしまいました。もしエディターを通過しますと、査読者へ原稿が回されます。大体一～二カ月で査読者のコメントが返ってきます。この場合、査読者までコメントが回っても、「やはり受理できません、残念ですが他の雑誌をあたってください」という返事がくる場合と、大幅に書き直すように査読者から膨大なコメントが書かれて戻ってくる場合と、ちょっと字句の訂正をする、あるいは表を直しなさいと言うだけで、それを直したらすぐ受理される場合があります。そして、私は一回もありませんが、まったく直しがなくて一発で合格という四段階あると思います。

雑誌によって受理されることが難しい雑誌、簡単な雑誌と、ランキングがあります。難しい雑誌で不受理だったからといって、すぐそのままの原稿を簡単な雑誌に出し直すのは危険です。なぜかというと、査読者は自分と同じような研究をやっている分野から選ばれるので、不受理だった難しい雑誌で査読する人と、再投稿した簡単な雑誌の査読者が同一人物であることがあります。膨大なコメントを返してきた査読者にもう一度査読が回った場合、せっかくコメントをしたのに、まったく同じ内容のものがまた回ってきたら、査読者は不受理前提にコメントするでしょう。ですから、編集者で返されてしまった場合はしようがないですが、査読まで行って不受理だった場合は、査読者のコメントをよく読んでなるほどと思って、きちんと論文の内容を書き直すことが大切です。そのうえで、同じ雑誌にもう一度投稿してもいいし、ランクの低い雑誌に出し直してもいいと思います。

第十章　カルボニルストレス
——症例から始まった発見

松沢病院で診療のお手伝いをさせていただくなかで、非常に抗精神病薬が効きにくくて、長期入院されているある患者さんと出会いました。症例1と仮に呼びます。同意を得て血液をいただき研究を始めました。

調べてみようと思った遺伝子は、GLO1という遺伝子です（231ページの注3参照）。染色体上で位置的（ポジショナル）にこの場所には統合失調症に遺伝子がありそうだという領域を絞り込んでいく研究を、連鎖研究といいます（図10-1）。連鎖研究で、6番染色体の短腕の部分は、統合失調症の遺伝子がこの場所にはありそうだという報告が繰り返し複数のグループから出ている場所でした。

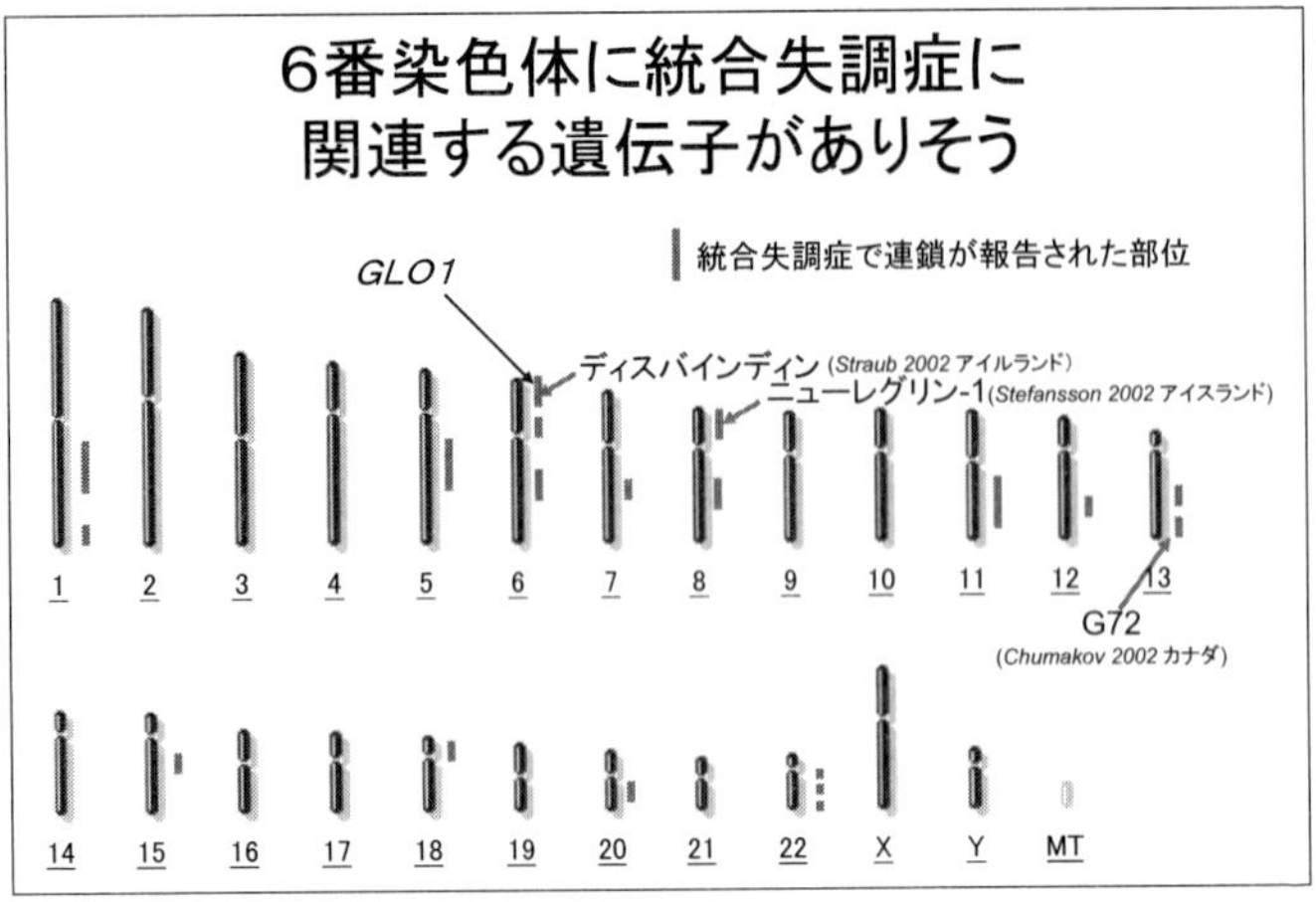

図 10- 1

アイルランドのストラウブというグループが、ディスバインディンという遺伝子が6番染色体短腕にあって、これが統合失調症のリスクになっているという報告を出しました。それ以来、世界中でこのディスバインディンが研究されています。ただ、研究者間でディスバインディンが統合失調症と関連する、しないで結果が一致しませんでした。健康な人と患者群で多型の頻度を調べて、報告によって健常者と患者群の頻度が逆だったりすることさえありました。そこで、私はディスバインディンと違う遺伝子を研究しようと思い、同じ6番染色体短腕にあるＧＬＯ1に注目しました。

ＧＬＯ1のエクソン1で健常者と症例1の配列を比べると、健常者ではT、A、C、Cという配列が症例1では、Aが1塩基多く挿入されていました（図10-2）。これが大変珍しいアデニン（A）の挿入です。ここにアデニンが1塩基挿入されますと、予定されて

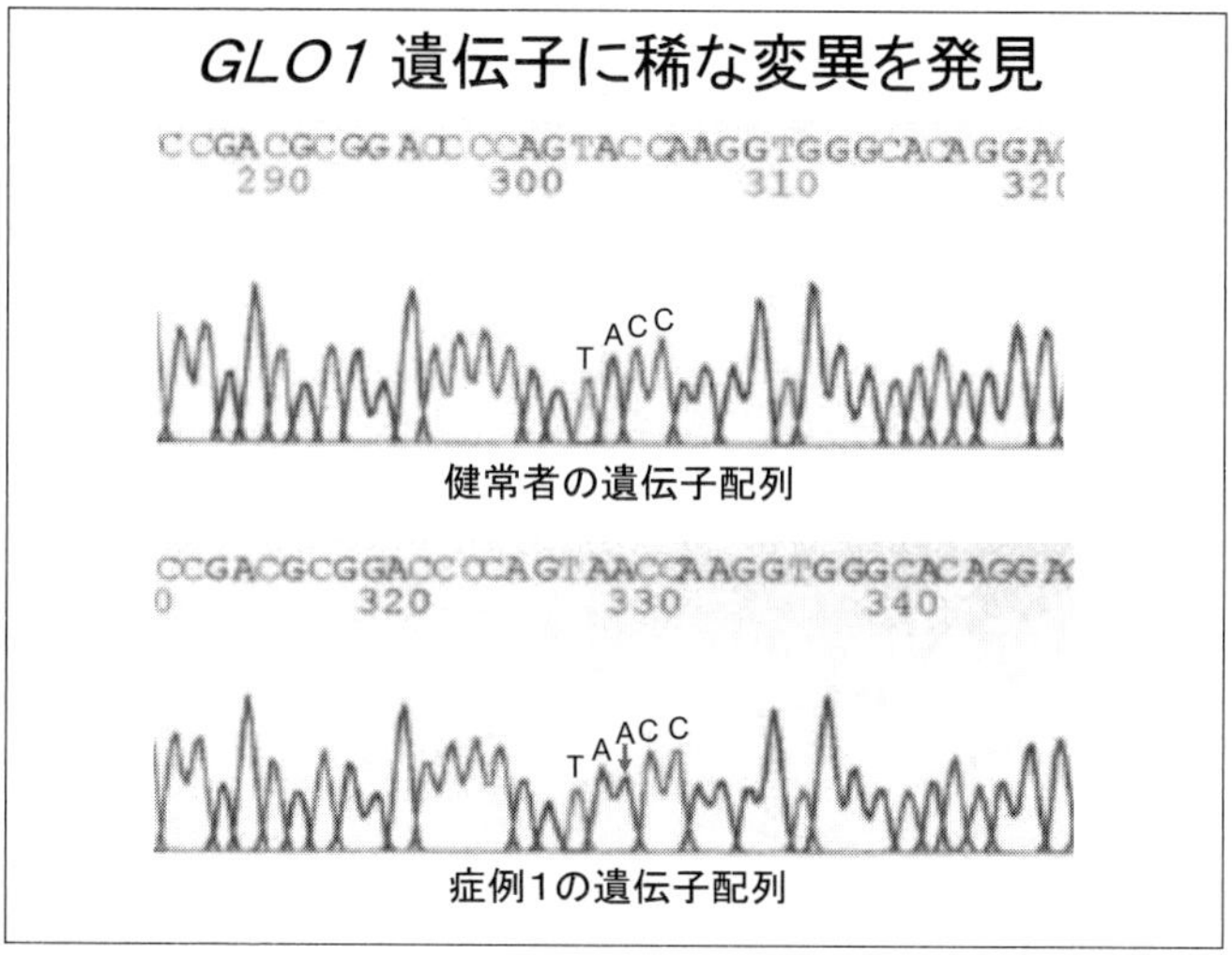

図10-2

いたコード（三塩基で一アミノ酸の合成暗号）が右へ1塩基ずつずれていくために、本来のアミノ酸と違うアミノ酸が作られていきます（図10-3）。そして、T、A、Aというのは、終止コドンといって、本来遺伝子の最後でアミノ酸の合成がこれで終了ですというコードなのですが、フレームがずれたために、本来最終エクソンにあるべき終止コドンが予定より早い位置であるエクソン1にできてしまっていました。その結果、本来、GLO1は184アミノ酸の全長があるのですが、ここに終止コドンが入ってしまうと、42アミノ酸しかできてこないということがわかりました。

果たしてこんなことが事実か検証するために、DNAを鋳型として合成されるGLO1タンパク質の量を測ってみました。すると、GLO1タンパクの量は対照と比べて、約半分の量しかないと

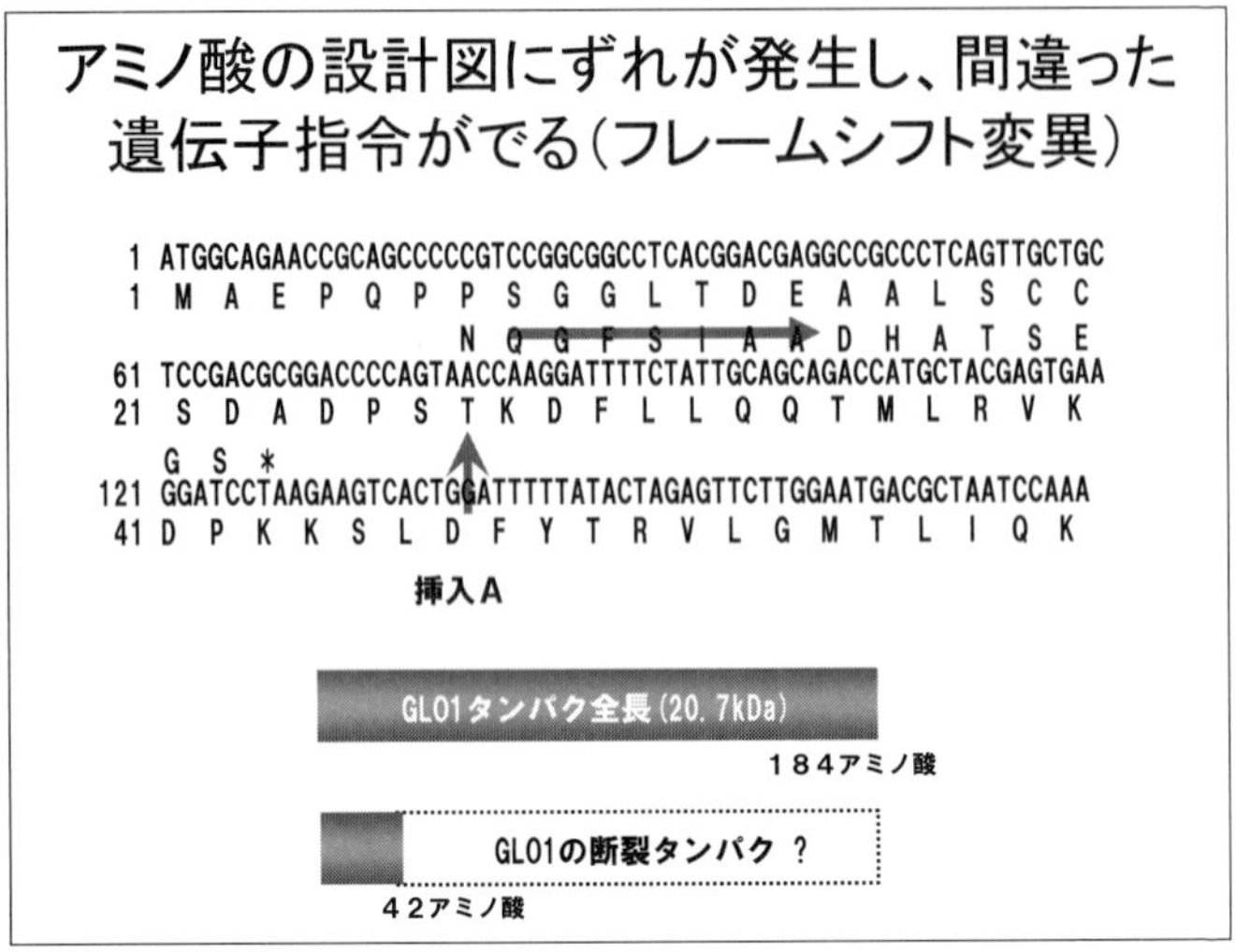

図10-3

いうことがわかりました。

タンパクが半分に減っているということは、ＧＬＯ１の機能も半分くらいに減っていないかと考えました。ＧＬＯ１は６番染色体の短腕にあったことが、注目した理由だと述べましたが、もう一つ注目した理由があります。それは、二〇〇五年の『ネイチャー（Nature）』に発表されたＧＬＯ１の量によってマウスの不安が変わるという論文です。マウスは系統によってＧＬＯ１の量のたくさんあるマウスと、少ないマウスがいます。ＧＬＯ１の量の違いによって、系統ごとに不安に関するテストバッテリーで成績が異なりました。同じ年の『ネイチャー・メディスン（Nature Medicine）』にこの『ネイチャー』の記事が取り上げられ、酸化ストレスが新しいストレスだと講評され注目されました。

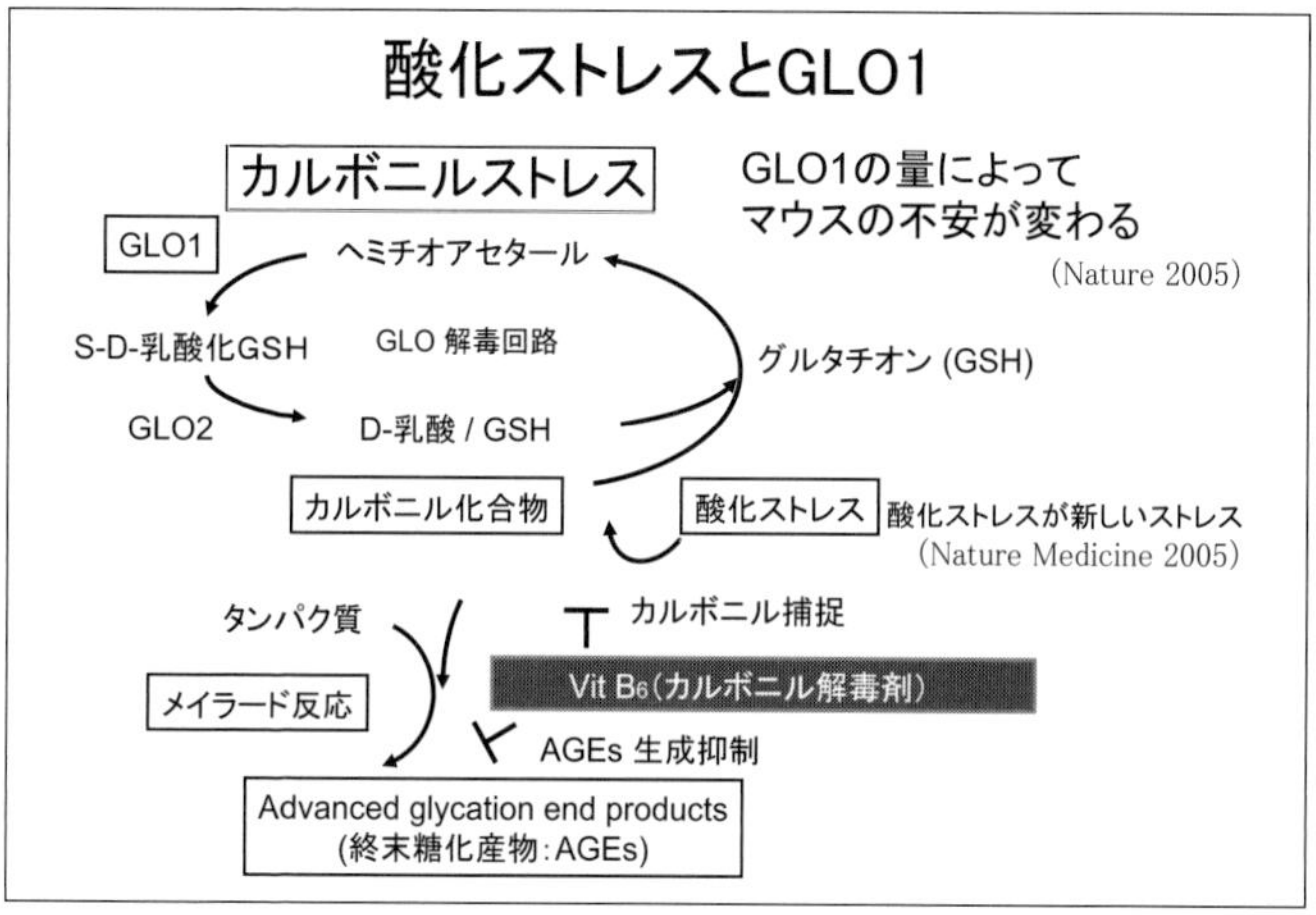

図 10- 4

実はＧＬＯ１は酸化ストレスを解毒する酵素です。

そこで、酸化ストレスが不安という精神機能に影響するということで、このＧＬＯ１に注目しました。酸化ストレスとＧＬＯ１の関係について説明します。身体の中に酸素が入っていきますと、身体を錆《さ》びさせるような毒が生じます（図10-4）。この錆《さび》のことを、カルボニル化合物といいます。この錆は反応性に富んで毒性の高いものです。そこでカルボニル化合物をグルタチオンという還元剤と結合させて、ＧＬＯ１が無害な乳酸に解毒します。これがＧＬＯ１の解毒システムです。解毒されないカルボニル化合物はタンパク質をメイラード反応によって修飾し、終末糖化酸物（ＡＧＥｓ）という有害な物質を作ります。いわば酸素からカルボニル化合物（錆）、ＡＧＥｓと有害なドミノ倒しのように続くのです。また、ビタミンB_6は、カルボニル化合物と結合して腎臓からの排泄を促進したり、メイラード反応を抑制して、AGEsの産生を抑制するということで善玉の役割をしています。つまり酸化ストレスにはGLO1解毒システムとビタミンB_6という二つの安全装置があるのです。内科領域では、AGEsがたまってくるカルボニル化合物が増加する状態を、カルボニルストレスと呼び、動脈硬化の促進要因や糖尿病性合併症の増悪要因として研究されてきました。

次にGLO1の解毒システムを試験管内で再現する実験をしました。カルボニル化合物と、グルタチオンと、赤血球から取り出したGLO1を試験管に入れて、37℃に温めますと、試験管の中でカルボニル化合物がグルタチオンと抱合《ほうごう》されて、乳酸に転換されてきます。人体で起きている解毒システムと同じ現象が試験管内で再現されるわけです。この実験で、試験管の中に乳酸量を測りました。乳酸がたくさんできてくれば酵素活性が高く、乳酸が少ししかできてこなければ、酵素活性が低いと評価しました。

GLO1とカルボニル化合物とグルタチオンを入れた試験管を、五分間温めます（図10-5）。五人の健常者と症例1で比較した結果、健常者の赤血球から取り出したGLO1を入れた試験管では順調に乳酸が増えていきましたが、症例1のGLO1を入れた試験管は、乳酸の増えが悪く、健常者五人の乳酸量の約半分しか乳酸ができてきませんでした。すなわち、GLO1の酵素活性が症例1では五〇％減っていることがわかりました。

GLO1の酵素活性が減っているとしたら、カルボニル化合物の除去ができず、酸化ストレスの

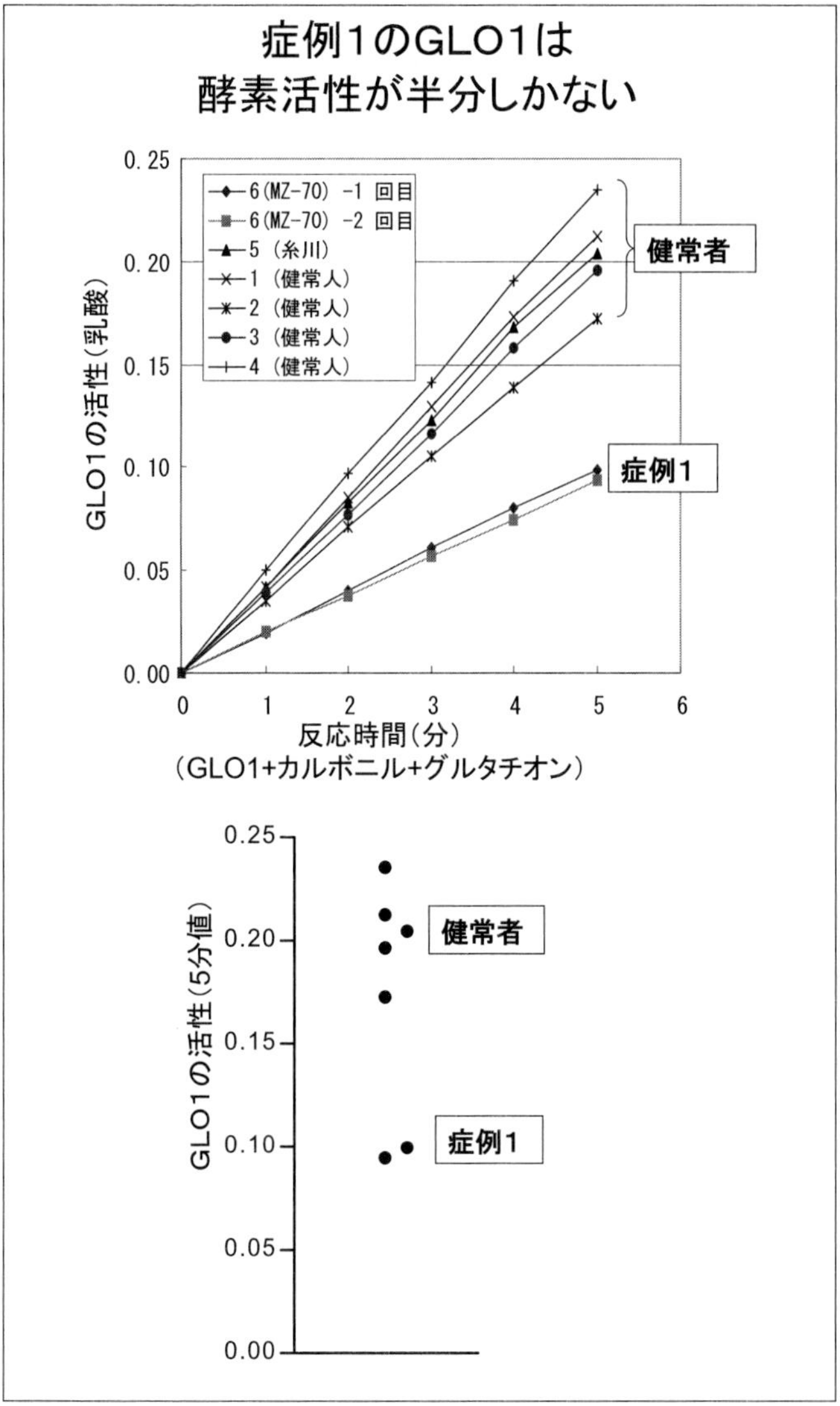
症例1のGLO1は
酵素活性が半分しかない
0.25
0.20
0.15
0.10
0.05
0.00
GLO1の活性（乳酸）
6(MZ-70) -1 回目
6(MZ-70) -2 回目
5（糸川）
1（健常人）
2（健常人）
3（健常人）
4（健常人）
健常者
症例1
0 1 2 3 4 5 6
反応時間（分）
（GLO1+カルボニル+グルタチオン）
0.25
0.20
0.15
0.10
0.05
0.00
GLO1の活性（5分値）
健常者
症例1

図 10- 5

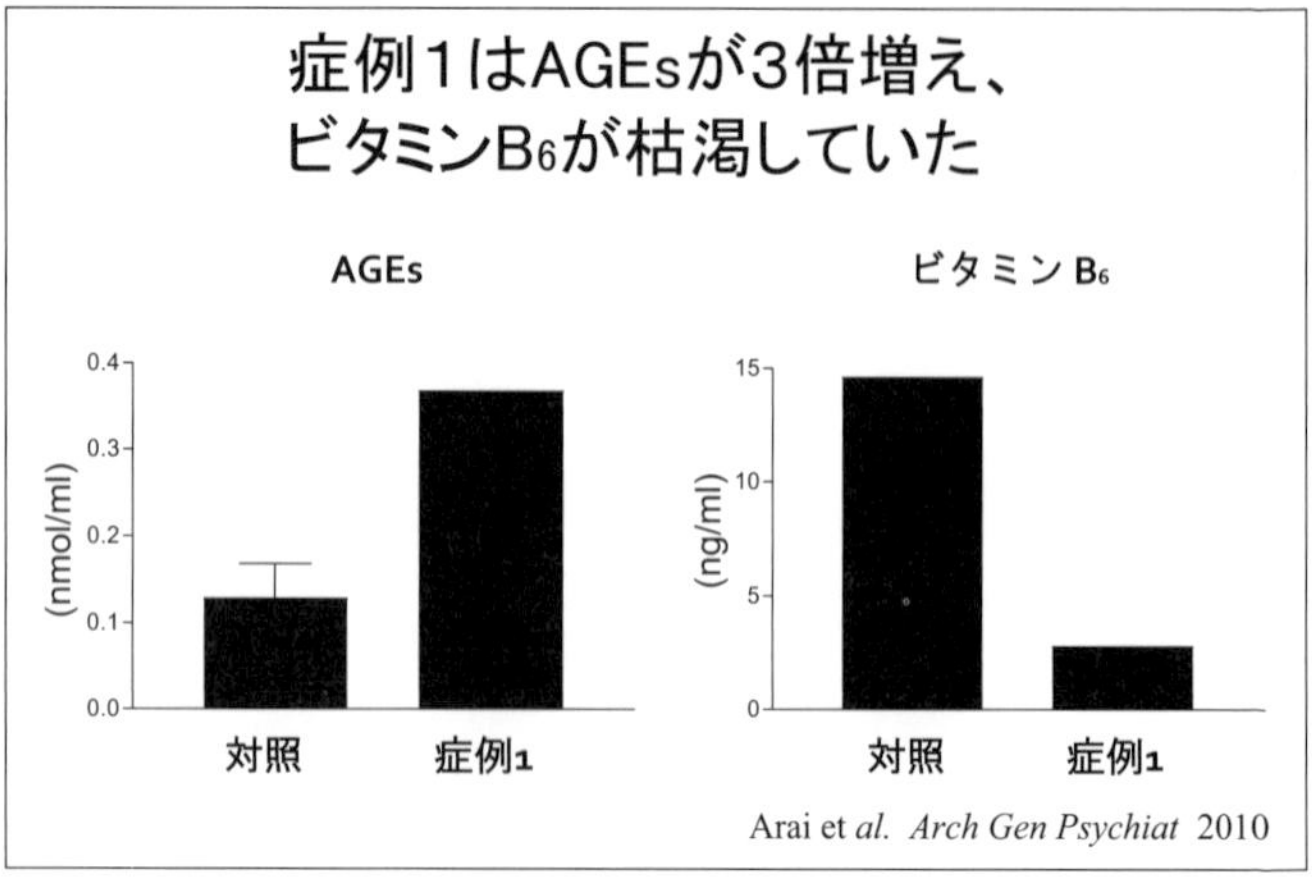

図10-6

ドミノ倒しが亢進して末梢血でＡＧＥｓが増えているのではないか。そして、増えたＡＧＥｓを除去するためにビタミンB_6が動員されカルボニル化合物と結合して腎臓から排泄されて、ビタミンB_6が枯渇していないだろうかと予測しました。そこで症例１の、ＡＧＥｓとビタミンB_6を測定しました。その結果は予想どおりで、健常対照に比べて症例１では、三・五倍を超える高い濃度にＡＧＥｓが増えていました（図10-6）。そして、カルボニルストレスの解毒にビタミンB_6は消費されて対照の約二〇％レベルまでビタミンB_6は枯渇していました。

　症例１ではＡＧＥｓの解毒酵素ＧＬＯ１がフレームシフトを生じた結果、ＧＬＯ１の活性が半分に低下し、ＡＧＥｓが正常の三倍に上昇していました（図10-7）。ただ、フレームシフトという大変珍しい変異は症例１でしか起きていないことですから、フレームシ

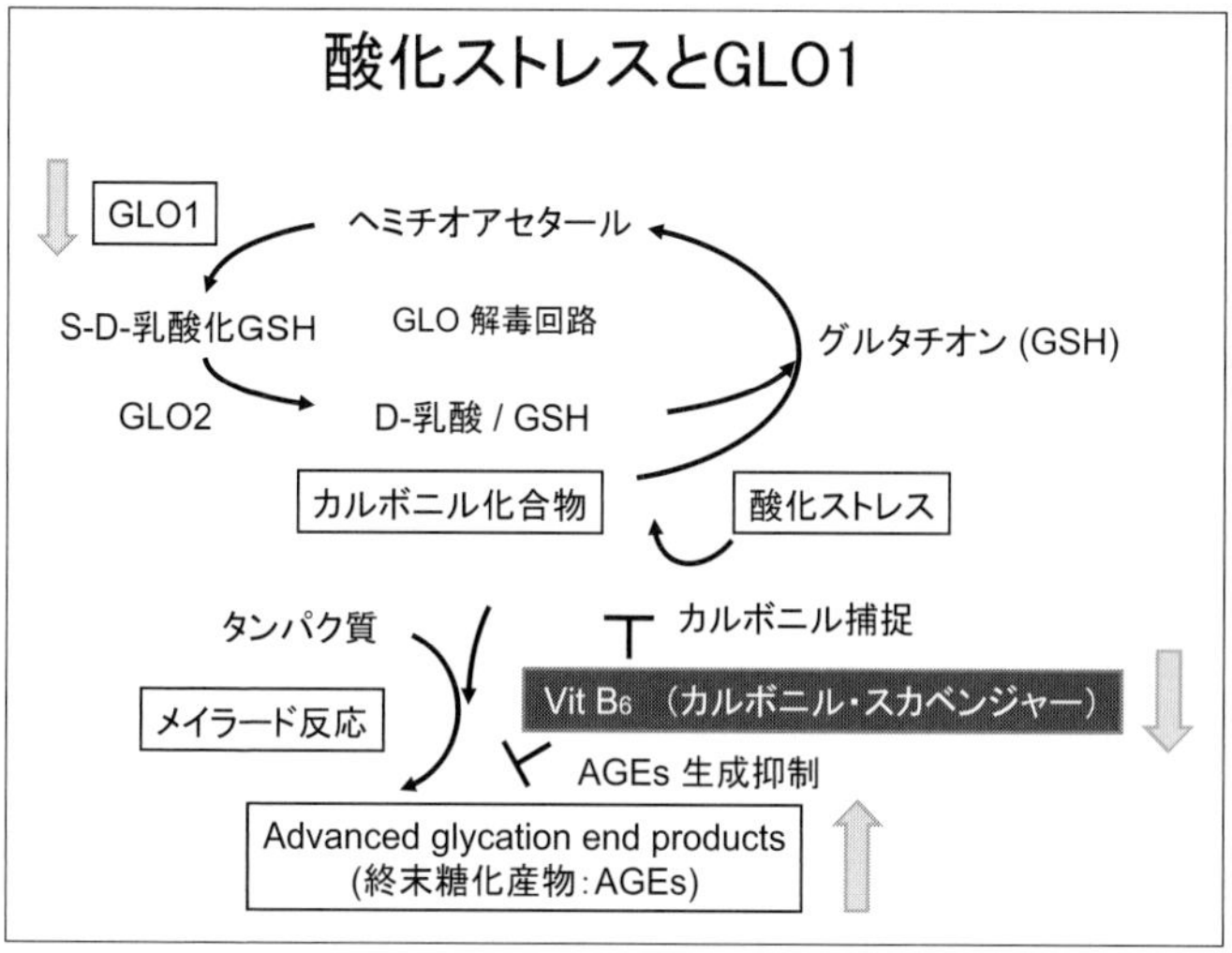

図 10- 7

フトを持っていない大多数の統合失調症にとって、カルボニルストレスは無関係なのかそれとも一般の症例でも同じようなことが起こりうるのか検証する必要があります。そこでＧＬＯ１が統合失調症のリスクファクターとなっているか遺伝子を調べてみました。

二〇二例の統合失調症と、年齢と性別が一致した一八七例の健常対照で、ＧＬＯ１遺伝子の遺伝子多型（ＳＮＰ）を調べてみました。そうしますと、ＳＮＰ５、６、７、８、９とか、７、８、９といった組み合わせ（ハプロタイプ）が、有意に統合失調症と健常者で頻度が違っていました(図10-8)。つまり特定のＳＮＰが組み合わさると統合失調症にかかりやすくなる可能性を示唆していました。複数のハプロタイプが重なり合う部分になる7番目のＳＮＰ７は、１１１番目のグル

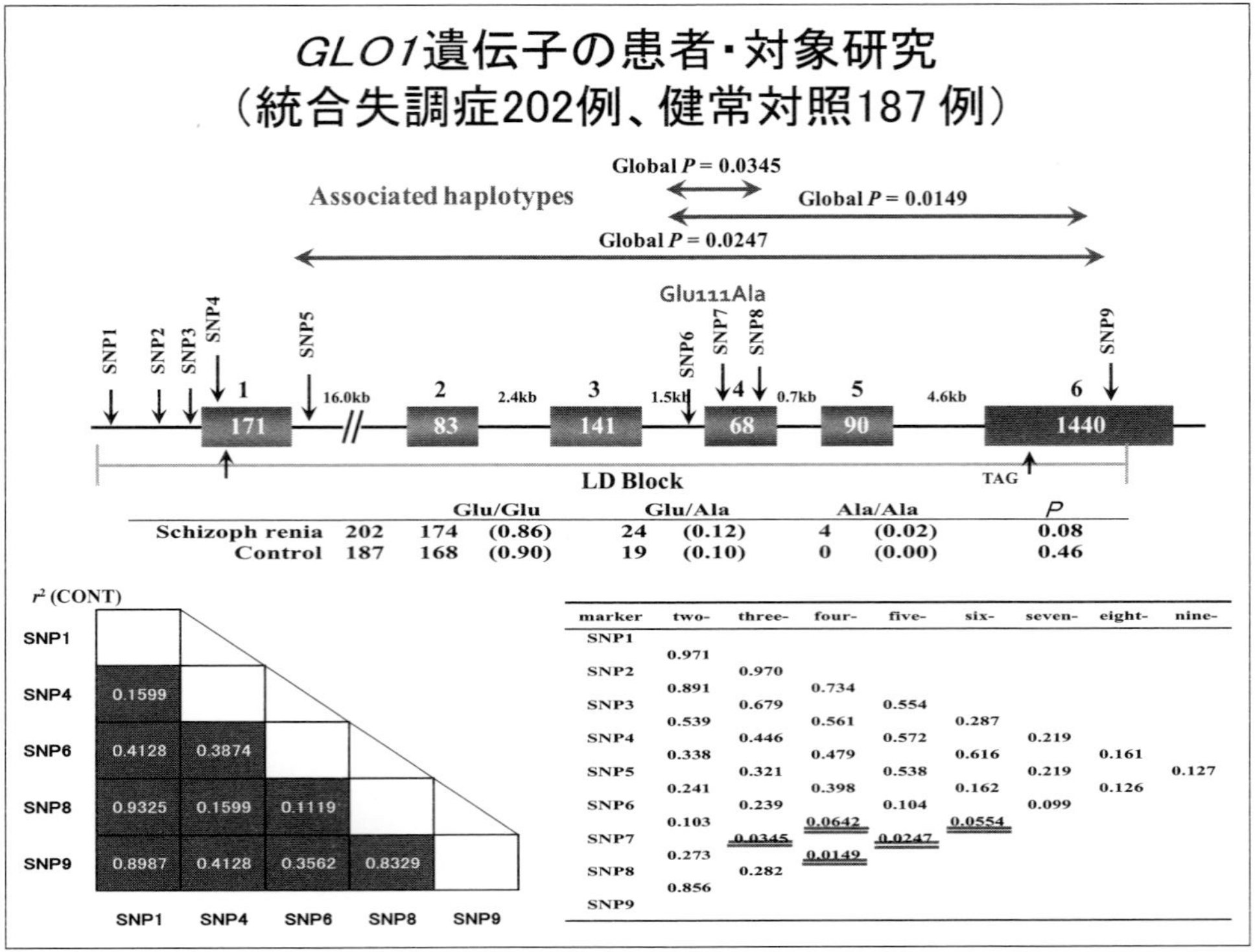
GLO1遺伝子の患者・対象研究
（統合失調症202例、健常対照187 例）
Global P = 0.0345
Associated haplotypes
Global P = 0.0149
Global P = 0.0247
Glu111Ala
SNP1
SNP2
SNP3
SNP4
SNP5
SNP6
SNP7
SNP8
SNP9
1
2
3
4
5
6
171
83
141
68
90
1440
16.0kb
2.4kb
1.5kb
0.7kb
4.6kb
LD Block
TAG
Glu/Glu
Glu/Ala
Ala/Ala
P
Schizoph renia 202 174 (0.86) 24 (0.12) 4 (0.02) 0.08
Control 187 168 (0.90) 19 (0.10) 0 (0.00) 0.46
r² (CONT)
SNP1
SNP4 0.1599
SNP6 0.4128 0.3874
SNP8 0.9325 0.1599 0.1119
SNP9 0.8987 0.4128 0.3562 0.8329
SNP1 SNP4 SNP6 SNP8 SNP9
marker two- three- four- five- six- seven- eight- nine-
SNP1
0.971
SNP2 0.970
0.891 0.734
SNP3 0.679 0.554
0.539 0.561 0.287
SNP4 0.446 0.572 0.219
0.338 0.479 0.616 0.161
SNP5 0.321 0.538 0.219 0.127
0.241 0.398 0.162 0.126
SNP6 0.239 0.104 0.099
0.103 0.0642 0.0554
SNP7 0.0345 0.0247
0.273 0.0149
SNP8 0.282
0.856
SNP9

図10-8

タミン酸がアラニンに変わっています。どのハプロタイプにもSNP7が含まれたので、このSNPは統合失調症との関連にとって重要と考えました。二〇二例の中で、両親からアラニンをもらったアラニン・アラニン型の人というのが四人見つかっているのですが、四人とも患者さんで健常者からは一例も出てきませんでした。アラニンを持つと統合失調症にかかりやすくなるから患者ばかりから見つかるのかもしれない。アラニンというのが一般の症例では、リスクファクターになっているのではないだろうかと考えました。

ＧＬＯ１にフレームシフトを生じた症例１では、酵素活性が五〇％減少していました。ＧＬＯ１活性が半分になってカルボニルストレスが増えたことが症例１の統合失調症と関連したとするなら、アラニン型が遺伝子解析の結果、統合失調症のリスクである可能性が示唆されたので、アラニン型はグルタミン酸型ＧＬＯ１よりも活性が低くないだろうか。症例１のように五〇％とは言わないまでも、すこし低いのではないだろうかと思いました。そこで、酵素活性をアラニン型とグルタミン酸型の人で調べてみました。

すると、アラニン・アラニン型の人は、一六％酵素活性が低いことがわかりました（図10-9）。グルタミン酸型の人とアラニン型の人は年齢が違っていました。ＧＬＯ１の活性は老化で低下します。一六％の活性低下がアラニン型のせいではなくて老化のせいだったらいけないので、年齢の影響を受けない人工的に作ったＧＬＯ１で実験しました。人工的に作ったＧＬＯ１を培養細胞に発

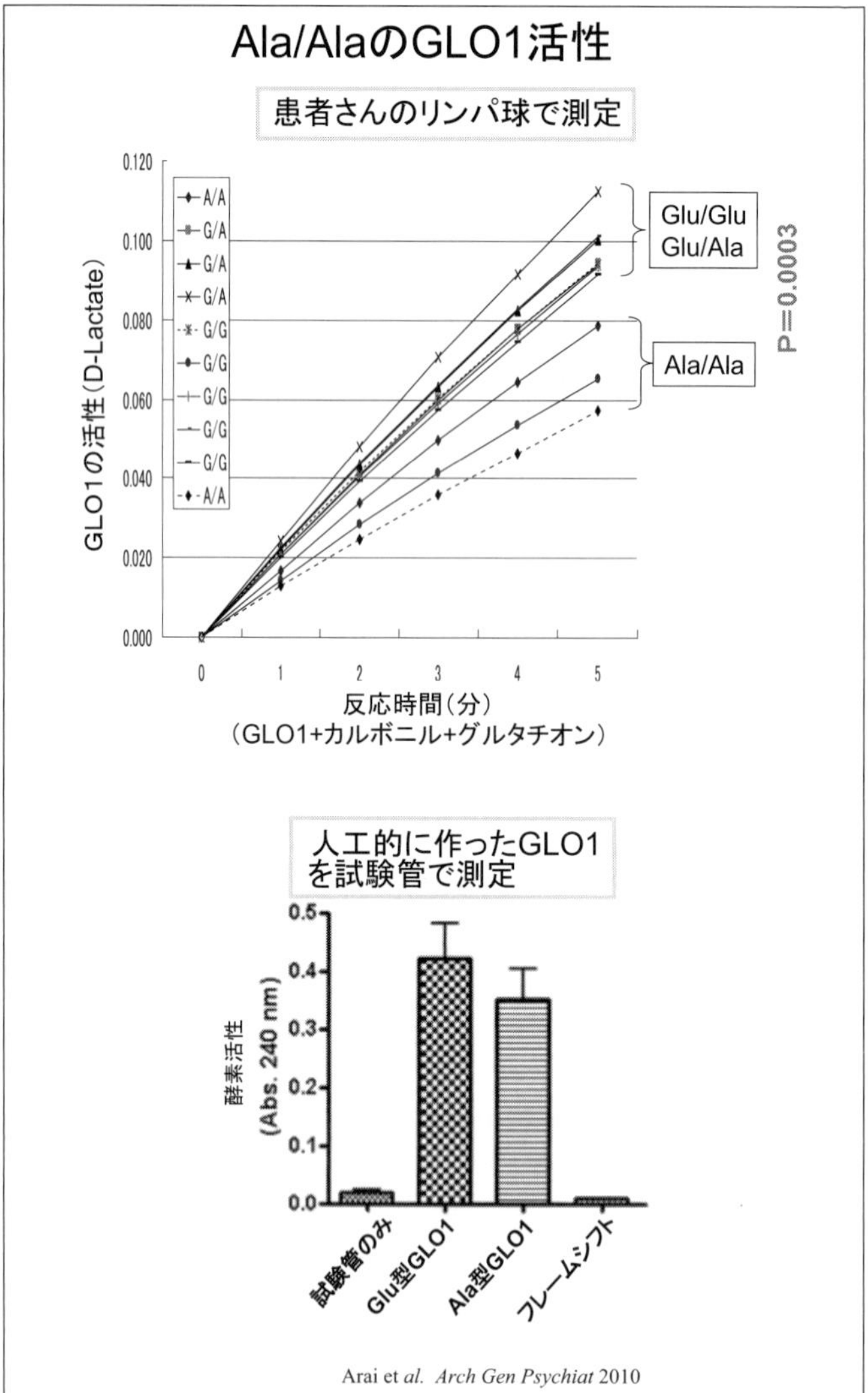
Ala/AlaのGLO1活性
患者さんのリンパ球で測定
GLO1の活性（D-Lactate）
A/A
G/A
G/A
G/A
G/G
G/G
G/G
G/G
G/G
A/A
Glu/Glu
Glu/Ala
Ala/Ala
P=0.0003
反応時間（分）
（GLO1+カルボニル+グルタチオン）
人工的に作ったGLO1
を試験管で測定
酵素活性
(Abs. 240 nm)
試験管のみ
Glu型GLO1
Ala型GLO1
フレームシフト
Arai et al. Arch Gen Psychiat 2010

図 10- 9

現させて、グルタミン酸型とアラニン型のGLO1を培養細胞で比較した結果も、アラニン型の方がグルタミン酸型よりも低いということがわかりました。アラニン型の活性低下は年齢のせいではなかったと考えました。

GLO1のフレームシフトやアラニンのホモ接合体（アラニン・アラニン型）の人では酵素活性が低下していました。アラニン型という一般的な遺伝子型で活性低下があるらしい。そこで、症例1だけではなく、統合失調症で活性が下がってAGEsがたまっている現象は一般化できるのではないかと思い、一般の統合失調症患者さんと健常者のAGEsを比較してみました。患者さんを集めるにあたっては、似たような症状の患者さんがいるらしいという情報が得られると、そこの患者さんを求めてクーラーボックスと同意書と注射器を抱えて、電車を乗り継いで出かけていきました。

そうやって苦労して集めた結果、四五例の統合失調症と、六一例の健常者でAGEsとビタミンB6を測ることができました（図10-10）。その結果、六一人の健常者に比べて、AGEsの増えている人が統合失調症には有意に多いことがわかりました。

これらの人たちの遺伝子の解析をすると、症例1で見つかった第1エクソンのフレームシフト以外に、第4エクソンにも新しいフレームシフトが複数の患者さんから見つかりました。

AGEsの蓄積がある人とない人を、統計的に検定すると、オッズ比が二五という結果が出ました（図10-11）。オッズ比とは相対危険率のようなものです。すなわちAGEsの蓄積が統合失調症

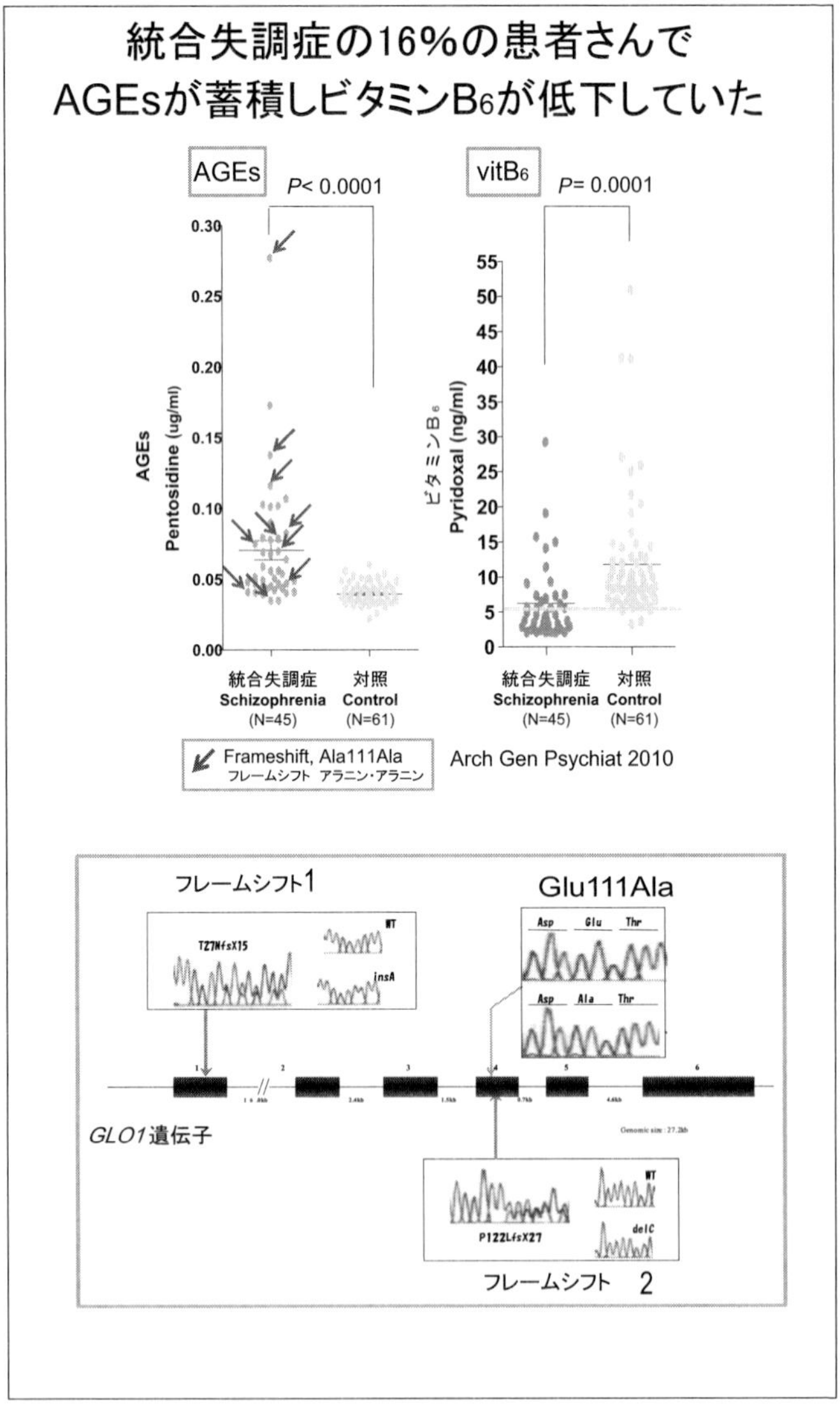
統合失調症の16%の患者さんで
AGEsが蓄積しビタミンB6が低下していた
AGEs
P< 0.0001
vitB6
P= 0.0001
AGEs
Pentosidine (ug/ml)
ビタミンB6
Pyridoxal (ng/ml)
統合失調症
Schizophrenia
(N=45)
対照
Control
(N=61)
Frameshift, Ala111Ala
フレームシフト アラニン・アラニン
Arch Gen Psychiat 2010
フレームシフト1
Glu111Ala
GLO1遺伝子
フレームシフト 2

図 10-10

AGEs蓄積は統合失調症のリスクを25倍上げる

	N	AGEs蓄積	
		あり	なし
統合失調症	45	21 (46.7%)	24 (53.3%)
健常対照	61	2 (3.3%)	59 (96.7%)
P < 0.0001; オッズ比 = 25.81			

ビタミンB_6欠乏は統合失調症のリスクを10倍上げる

	N	ビタミンンB_6低下	
		あり	なし
統合失調症	45	26 (57.8%)	19 (42.2%)
健常対照	61	7 (11.5%)	54 (88.5%)
P < 0.0001; オッズ比 = 10.58			

図 10-11

の発症リスクを二五倍高めると解釈ができます。遺伝子研究では大体の遺伝子多型のオッズ比は一・五（発症リスクが一・五倍）など、多くても二倍程度だったので、オッズ比二五という数字に驚きました。ビタミンB_6欠乏についても統計検定をしますと、オッズ比が一〇という値が出ました。遺伝子の研究よりははるかに生化学研究の方が強いリスクを探り当てることができるのかもしれないとそのとき感じました。

ただ、AGEsがたまっている人がすべての統合失調症でみられたのではないので、AGEsのたまっている統合失調症と、AGEsのたまっていない統合失調症で臨床的な差があるか調べてみました。二十年前の融《とおる》先生の教えどおり、患者さんの中に答えを探ったのです。PANSSという精神症状の重症度尺度をつけて、陽性症状七項目、

カルボニルストレス性統合失調症は陰性症状が重い

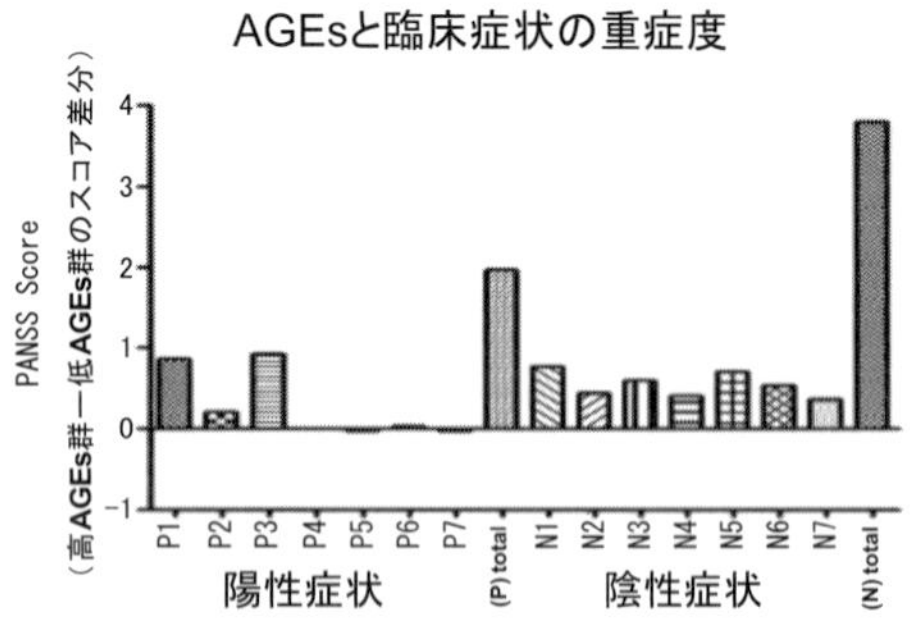

PANSS（臨床症状尺度）

P1	妄想	陽性症状
P2	概念の統合障害	
P3	幻覚による行動	
P4	興奮	
P5	誇大性	
P6	猜疑心	
P7	敵意	
N1	感情の平板化	陰性症状
N2	情緒的引きこもり	
N3	疎通性の障害	
N4	受動性/意欲低下による社会的引きこもり	
N5	抽象的思考の困難	
N6	会話の自発性と流暢さの欠如	
N7	常同的思考	

図 10-12

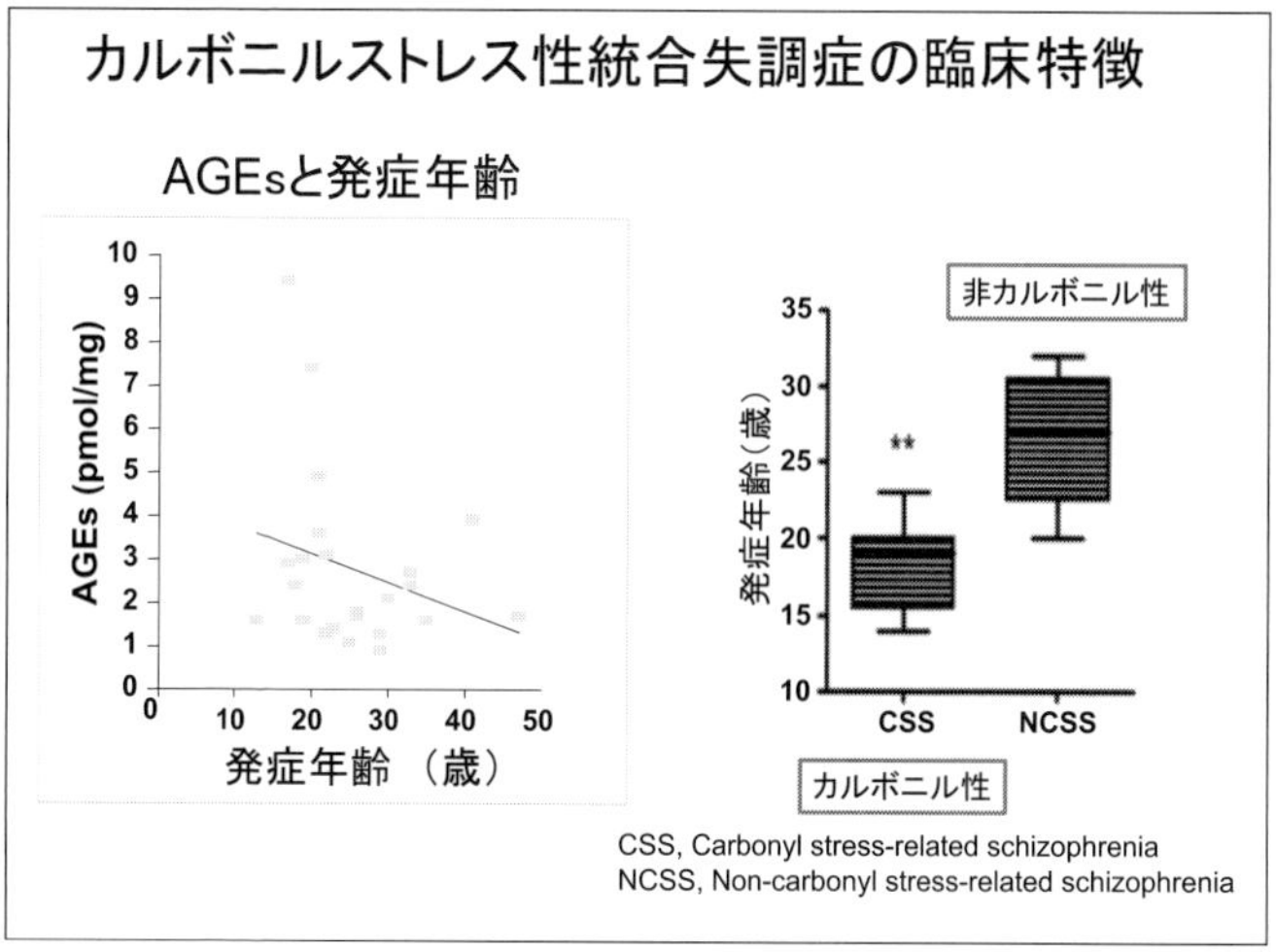

図10-13

陰性症状七項目について評価しました（図10-12）。AGEsの高い統合失調症のPANSSのスコアから、AGEsの高くない統合失調症の人のPANSSのスコアの引き算をしました。図10-12で棒グラフがプラス（上方向）だった項目はAGEsの高い患者で重症だった症状、マイナス（下方向）だった項目はAGEsの高い患者で軽症だった症状を意味します。すると、AGEsの高い症例で軽症だった項目は一項目もありませんでした。すなわち、陰性症状を中心に重い症状の人がAGEsのたまっている患者さんの特徴らしいということが示唆されました。

次に、発症年齢とAGEsの濃度を見ると、発症年齢の若い人ほどAGEs濃度が高い傾向がありました（図10-13）。これを統計的に検定すると、カルボニルストレス性の統合失調症では、AGEsのた

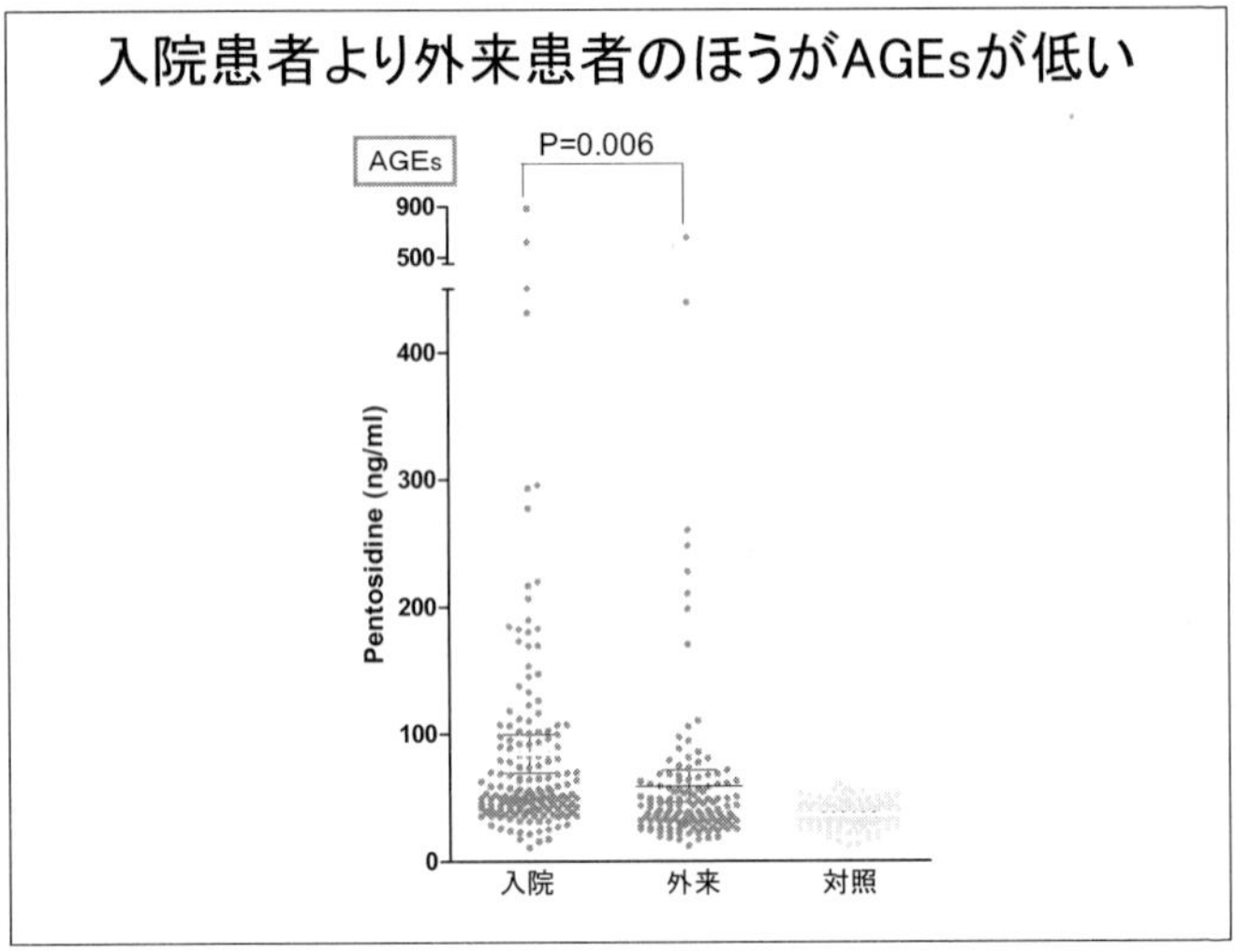

図 10-14

まっていない非カルボニルストレス性の統合失調症の発症年齢に比べて、統計的に有意に、発症年齢が低いということがわかりました。

次に、カルボニルストレスは、治療によって変動するかということも調べてみました。入院中の患者さんと、外来通院をされている患者さんのＡＧＥｓの濃度を比較したところ、有意に入院中の患者さんよりも外来通院をしている患者さんの方が低いということがわかりました（図10-14）。

ここで調べた入院中の患者さんと、外来患者さんは別人です。そこで、入院中の患者さんを退院後まで同一患者さんを追跡するような研究にも着手していて、今まだ数名ですが結果が出ています。

まだ少なくて五人の患者さんですが、入院中から退院まで追跡したところ、全例でＡＧＥｓが下がっていました（図10-15）。入院中より退院時に

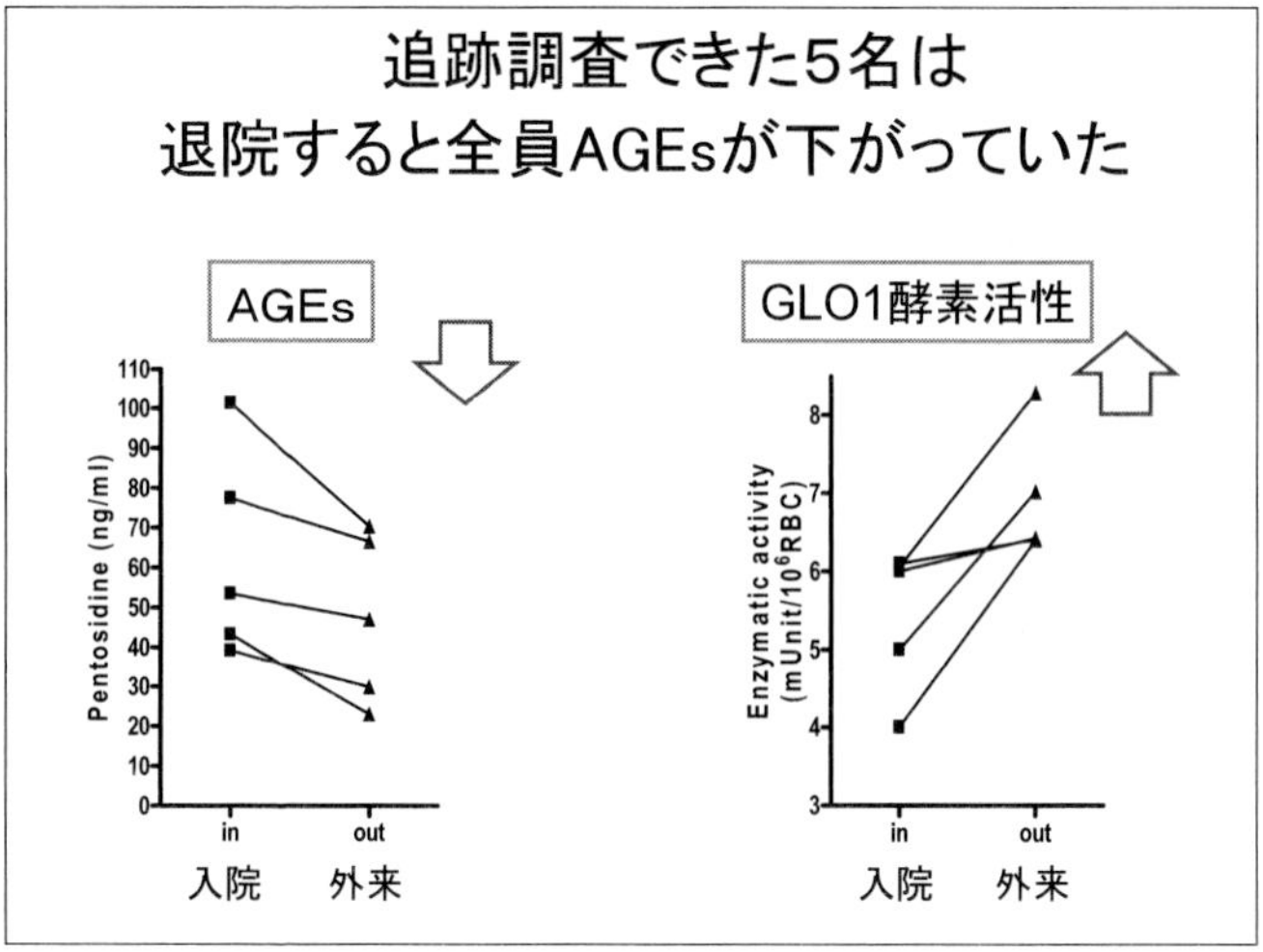

図 10-15

はＧＬＯ１の活性が上がっていきました。現在通常の抗精神病薬がＧＬＯ１の活性を上げるかどうかを、培養細胞などを使って研究をしているところです。

論文の査読者からは、厳しい質問が寄せられます。カルボニルストレスは抗精神病薬の副作用を見ているだけではないだろうか。つまり、退院すれば、入院中より抗精神病薬の服薬量が減るので、抗精神病薬をたくさん飲むほど、ＡＧＥｓが高くなるということはないですかと指摘されました。これに対しては、先ほどのフレームシフトを持った症例では、発症する前からフレームシフトのために活性が低かった可能性があるので、抗精神病薬を飲む前から、ＡＧＥｓが高かった可能性があると反論しました。また抗精神病薬の服用量とＡＧＥｓ濃度に相関がないことも示しました。ただ、一例でもいいので、一回も抗精神病薬を飲んだことのない方で、AGEsの高い患者さんを見つければ、有効な反論になると思い、外来に初診患者さんが来ると、同意をいただいて採血させていただいて調べてきました。最近ですが、一度も抗精神病薬を飲んだことのない患者さんで健常者のAGEsの濃度の約二倍を超える濃度でAGEsが増えている人を見つけました（図10-16）。

糖尿病や腎障害でもAGEsが上がるのですが、この方は糖尿病も腎障害もありませんでした。なお、ここまでのデータで示した被験者は、すべて糖尿病や腎障害のある方は除いています。糖尿病も腎障害もないのにAGEsが上がっている不思議な現象を追究していることになります。この患者さんは治療を受けて、その後AGEsが下がって、PANSSのスコアで、陰性症状が治療を受ける前よりも、改善していました。AGEsの低下と症状の改善の関連が示唆されました。

カルボニルストレス性の統合失調症では、ビタミンB_6の欠乏が見られました。ビタミンB_6は、AGEsの解毒作用を持っています。では、ビタミンB_6の欠乏したカルボニルストレス性の患者さんにビタミンB_6を補充したら、症状が改善しないだろうか。そう考えて、今度は治療に関する研究を始めてみました。

よくご家族からも、ビタミンB_6が効くのならたくさんビタミンB_6を飲んでいいですかという質問を受けますが、市販されたビタミンB_6では効果がありません。ビタミンB_6は、ピリドキサミン、ピリドキサール、ピリドキシンの三種類の化合物で、国内で承認されているビタミンB_6は、すべ

一度も薬を飲んだことのない人でAGEsが高かった

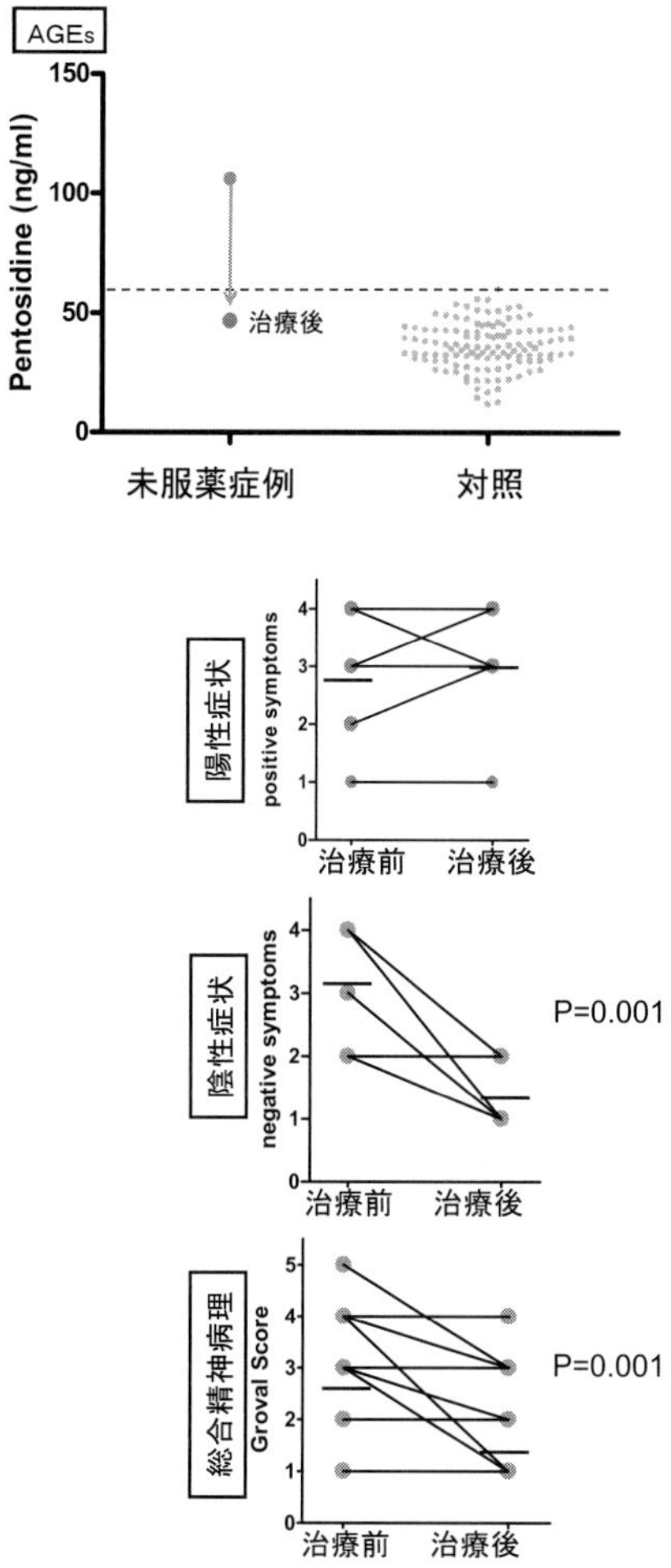

（Arai et al. Psych. Clin. Neurosci. 2011）

図 10-16

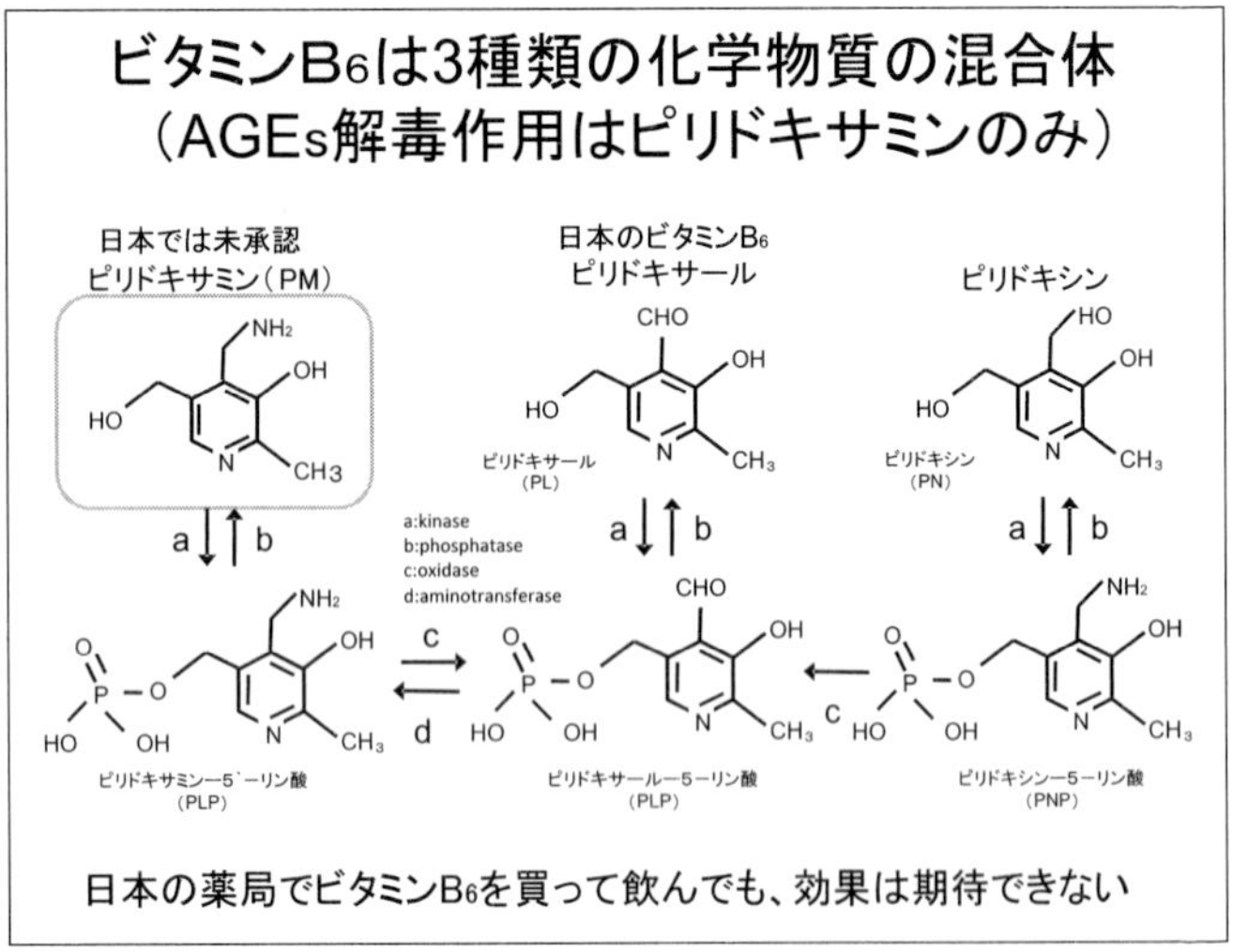

図 10-17

てピリドキサールです（図10-17）。AGEsと結合して腎排泄を促進するには、アミノ基が必要で、アミノ基があるピリドキサミンは日本では未承認薬です。ピリドキサールは身体の中で一部ピリドキサミンに移行していくのですが、ほんの数%です。ですから、有効にピリドキサミンに転換させようと思った場合、市販のビタミンB_6をかなり大量に飲まなければいけないということで、むしろ副作用が心配です。

ピリドキサミンがAGEsを下げるか実験してみました。AGEsを満たした試験管の中のピリドキサミンの濃度を徐々に濃くしていきますと、試験の中のAGEsが減ってくるデータも得ました（図10-18）。

二〇一〇年春に治験の準備として、第一相試験を行いました。健常者二四名にピリドキサミンを

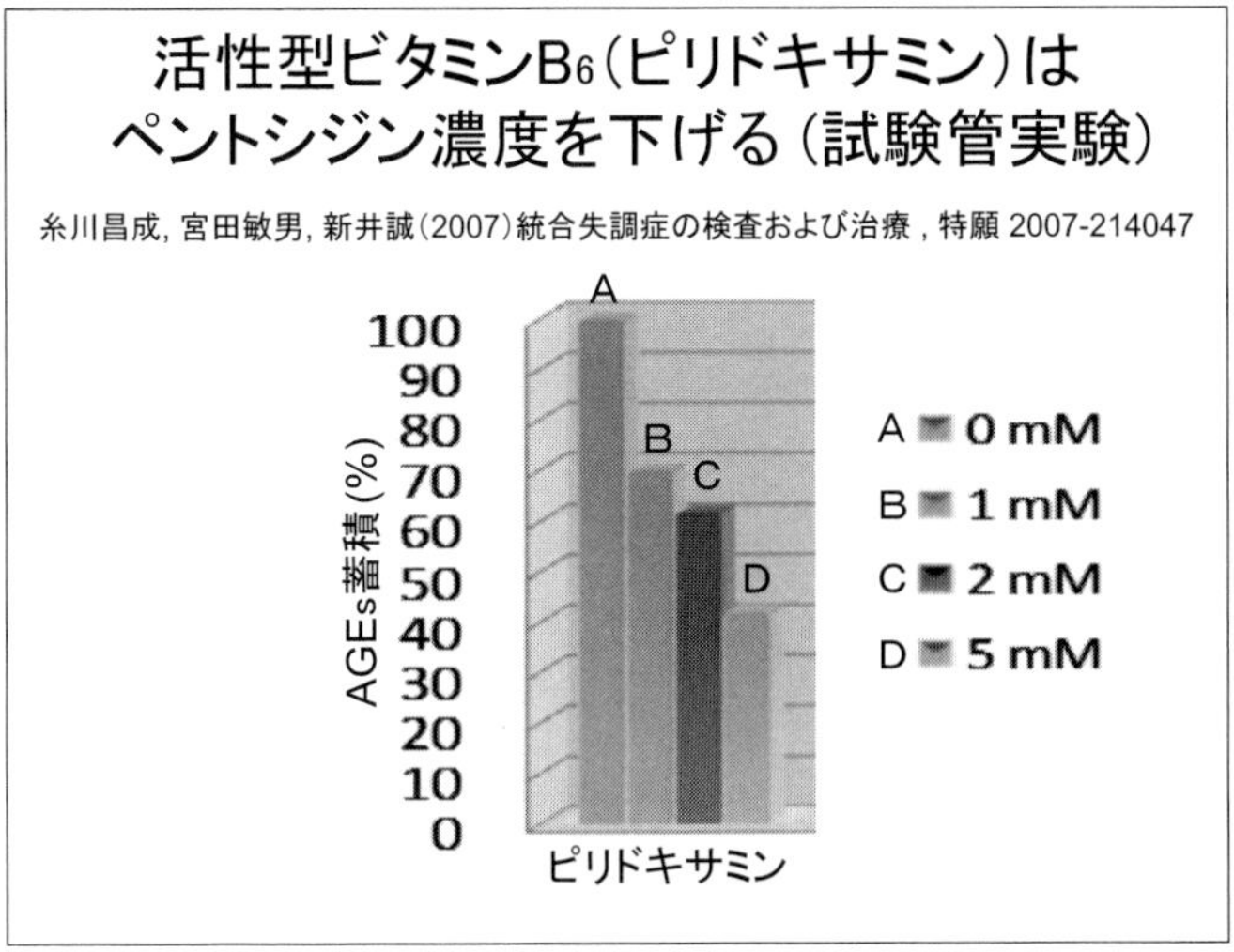

図 10-18

投与しました（図10-19）。アルダーソンという学者たちが研究したＡＧＥｓの高いモデルのラットの論文を参考にして有効濃度を決めました。アルダーソンは三〇週にわたった観察期間中、ピリドキサミンを投与したラットでＡＧＥｓの濃度を下げるのに必要だった一日曝露量は四六マイクログラム・hr/mlでした。人でもこの曝露量に達する濃度を試験しようということで、第一相試験では、健常者に九〇〇ミリグラム、一八〇〇ミリグラム、二七〇〇ミリグラムの一日量を投薬しましたところ、一八〇〇ミリグラムで有効な四八・七と、アルダーソンの四六を超える一日曝露量を記録することができました。二四例に、有害事象は認められませんでした。安全に有効な濃度に達することができることを二〇一〇年に確認しました。

二〇一〇年十二月に、国の治験窓口である医薬

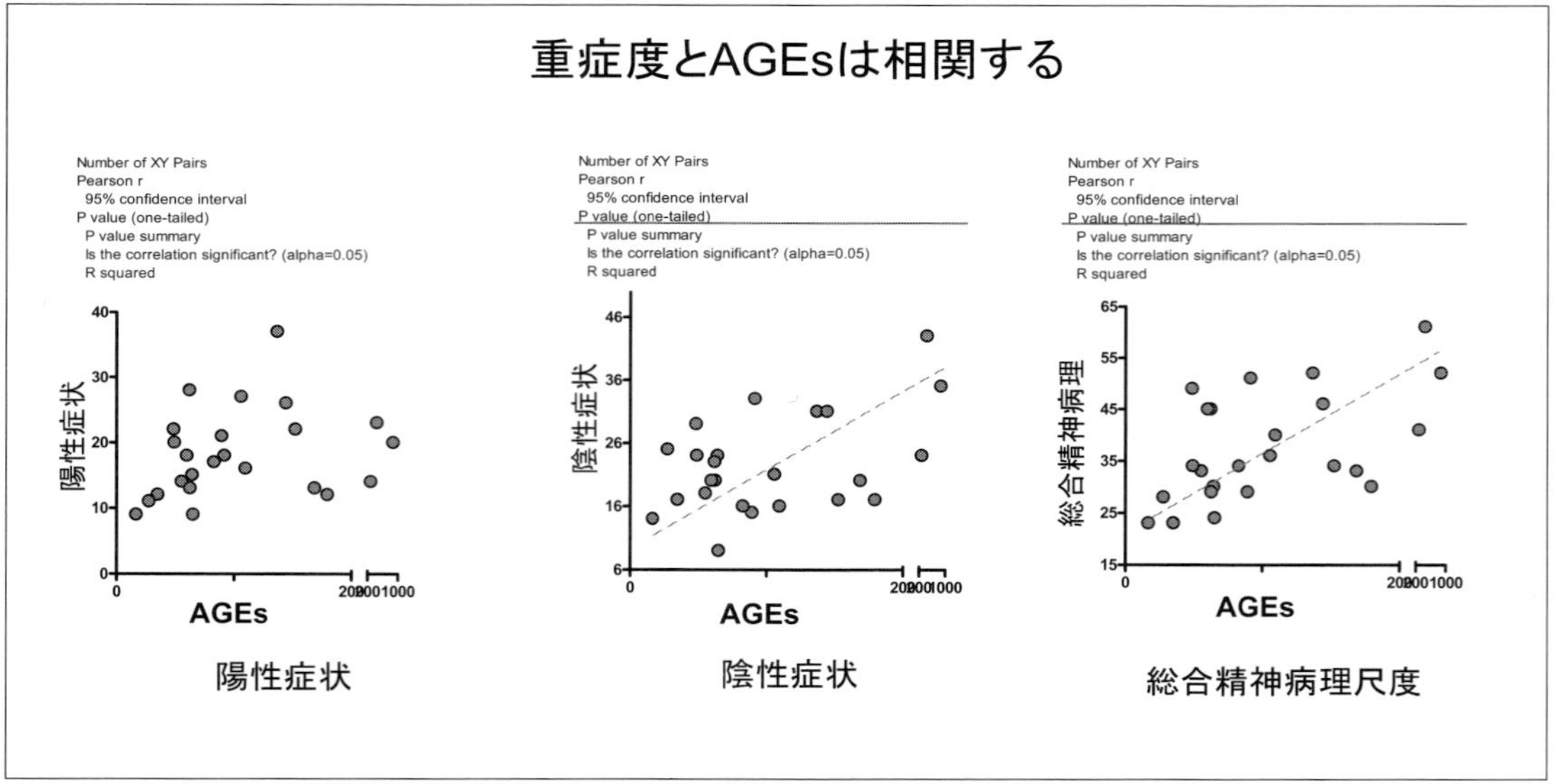
重症度とAGEsは相関する
Number of XY Pairs
Pearson r
95% confidence interval
P value (one-tailed)
P value summary
Is the correlation significant? (alpha=0.05)
R squared
陽性症状
AGEs
陽性症状
Number of XY Pairs
Pearson r
95% confidence interval
P value (one-tailed)
P value summary
Is the correlation significant? (alpha=0.05)
R squared
陰性症状
AGEs
陰性症状
Number of XY Pairs
Pearson r
95% confidence interval
P value (one-tailed)
P value summary
Is the correlation significant? (alpha=0.05)
R squared
総合精神病理
AGEs
総合精神病理尺度

図 10-19

品医療機器総合機構へ試験をやらせてくださいという相談に行って許可を得ました。二〇一一年九月十六日には、松沢病院の治験委員会で承認を得ました。二〇一一年十月二十四日から、医師主導型治験として一〇例対象にAGEsの高い患者さんにピリドキサミンを投与開始し二〇一二年十月九日に一〇例目が終了しました。

カルボニルストレスの定義として、AGEsの血中濃度が、五五・二ナノグラム以上としました。五五・二という値は、健常者のAGEsの平均値に標準偏差の二倍値を加えた値です。五五・二を超える統合失調症患者さんは四六・七%いました（図10-20）。しかし、顕著な上昇値である一三〇ナノグラムを超えるAGEsの蓄積を認めた人は、六・七%にすぎません。

次に、男性六ナノグラム、女性四ナノグラム以下がビタミンB_6の正常値の下限ですが、統合失調症の五七・七%の方でビタミンB_6の欠乏が認められました。ここでも厳しい基準として、男女ともに三ナノグラムを切る低下を示した人を調べると、二四・四%でした。AGEsの蓄積があって、なおかつビタミンB_6を欠乏していた人は一六・七%。さらにAGEs、ビタミンB_6ともに厳しい基準を満たした人は六%しかいませんでした（図10-21）。実はこの六%の中に松沢病院で最初のきっかけとなったフレームシフトの第一症例が含まれます。つまり、特徴的な症状を持った患者さんを最初に調べたからこそ、顕著なAGEsの蓄積と、顕著なビタミンの欠乏を見つけることができたと考えています。

第Ｉ相試験（健常者24名への試験投与）で有効濃度に到達した

AGEsモデルラットで有効濃度を決定

(Alderson *et al. Kidney Int* 2003)

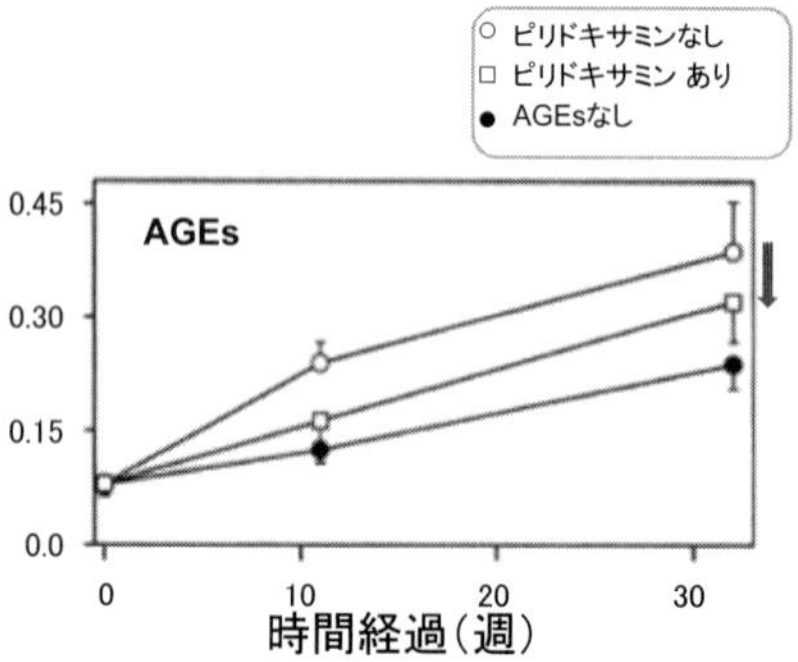

AGEsを減らすのに必要なピリドキサミン量:
1日曝露量($AUC_{0\text{-}24}$) 46-65 μg・hr/mL

第Ｉ相試験結果

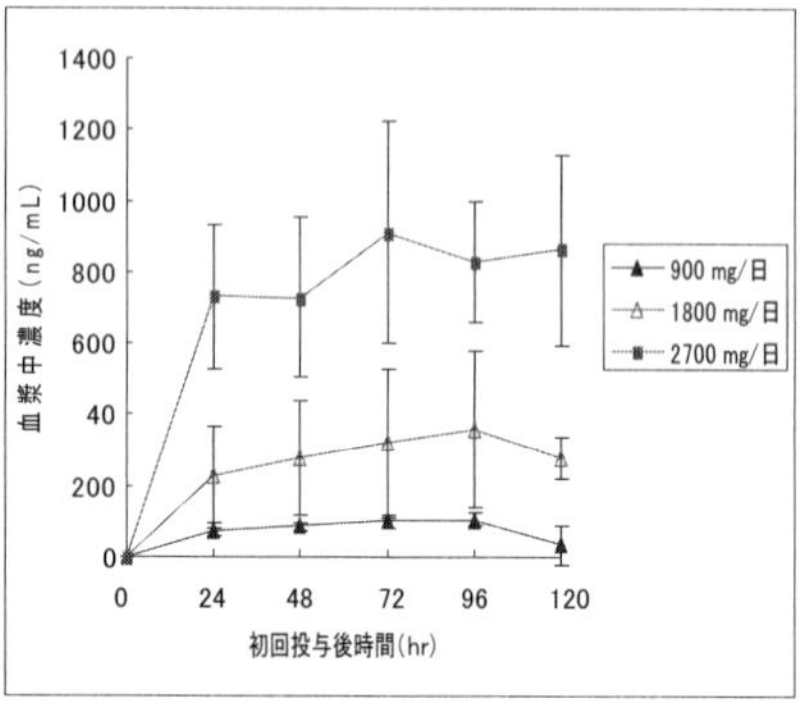

ピリドキサミン1日曝露量($AUC_{0\text{-}24}$) 48.7 μg・hr/mL
有害事象なし

図 10-20

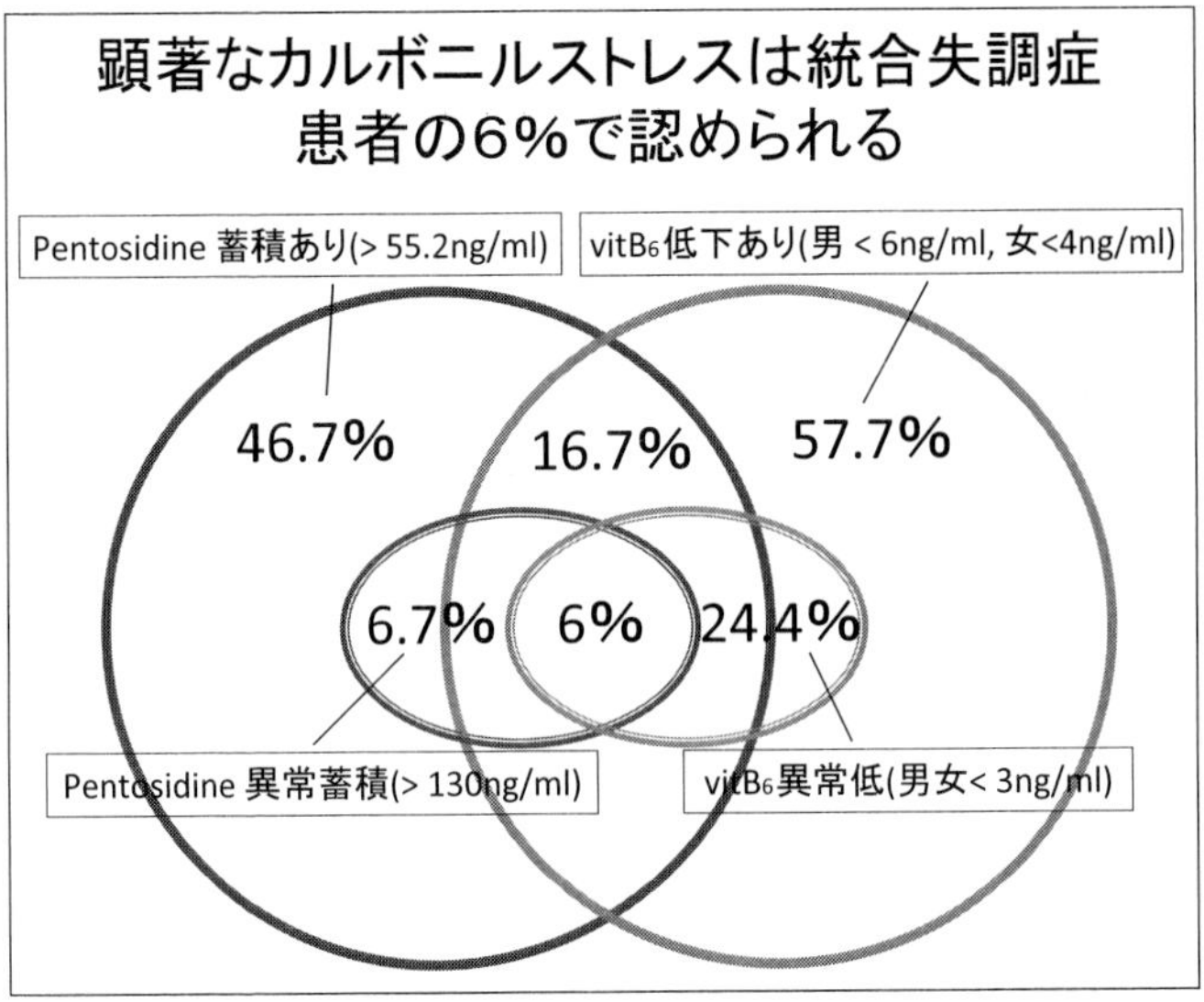

図 10-21

最初に触れたように、欧米などで二万例の患者さんを集めてきて、二万例の健常者と比較する大規模研究が流行しています。しかし、日本は真似をしなくてもいいのではないかということを述べました。今回も最初の第一症例、顕著な症例を見つけることができたからこそ、カルボニルストレスという現象に私たちは気づくことができ、それを一般の症例まで敷衍《ふえん》する研究に結びついたわけです。

臨床家が研究をするのはまずベッドサイドで、特徴的な症例に注目することが大事だということを、述べてきました。やはり、今回の結果も六%に含まれる症例1を最初に探り当てたことから、一般症例まで敷衍してカルボニルストレスという発見につながったのだと思います。

ＧＬＯ１遺伝子にフレームシフトやアラニンのホモ接合体を持つ症例では、発症前からＧＬＯ１活性が低かったと考えるとＡＧＥｓが幼児期から高かった可能性が考えられます。もし、発症前からＡＧＥｓが高いのが事実だとしたならば、発症前からピリドキサミンを服用してもらってＡＧＥｓを下げたらば、予防ができるのではないだろうかと現在考えています。

まとめ

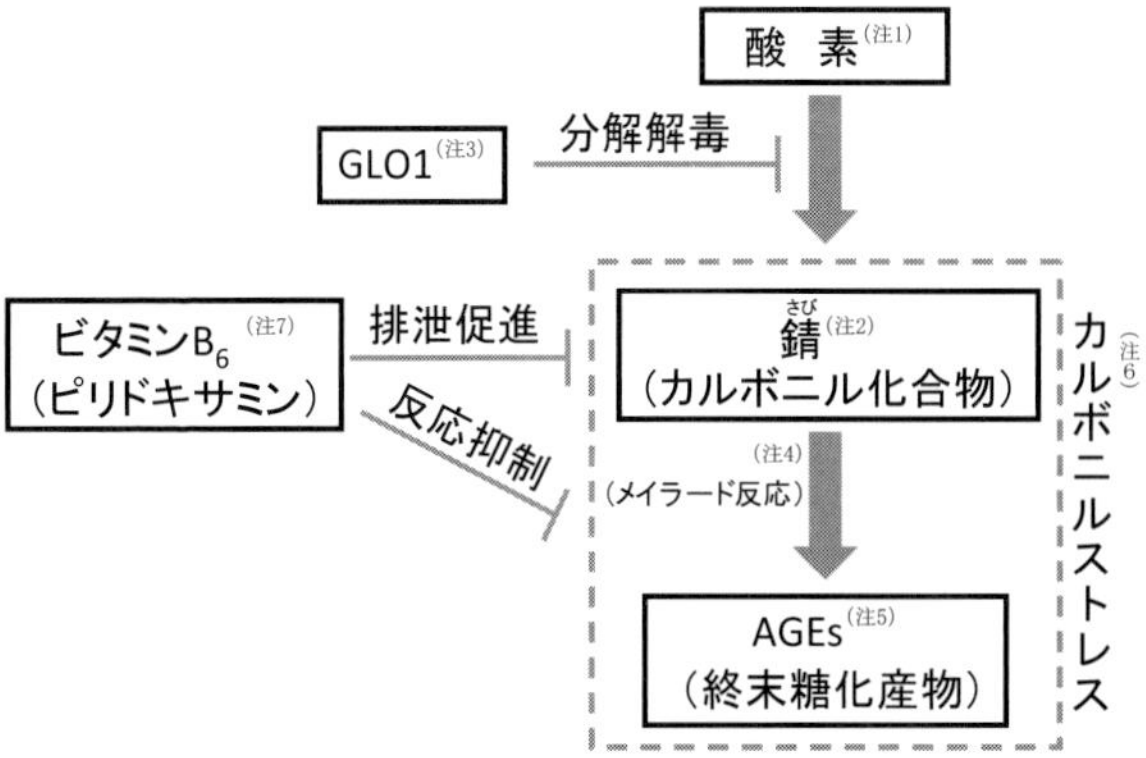

（注１）酸素…身体の中に酸素が入ると，身体を錆びさせるような毒が生じる。(p.207)

（注２）錆（＝カルボニル化合物）…身体の中に酸素が入ると，身体を錆びさせるような毒が生じる。この錆のことをカルボニル化合物という。毒性が高い。(p.207)

（注３）GLO1…酸化ストレスを解毒する酵素。カルボニル化合物をグルタチオンという還元剤と結合させ，GLO1 が無害な乳酸に解毒する。GLO1 はイタリック体（*GLO1*）で書いたとき遺伝子を示し，イタリック体で書かないとタンパク質を意味する。*GLO1* 遺伝子の塩基配列から翻訳されて合成されるタンパク質が GLO1 という酵素である。(p.207)

（注４）メイラード反応…カルボニル化合物がタンパク質の性質を変化させて AGEs にしてしまう反応。(p.207)

（注５）AGEs（終末糖化産物）…解毒されないカルボニル化合物はタンパク質をメイラード反応によって修飾し，AGEs（終末糖化産物）という有害な物質を作り出す。(p.207)

（注６）カルボニルストレス…内科領域では，AGEs がたまってくるカルボニル化合物が増加する状態を，カルボニルストレスと呼び，動脈硬化の促進要因や糖尿病性合併症の増悪要因として研究されてきた。(p.208)

（注７）ビタミン B_6…ビタミン B_6は，カルボニル化合物と結合して腎臓からの排泄を促進したり，メイラード反応を抑制して，AGEs の産生を抑制するということで善玉の役割をしている。(p.207)

図 10-22

おわりに

二〇一二年現在、一緒に研究をしてくれている私の研究チームのメンバーは一〇名です。二〇一〇年春に信州大精神科から国内留学の医師が来るまでは、この研究室で精神科の医者は私一人でした。みんな基礎系の大学を出て、基礎研究をやってきた人たちばかりです。いわきの精神科病院の当直明けで眠い目をこすりながら、筑波で細々と精神科医が研究をやっていた二十年前から考えると、隔世の感があります。いろいろな領域の人たちが精神疾患を解明しようと、力を結集してくれています。精神医学研究にとって、素晴らしい時代になったと思っています。そんな中にあっても、やはり病気の研究をするとき、臨床と研究室の橋渡しをする点において、依然として私たち臨床家に重要な役割が託されています。

この二十年を振り返って、私はそういう役割を果たすように努力してきましたし、今後の若い臨床家たちにもそういう役割を果たしてくれる人が出てきてくれることを望んでいます。

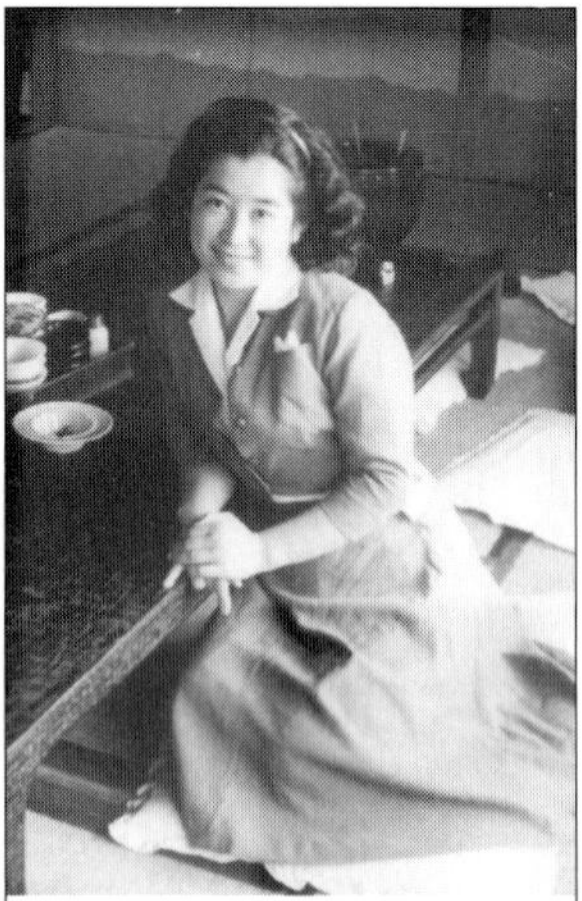

図 11- 1

昭和三十年代の釧路市で撮られた、ある若い女性の写真をご紹介します（図11-1）。彼女はまだ十代の後半と思われますが、子どもが好きで保母さんになる夢を持っていたと聞いています。

昭和三十五年に見合い結婚をして、東京の男性と結婚し、上京しました。昭和三十六年に玉のような男の子を産み、子どもが好きだった彼女は幸せの絶頂にあったはずでした。ところが残念なことに、この頃より自分の悪口を言う声が誰もいないのに聞こえてきたり、自分を責めたてる人たちがいるという被害妄想が出てきました。すなわち、統合失調症にかかってしまったわけです。

男の子は、彼女の旦那さんのお母さんと、旦那さんのお姉さんの住む家に預けられ、母親が統合失調症で入院しているという事実をかたく伏せられ、育てられました。彼は何も知らずすくすくと育ちましたが、ある時、自分に母親がいないことを不思議に思ってお祖母《ばあ》さんに聞きました。「どうして、私にお母さんがいないのでしょうか」。すると、お祖母さんはとても困った顔をしました。精神科の病院に入院していると答えられなかったので、「病気でなくなったのだよ」と教えました。少年はこの頃より、自分が医者になって将来お母さんがかかったような病気を治そうと、考え始めました。

やがて彼は埼玉医科大学に入学し、外科医になる夢を抱きました。六年生のとき、研修で回った精神科の病棟で、長期に入院している統合失調症患者さんを目の当たりにして、衝撃を受けました。彼は患者さんたちに約束しました。「私は外科医にはなりません。精神科医になって、そして研究をして必ずこの病気を解明し、治療薬を開発します」。その約束を果たすべく東京医科歯科大学へ入局し、二〇〇一年には松沢病院の中にある研究所へ移ってきて、カルボニルストレスを発見し、そして二〇一一年その治療薬を検証するという治験を開始することができました。

これまで臨床家がなぜ研究をするのかというテーマを述べてきました。それは患者さんとの約束を果たそうとした二十年の旅路の中に答えがあるような気がします。

あとがき

母の病気を知ったのは、大人になってからでした。何も知らない私のことを、祖母と伯母が大切に育ててくれました。精神科を選んだことに母のことはあまり影響していたとは感じていません。遺伝医学を専攻したのは、融教授のご指示でした。統合失調症と遺伝子を研究する今の自分の姿には、偶然が織りなす運命のいたずらのようなものを感じています。

うつ病に対する社会的偏見は減りました。芸能界で活躍される方たちが、ご自身がうつ病を体験したことを公表されたこともスティグマの軽減に影響したと思っています。華やかな舞台で活躍されている方たちで、統合失調症を体験されたことを公表される日が来たら、ずいぶんこの病への偏見も減るだろうと考えていたことがあります。そんなときに、マンガ家・中村ユキさんの著書『わが家の母はビョーキです』と出会いました。統合失調症の母親との過酷な生育環境をサバイブされた中村さんの存在と、自分の母親の病気を公表した勇気の両方に感動しました。そして、当事者の公表を待つのではなく、まず私が母のことを公にすることが先ではないかと思い始めるようになりました。間もなく、統合失調症の母との体験を夏苅郁子先生が精神神経学雑誌に症例報告という形で発表されました。精神科医が精神医学の専門誌に自身の事実を発表された勇気に感動してお手紙を書きました。丁寧なお返事をいただいてから夏苅先生との交流が生まれました。

二〇一二年五月二日に、ある出版社の企画により夏苅先生と中村さんと三人で対談をしました。それぞれの体験は語りつくせず、涙と笑いを交えながら対談は七時間におよびました。実は、この日の朝、私を育ててくれた伯母が九十三年の生涯をとじていました。お二人は驚き心配してくださいましたが、この日だからこそ伯母への想いも含めて語り合いたいと感じていました。五月十三日に、祖母の三十三回忌と母の十三回忌と伯母の二七日《ふたなぬか》の合同法要が行われました。私は科学者ですので、神も仏も信じていません。死んだら灰になるだけだと思っています。ところが、法要で不思議な体験をしました。読経を聞いていると、ふと、私を育てられなかった母が、私を育ててくれた祖母と伯母と一緒にこの場にいるような錯覚におちいりました。確信に近い強い感情でした。科学・非科学の議論は別にして、こうした感情はとても大切なものかもしれないと思いました。

本書の中で紹介したように、ドーパミン受容体に多型を発見したのは筑波を去る直前でした。GLO1にフレームシフト変異を発見したのも、きわめて稀な確率でしか起こり得ない体験です。科学者は確率論の中でしか思考しないような誤解があるかもしれません。しかし、発見は不確実で稀な確率でしか起こり得ないことを読者にはおわかりいただけたのではないでしょうか。研究と臨床のどちらでも、自分の体験を尊重する姿勢が大切です。画像や血液データは貴重な情報ですが、それらよりも、まず患者を診察し触れることのほうが重要であり、それによって診断に直結する兆候をつかむことができるはずです。研究も同様に、自分の目で実験結果を直《じか》に確認する中からしか発見は得られません。一番高い確率で生じる可能性を追求するだけでは、臨床医学と基礎科学の発見は決して生まれないのです。本書で紹介した二十年は、確率論を意識しない行動に満ちてはいなかったでしょうか。留学とは決して効率の良い体験ばかりではありません。筑波を去る直前に三年前のゲノムを読むことも生産的な行為とは言えません。しかし、偶然と直観の作用する状況に挑戦するなかでこそ、低い確率でしか起こり得ない貴重な体験が訪れるのです。臨床医が研究をしなくなっている、留学を希望する若者が減っていると言われます。もし、本書を読まれた後、確率論から離れた挑戦こそが希望をもたらし興奮を呼び起こす活力を与えてくれることを、次の世代の人たちが感じ取っていただけたらと願っています。

まず二十年の研究に御協力いただいた当事者とご家族に感謝申し上げます。またいっしょに昼夜をとわず研究を頑張ってくれている私の研究室の若い仲間にもお礼を申し上げたいと思います。そして、本書の執筆の機会を与えてくださいました、星和書店の石澤雄司社長、遅れがちな執筆を辛抱強く支えてくださった近藤達哉様、桜岡さおり様に感謝申し上げます。さいごに、確率論を無視した挑戦が続いた二十年を見守り続けてくれた妻かおりに感謝します。

平成二十四年十月八日

■著者■

糸川 昌成（いとかわ　まさなり）

昭和36年　東京都生まれ
平成元年　埼玉医科大学卒業
　　　　　東京医科歯科大学 精神神経科 研修医（融道男教授）
平成２年　福島県 四倉病院精神科 常勤医
平成３年　筑波大学 人類遺伝学教室 研究生（有渡忠雄助教授）
平成５年　東京医科歯科大学 精神神経科 医員（融道男教授）
平成６年　東京大学脳研究施設 生化学部門 研究生（芳賀達也教授）
平成８年　Molecular Neurobiology Branch, National Institute on Drug Abuse, National Institutes of Health, Visiting Fellow （George Uhl 教授）
平成11年　理化学研究所 分子精神科学研究チーム 研究員（吉川武男チームリーダー）
平成13年　東京都精神医学総合研究所 精神分裂病部門 部門長（副参事）
　　　　　東京都立松沢病院精神科 非常勤医師
平成16年　東京都精神医学総合研究所 統合失調症プロジェクト プロジェクトリーダー（副参事）
平成23年　東京都医学総合研究所（研究所の統合移転）統合失調症・うつ病プロジェクト　プロジェクトリーダー（参事）精神行動医学研究分野長

専門：精神医学、分子生物学、現在はカルボニルストレスに興味を持つ

受賞歴：
平成元年　毛呂山会長賞（埼玉医科大学）
平成４年　島崎・島薗・高橋学術賞（東京医科歯科大学）
平成20年　都知事表彰（発明発見）
平成23年　統合失調症研究会 最優秀賞

臨床家がなぜ研究をするのか
—精神科医が20年の研究の足跡を振り返るとき—

2013年1月23日　初版第1刷発行

著　者　糸 川 昌 成
発行者　石 澤 雄 司
発行所　株式会社 星 和 書 店
〒168-0074　東京都杉並区上高井戸1-2-5
電 話　03（3329）0031（営業部）／03（3329）0033（編集部）
FAX　03（5374）7186（営業部）／03（5374）7185（編集部）
http://www.seiwa-pb.co.jp

　Printed in Japan　ISBN978-4-7911-0835-0